はじめに

静岡県伊豆半島の南端にある松崎町から、さらに町はずれの道を走り、道幅一杯の林道を２㎞ほど登った山奥に、「ふるさと村」はあります。

ふるさと村とは、完全自給自足の「食養」を目的とする施設です。「村」といっても、人がたくさん住み、生活しているわけではありません。

紹介が遅れました。私は秋山龍三と申します。これまでの人生でさまざまな職業を経てきたなかで、食べ物と体の健康が密接にかかわっていることに気がつき、約30年あまり、この地で完全自給自足の「自然食養学会」という施設を営んできました。

「食養」とは、かんたんに言えば、食事で、体を癒すこと、不調や病気を改善することと言いましょうか。

現代医療の限界を感じた私は、その壁を越える代替医療、すなわち食と命に関する研究を進め、体の不調や病気に悩む多くの人々を快癒へと導いてきました。

難病奇病、特に近ごろはガンに冒される人が増加の一途です。私のところにも

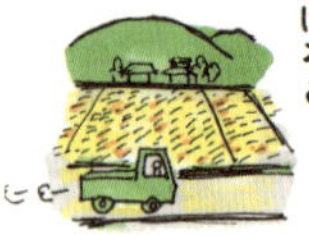

田園風景を走り
里山を抜けると

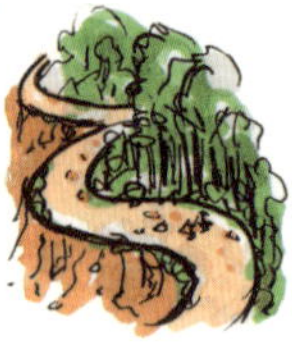

スリル満点の山道へ
ガードレールなし
外灯なし、道せまし

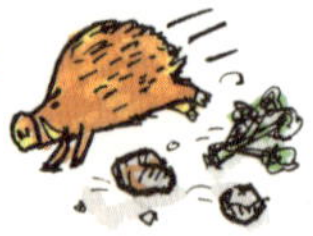

イノシシが
け散らして
横切るので
岩や枝が散乱している

かなり重篤な症状に悩んでいる方が来られますが、ふるさと村で、私の提案する完全食養に徹して回復に至った事例が、多数ありました。

インターネットなんてものはない30年前から、口伝えだけでたくさんの人々が私のところへやってくるようになりました。

病院で見放されたり、さまざまな不調に苦しみ悩んだりした挙句、ご縁あってふるさと村を訪れた方たちが、「正しい食べ物」とほんの少しの適切な運動で、見事「健康」を取り戻し、もとの元気な生活に戻っていきました。

「食を正す」ことで、何をやっても治らなかった症状や病が改善していく例は、今も後を絶ちません。

こんな私のふるさと村のことを、「仙人が住んでいる奇跡の里」と言う人もいますね。

でも、奇跡でもなんでもない。

野生の動物たちは、病院も薬もない世界で生きています。

本来は人の体も、強靭な「自然治癒力」を持っています。しかし、文明社会を持った人類だけが、生活環境を自然から乖離《かいり》する道をたどり、その結果、病気、医療を発生せしめています。

正しい本物の食事をとれば、自分がもともと持っている自然治癒力が目覚め、健康な体を取り戻すことができるのです。

細い山道を どんどん登り
甘夏みかんの林を抜けると

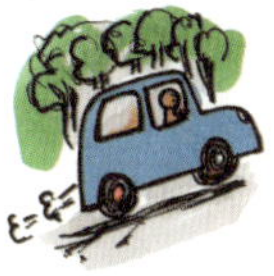

村というよりは
山の上の
一軒家

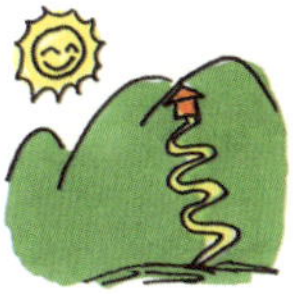

囲炉裏がある
その家は
田舎の親戚の
家みたい……

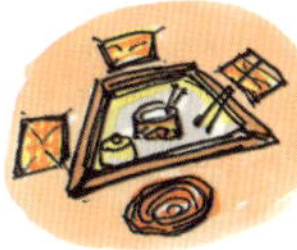

誰でも、病気知らずの、本来の丈夫な体に変えられるということです。
私はその手助けをしているにすぎません。

私たちの体は、血や肉や骨でできています。その血や骨や肉は、私たちが日々口にする食べ物からつくられています。

食べ物は、小腸に送られる間に消化され、さまざまな栄養素となって、小腸から吸収されます。吸収された栄養素から血液がつくられ、またその血液によって、いろいろな栄養素が体のすみずみまで運ばれていきます。

人の血液は、どんなに医学が発達しても工場や実験室でつくることはできません。私たちの体だけが血液製造所になりえるのです。

そして、良い食べ物からは良い血液がつくられますが、悪い食べ物からは、「悪い血液」がつくられてしまいます。人の血液はＰＨ７・35〜７・45と一定に保たれています。しかし、無節操な食事に寄ると、常態を保とうとし、血液の粘度・成分・鮮度などの悪化は避けられません。つまり、この悪い「血液」が、不調、病気を招き寄せてしまうのです。

一方で、体に良い、正しい食べ物を食べると、みるみる「良い血液」がつくられます。この「良い血液」が、誰もが持っている強靭な自然治癒力を呼び覚ますのです。

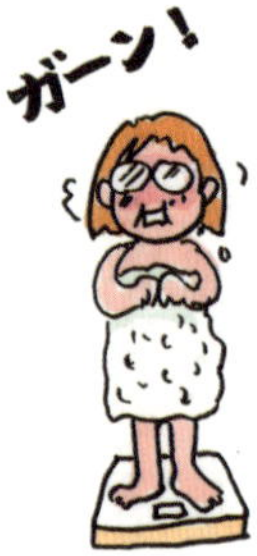

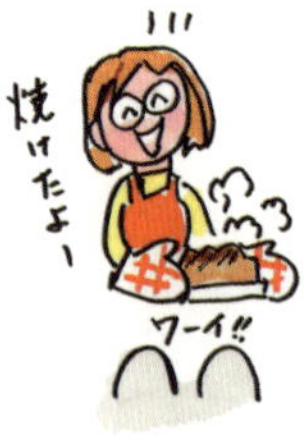

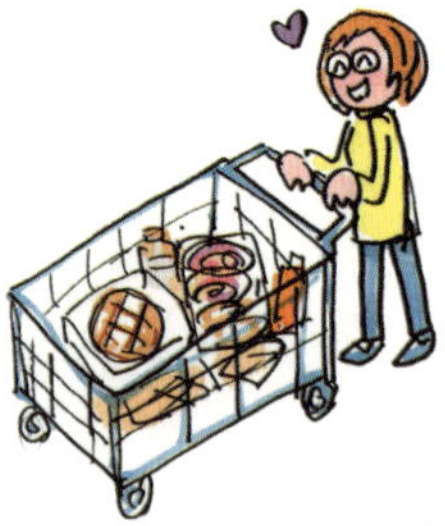

「現代栄養学」と「食養」の違い

ところで、現代の栄養学は、物質の成分分析の数値がそのまま人の体に作用するという考え方です。「日本食品標準成分表」の熱量（カロリー数値）と栄養素を基本にしています。けれども私は、「人間が生きるためには1日何キロカロリー必要」「タンパク質がこのぐらい、脂肪はこのぐらい」などといった物質の質量が、人の「健康」すなわち「命」を決定するという考え方に、疑問を抱いてきました。

本書でお伝えする「食養」とは、「何を、どのくらい食べれば体に良い」というふうに、単純に「イコール」でつなげられる療法ではありません。

そもそも私が食べ物とその「栄養」という概念に特別な関心を寄せるきっかけとなったのは次の3つの理由からです。

その1つは、共に暮らし、私を育ててくれた江戸時代生まれの祖母の存在です。祖母は、現代の栄養学の掲げる理念やよしとする食べ物とは無関係な内容の食生活を送り、92歳まで病気知らずの長命を全うしました。

その食生活は、昔から日本人が食べてきた漬け物や梅干しなどをしっかりと摂り、玄米菜食に徹するというものです。

2つ目は、粗食の僧侶たちの頑健な体と頭の冴えを目のあたりにした経験です。

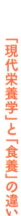

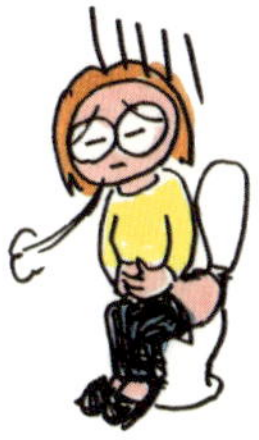

私は24歳から5年間、法華宗管長を務める高僧が住職であった寺院で過ごし、**ここでまた世間の求める栄養とは縁遠い一汁一菜の粗食で過ごす集団と出会いました。**

3つ目は緑草だけを食《は》む乳牛、竹を主食とするパンダの不思議です。乳牛は緑草のみで、体の維持はもちろん溢れるほどの牛乳を出し、動物園の人気者・パンダは、雪に閉ざされた寒冷地で唯一豊富に自生する竹と笹の葉を主食としながら、まるまると肥えています。

これらの動物が食べるエサの分析とその生体はどう結びつくのでしょうか。人類を除いた自然界の生命はすべて、環境条件によって生かされており、ましてや食べるものとその栄養を管理されることで存在してはいません。

人間の体は栄養素やカロリーの足し算・引き算でできているのではありません。もちろん体に有効な栄養素というものはわかっていますが、食事で摂った栄養素を細かく分析したところで、何がどう効いて血肉になるという単純な構造ではないということです。

栄養学にたよるのではなく、祖母のように玄米菜食かつ日本古来の伝統的な食事、粗食の習慣、自然によりそった清浄かつ安全な食べ物の3つの条件を満たすことで天寿を全うするという考えが、私の食養研究の原点です。

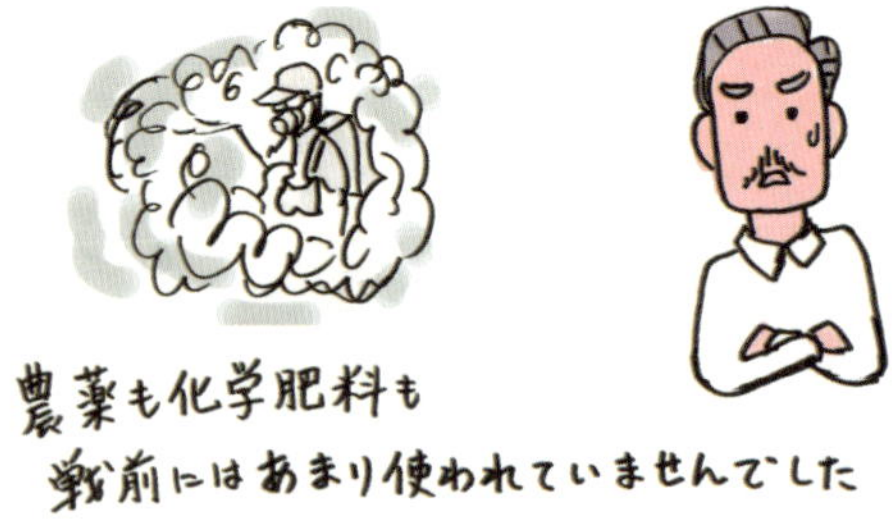
農薬も化学肥料も
戦前にはあまり使われていませんでした

生きるために口にするはずの食べ物が、危険なものになっている

ところで、みなさんは、今日はどんな食事をされましたか。

トーストにジャムやマーガリン、牛乳やコーヒー、野菜サラダ、ハム、ご飯に味噌汁、野菜のおひたし、魚の干物、フルーツ……人生いろいろなら、食べるものもいろいろ。その食べ物もさまざまな原料や方法、場所でつくられています。

では、今日食べたものについて、少し考えてみてください。

パンの原料の小麦、コーヒー豆やフルーツは、どこで育てられたものでしょうか。

野菜は、旬のものでしょうか、大地の畑でつくられたものでしょうか。

牛乳やお肉を提供してくれる牛や鶏や豚は、どこで、どんなエサを食べて、どのように育てられたのか。

それに水——水道水はどこから引かれ、濾過《ろか》され、私たちに送られているのか。

そんなことを考えながら、気づいた方もいるかもしれません。

いま、スーパーなどで普通に売られている食品も、その多くは数十年前には一般家庭の食卓にのぼることはほとんどなかったり、同じもののようであっても、どこか昔のそれとは違っていたりすることに。

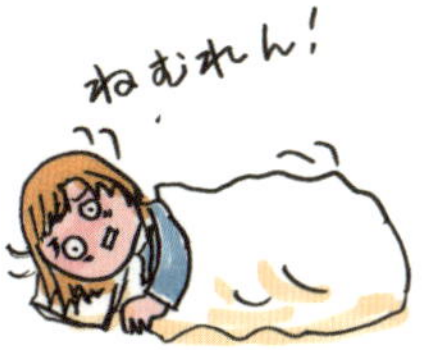
ねむれん！

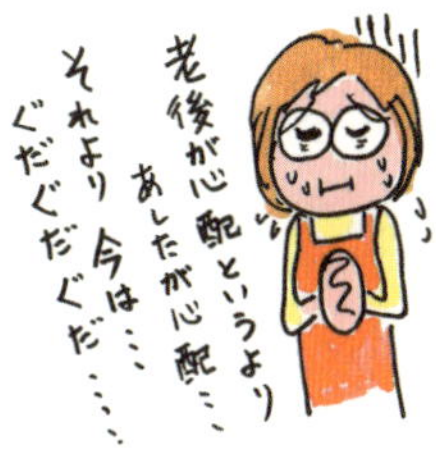
老後が心配というより
あしたが心配…
それより 今は…
ぐだぐだぐだ……

さらに、私のところにこんな悩みも寄せられます。

たくさん栄養を摂っているはずなのに、すぐに疲れる、朝起きるのがつらい。

眠い、眠れない、集中力がない、もの忘れする、イライラする、すぐに怒ってしまう。

肥満、便秘、冷え性、アトピーや花粉症などのアレルギー……。

風邪を引きやすく、一度引いたらなかなか治らない。すぐにぶり返してしまう……。

これらは誰かひとりにだけ当てはまるものではありません。現代人の多くが、何かしらこういった不調を訴えています。

そしてその原因の一端は、清涼飲料水、ファストフードにインスタント食品、スナック菓子、スイーツ、それに、防腐剤や発色剤などの食品添加物、農薬、ポストハーベスト、化学調味料、遺伝子組み換え食品……などにあります。

それらは、便利で安い、あるいは美味しく感じるものかもしれません。

けれども、実は体は「そんなもの、本当は食べたくない」と言っているのではないでしょうか。その声が、体の不調という形で表れたと言えるでしょう。日々食べている化学物質や「体に良くないもの」「合っていないもの」が、知らない間に体の中にたまっていって、少しずつ、ひそかに体をむしばんでいくのです。

そうして何かあると、体のいちばん弱い部分から壊れていきます。わかりやすい身近な例では、暴飲暴食を続ければ胃炎、胃潰瘍、胃ガン……と消化器がやられます。分解酵素の機能を無視してアルコールを過度に摂取すれば、肝臓は必ずやられます。

今こそ〝体の本当の声〟に、耳を澄ませるときです。
病院や医者の力にたよらず、自身の力で真の健康を呼び戻すために。

命をささえる食事とは？

「食養」でもっともたいせつなものは、清涼な水と空気、そして私たち日本人が昔から口にしてきた伝統的な食べ物です。

すべて自然に寄り添った食べ物によってこそ、健康な命が得られる——そう考え、それを実践してきました。

ふるさと村は、「最良の自然水」を求める長い旅から始まりました。旅を始めて7年目、私はようやく求めていたものに巡り逢います。

決め手となったのは、伊豆半島西南端、松崎の海に注ぐ岩科川の始点にある、自然湧水。岩間からこんこんと湧き出づる水に、私は「いのち」を見たのです。

もちろん、水質検査もきちんと行い、「最良の水」という結果が出ました。

その「いのちの水」の湧く岩間近くで、私は土地を得、家を建て、「本物の食べ物」をつくり始めました。

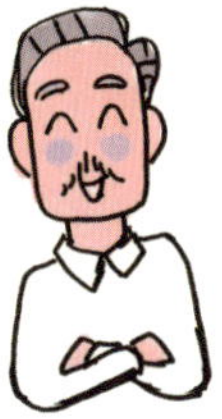

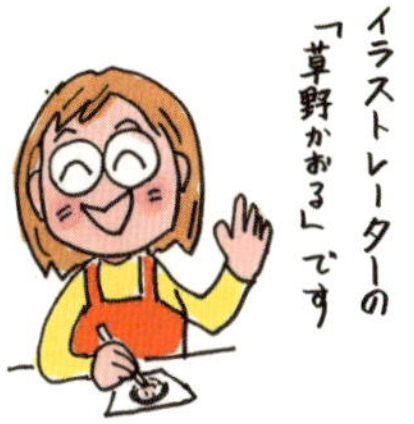
現代人代表
イラストレーターの
「草野かおる」です

無農薬、完全有機栽培による米作りから始め、味噌、梅干し、納豆、豆腐、果実酢、お茶などすべて、市販品を購入せずに生活できる完全自給です。

我々日本人が昔から実践してきた食生活をもって、自然に寄り添った心で生きれば、健康で天命を全うすることができるのです。

本書は、私の実践してまいりました「食養」すなわち体を変え、健康に導く本物の食事とは何か、日本人に合った食事とは何か、生きるとは何かをお伝えする本です。長年私の言いたかったことを、共著の草野かおるさんに取材してもらい、わかりやすい絵とともに表現していただいたことによって、老若男女、どなたでも読むことができる本になりました。

第1〜3章での語り手は、私、秋山龍三がいたします。私が信じる本物の食べ物のこと、私たちを取り巻く食べ物がいかに安易な成分にまみれているかをお伝えしていきます。

第4章の語り手は草野かおるさんが、私がお伝えした食養生活を、現代のふだんの生活で、どなたでも実践できるように紹介していきます。

本書により、自らの「いのち」の力強さを、あらためて知っていただけることを願っております。

秋山龍三

「食事」を正せば
病気、不調知らずの
からだになれる

もくじ

第1章 私たち日本人の体に合う食事とは？

第2章

本来の「体の力」を目覚めさせる正しい食べ物とは?

第3章 ふるさと村の食事で体と心の健康を取り戻した人たち

第1章

私たち日本人の体に合う食事とは？

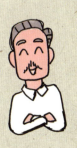

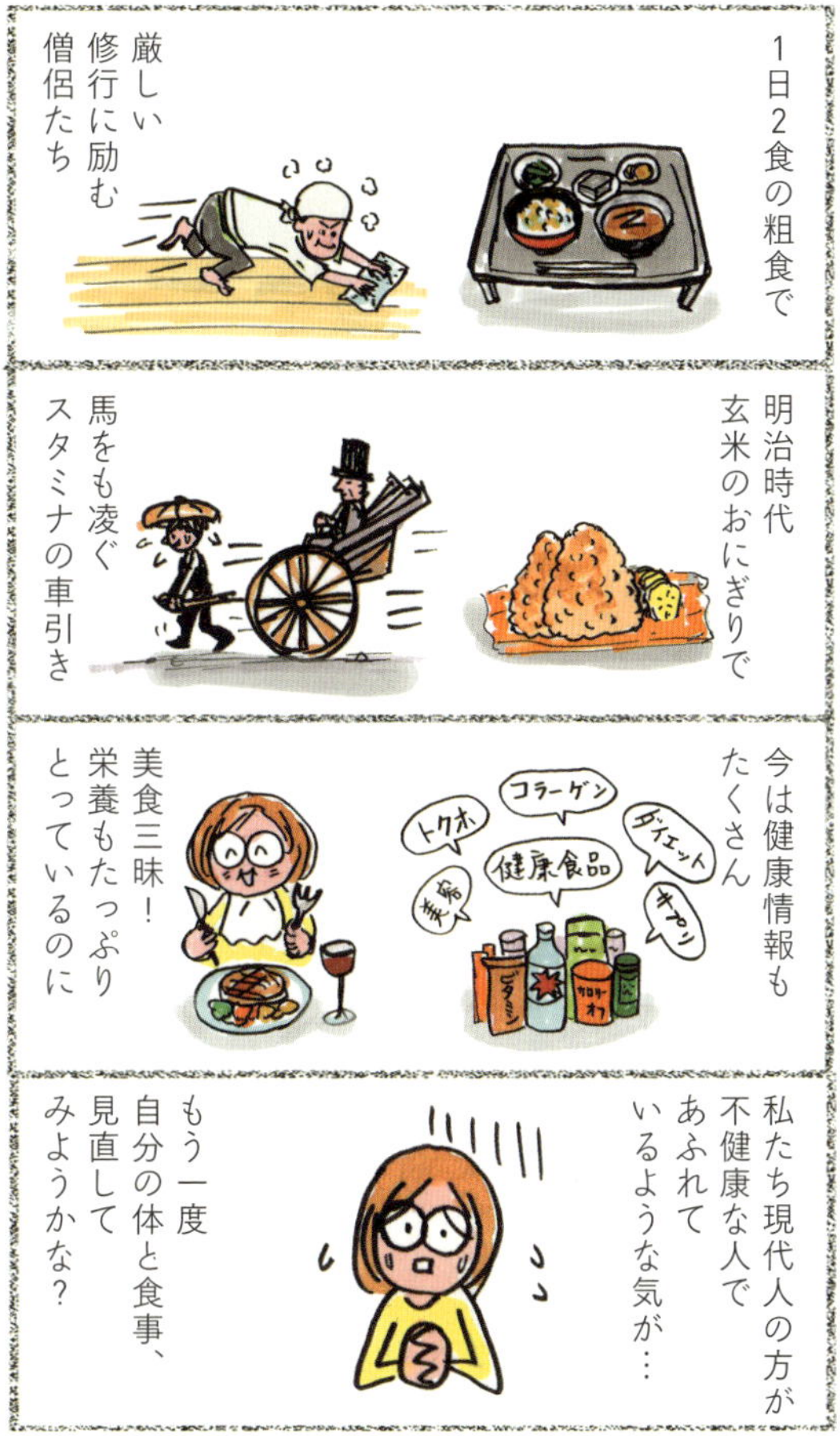
1日2食の粗食で
厳しい修行に励む僧侶たち
明治時代 玄米のおにぎりで
馬をも凌ぐスタミナの車引き
今は健康情報もたくさん
コラーゲン
トクホ
ダイエット
健康食品
美容
キレイ
ビタミン
カロリーオフ
美食三昧！栄養もたっぷりとっているのに
私たち現代人の方が不健康な人であふれているような気が…
もう一度自分の体と食事、見直してみようかな？

1 医者いらずの「食養」のルーツは、江戸時代生まれの祖母の食事

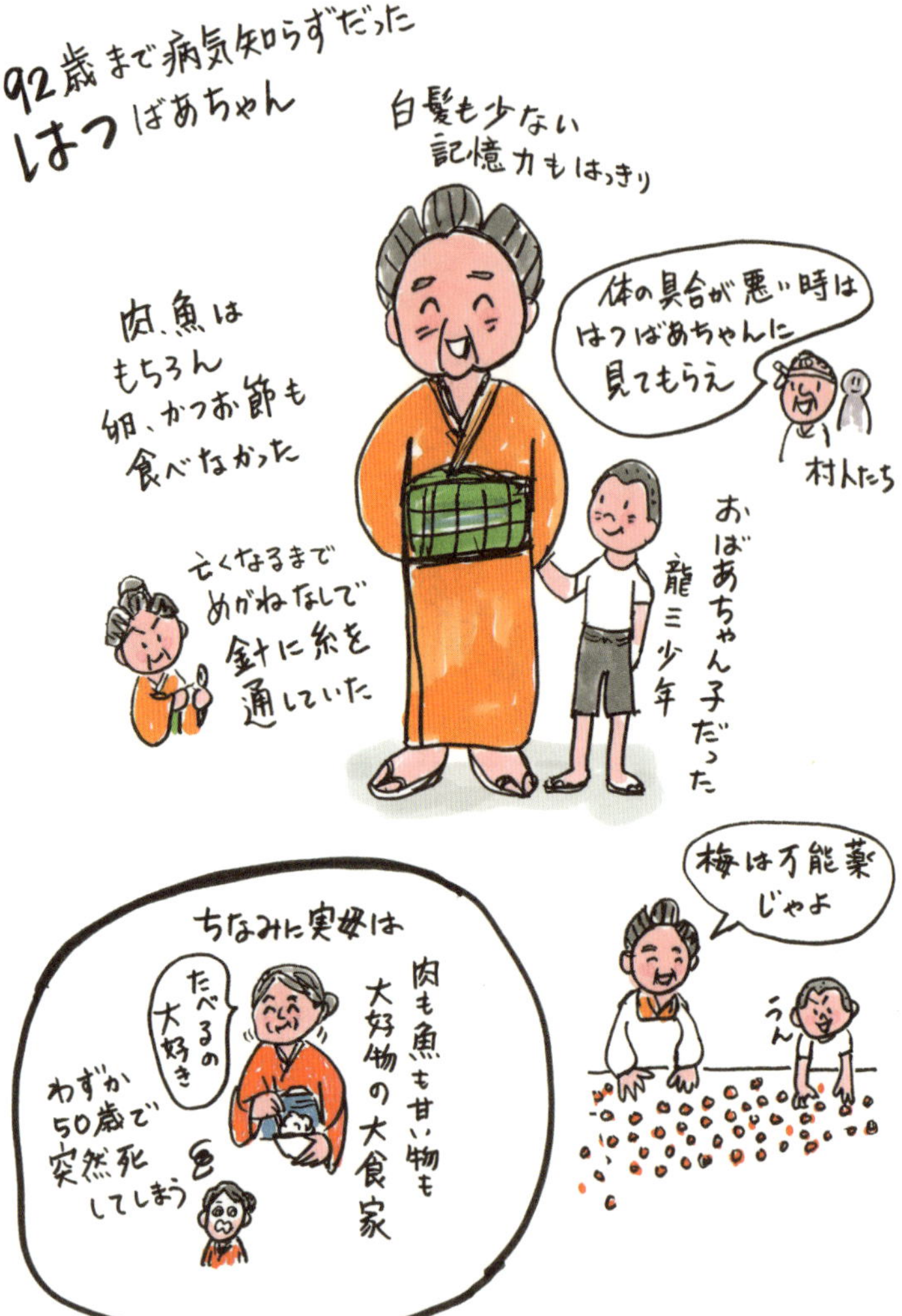
92歳まで病気知らずだった
はつばあちゃん
白髪も少ない
記憶力もはっきり
肉、魚は
もちろん
卵、かつお節も
食べなかった
体の具合が悪い時は
はつばあちゃんに
見てもらえ
村人たち
おばあちゃん子だった
龍三少年
亡くなるまで
めがねなしで
針に糸を
通していた
梅は万能薬
じゃよ
うん
ちなみに実母は
たべるの大好き
肉も魚も甘い物も
大好物の大食家
わずか50歳で
突然死
してしまう

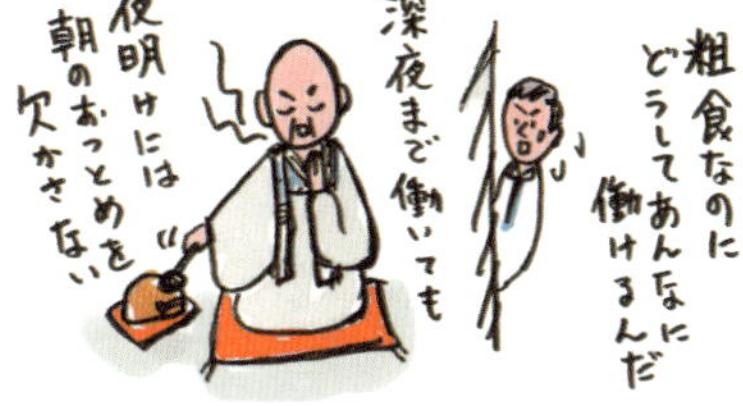
粗食なのに
どうしてあんなに
働けるんだ
深夜まで働いても
夜明けには
朝のおつとめを
欠かさない

医者より信頼されていた
江戸時代生まれの祖母の食事療法

昭和6年に、私は千葉県成田の田舎村で生まれました。だから今年で85歳。末っ子だった私は、戦前の家長制度の名残りで、跡継ぎの長男とは別に、祖母の手によって育てられました。

祖母は今でいう「民間療法の達人」。祖母の家の納屋には、梅酢、ぬか漬け、自家製味噌、梅干し、柿酢、ドクダミ茶などの瓶《かめ》や樽などが作った年ごとにきちんと整理され、ずらりと並べられていたものです。

村人たちは体の具合が悪いと、医者にはかからずに祖母の家を訪ねてきては、それぞれの症状や体調に合った梅酢や野草茶などを、薬のように処方してもらっていました。

その祖母は生涯、肉や魚を食べませんでした。

祖母のそんな食養生活が今の私のお手本であり、原点です。

ところで私は、ひょんなことから「宗派の管長」の秘書を5年間、経験したことがあります。「宗派の管長」とは、並みいる大僧正のなかでも最高位の僧侶のことで、宗派の最高責任者です。その生活は、早朝から深夜まで多忙を極めていました。

そんな管長の激務を支えていたのが、1日2食の一汁三菜の質素な精進料理でした。

管長をはじめ僧侶たちはみなやせていましたが、病気ひとつせず、頭脳明晰の健康体そのもの。西洋医学を発祥とする「栄養学」が当てはまらないことを、このとき身をもって知りました。


さらに食と健康について深く学ぶきっかけとなったのが、医学博士・沼田勇先生との出会いでした。

沼田先生は病院経営をされているにもかかわらず、西洋医学とは違う「食養による治療」を行っていました。注射も薬剤も不用の病院で、インターネットなどない昭和30年代ですが、著名人が多数入院。基本菜食で健康に戻っていきました。日本よりも、アメリカやフランスで「ドクター・ヌマタ」の名は知られていました。私は沼田先生に師事し、多くのことを学びました。


そして、「食養」にふさわしい「良い自然水に恵まれた地」。これを第一条件に、探し続けて7年目、ようやく最上の土地として見つけたのが、ここ、西伊豆の松崎町です。

松崎町では、伐採、開墾、家の建設の指示、さらに無農薬での稲作も始めました。山道の町道も舗装されていなかったので、町役場と交渉して、ご近所さんにも声をかけて、自分たちの手で山の上までの道にコンクリートを敷き、舗装しました。そうして「食養の本拠地・ふるさと村」が始まったのです。

長命で天寿を全うした祖母の食事、母の短命な人生、1日2食の修行僧の精進生活など、幼少から若い時代に見聞きして過ごした私が得たものは、なるべく人為を避けて自然界に目を向けることでした。

実際に、病気をした経験のない私個人の生涯も、「少食・粗食」が健康のもとです。

すなわちそれは、祖母の時代の「昔の日本人の生活」をしっかり見つめることであったのです。

2

「一汁三菜」に「梅干し」と「漬け物」が基本

〈基本は玄米ご飯、味噌汁、梅干し、漬け物〉

主食は玄米のあずき飯
無農薬で発芽する
「生きている米」
ごま塩をかけて

味噌汁は毎食
発酵熟成させた
「本物の味噌」で

梅干し
「本物の梅干し」
を1日1個

漬け物
少量を毎食

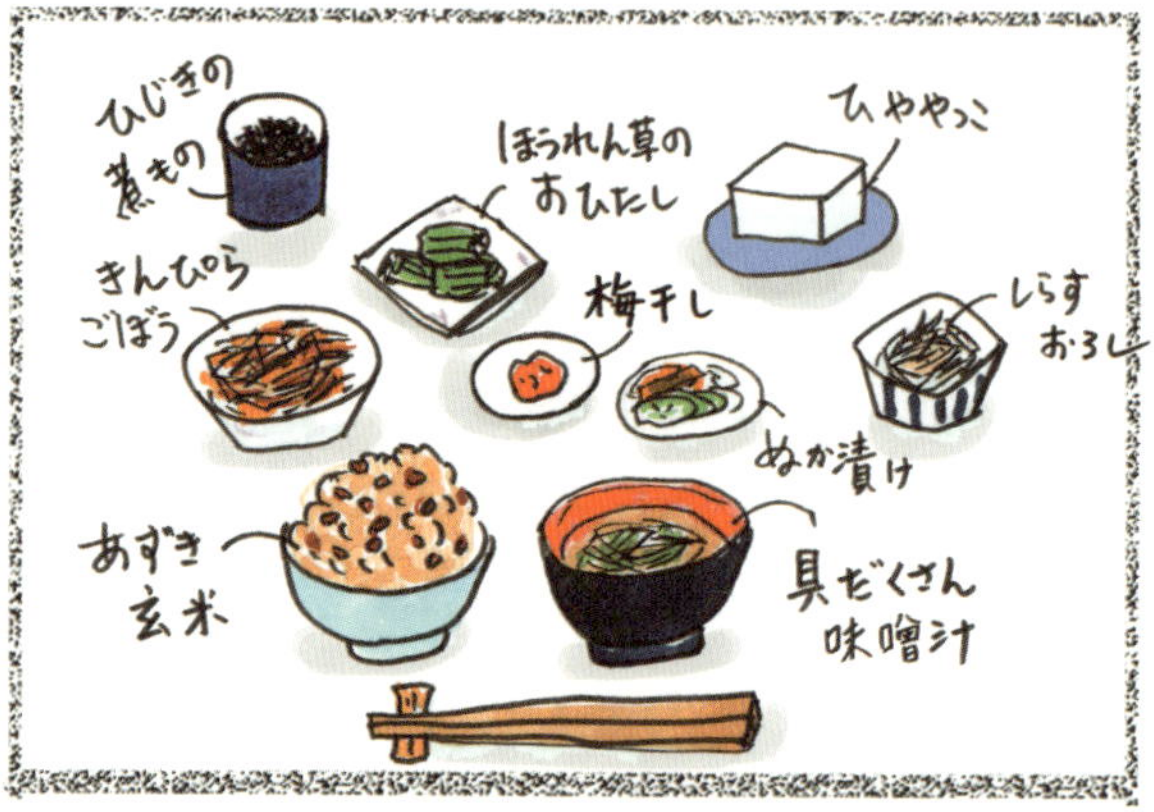

〈副菜は緑野菜、海藻類、根菜類〉

1
緑野菜
ほうれん草、小松菜などの
葉緑素

2
海藻類
ひじき、昆布、海苔
などの無機物

3
根菜類
にんじん、ごぼう、れんこん
などの大地が培い、
動物に命を与える
植物の至宝

〈週1〜2回の補助食〉

魚介類
じゃこ、きびなご、
あさりなどのまるごと食せるもの

豆類と菌類
大豆などの豆類、
しいたけなどのキノコ類

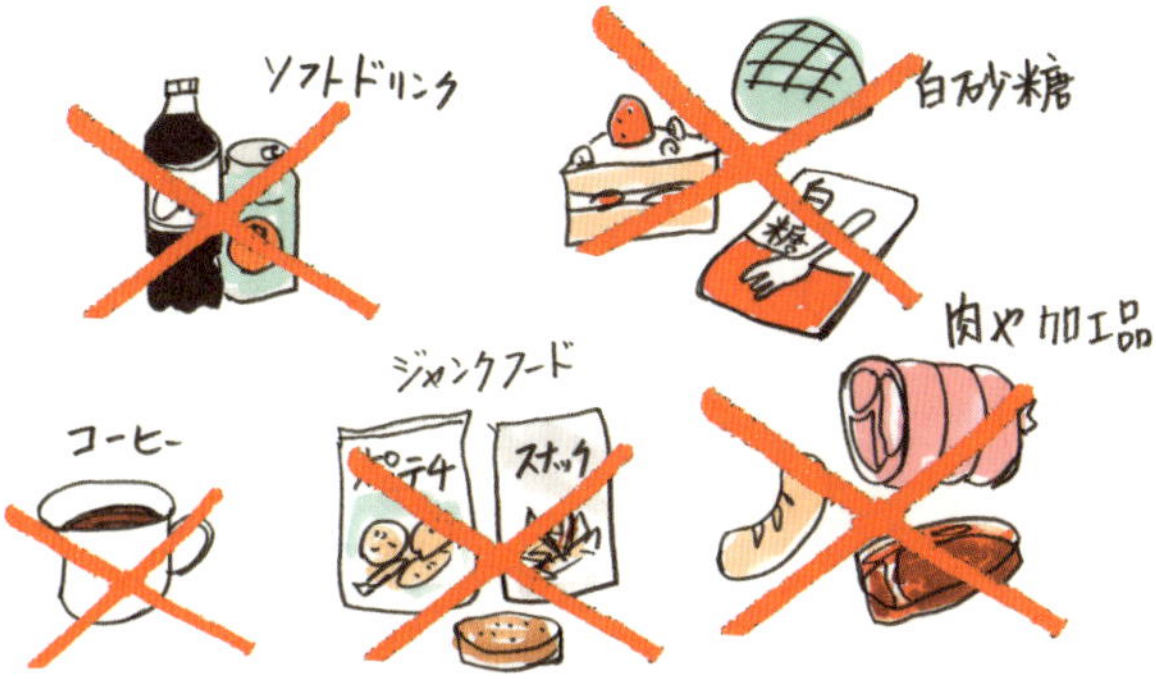

基本の食事を続けることで、体が整う

「食養」と言っても、いったい何をするのか、どんなものを食べているのかと気になることでしょう。まず最初に、食養を行うふるさと村の基本の食事を紹介しましょう。

核となるのは「玄米ご飯と味噌汁、梅干し、漬け物」です。

それに加えて副菜には「旬の緑野菜、根菜類と海藻類」を。

これらをよく噛み、腹八分目にとどめます。

味付けは「しょう油」「味噌」「塩」、それに「柿酢」や「梅酢」など、日本古来の調味料が中心です。そして、ぬか漬けやたくあんなどの漬け物で、「酵素」をしっかり補います。上に挙げたような食品は、食養という観点でいえば、摂らないほうがいいね。

ではなぜ、これらの食事が体をつくりかえ、ときに体を癒すことになるのか。それをこれから一つずつお伝えしていきましょう。

とはいえ、大事なのは、食養は「こうでなければならない」というような厳しいものではないということです。

食べることを楽しんでこその、食養です。

3 今食べるものが、20年後の体をつくる

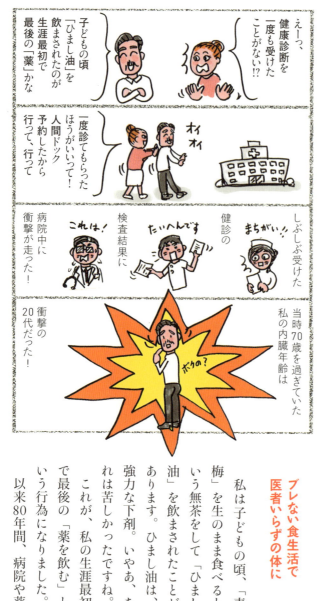

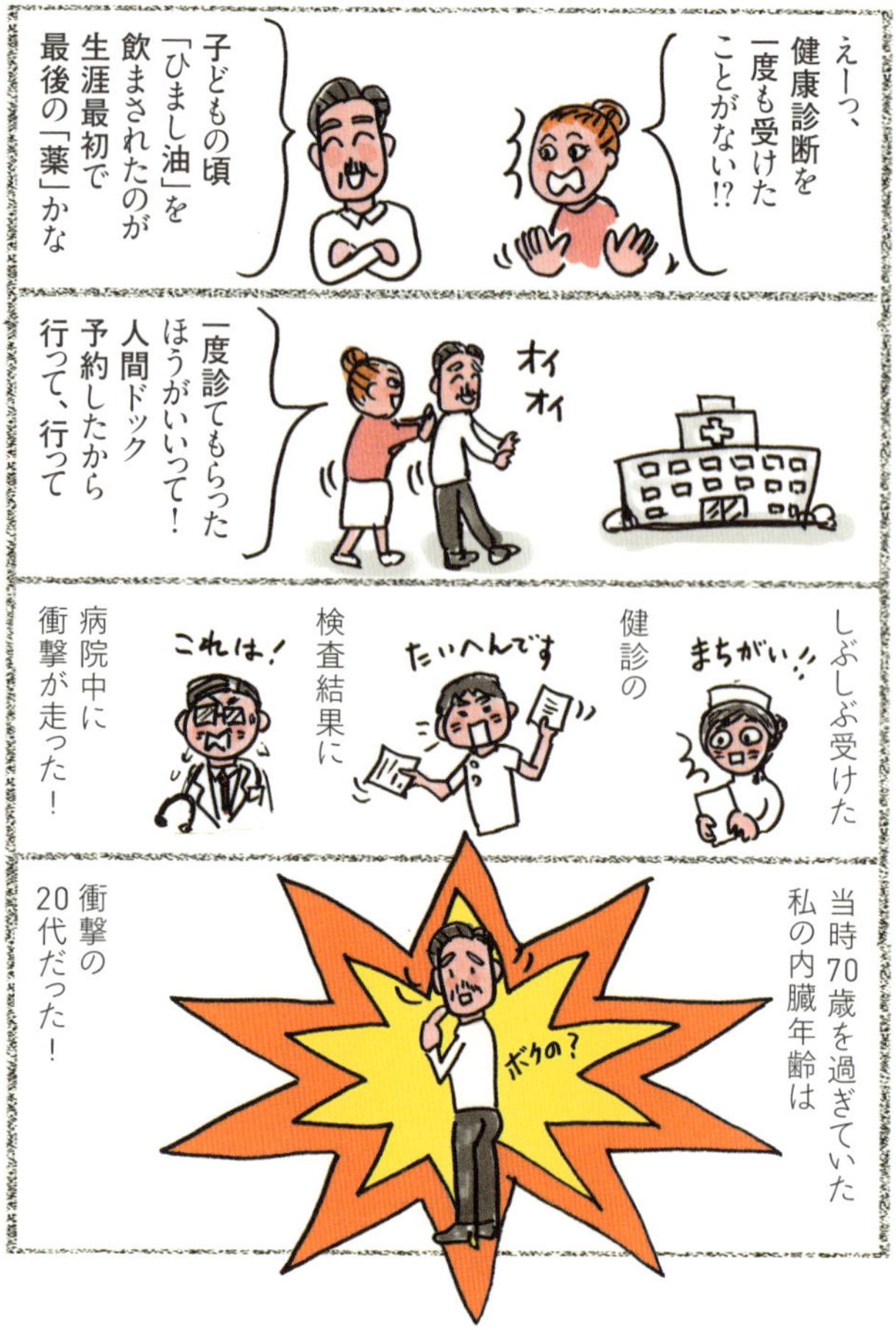

えーっ、健康診断を一度も受けたことがない!?
子どもの頃「ひまし油」を飲まされたのが生涯最初で最後の「薬」かな
オイオイ
一度診てもらったほうがいいって！人間ドック予約したから行って、行って
しぶしぶ受けた
まちがい!!
健診の
たいへんです
検査結果に
これは！
病院中に衝撃が走った！
当時70歳を過ぎていた私の内臓年齢は
ボクの？
衝撃の20代だった！

ブレない食生活で医者いらずの体に

私は子どもの頃、「青梅」を生のまま食べるという無茶をして「ひまし油」を飲まされたことがあります。ひまし油は、強力な下剤。いやあ、あれは苦しかったですね。

これが、私の生涯最初で最後の「薬を飲む」という行為になりました。

以来80年間、病院や薬

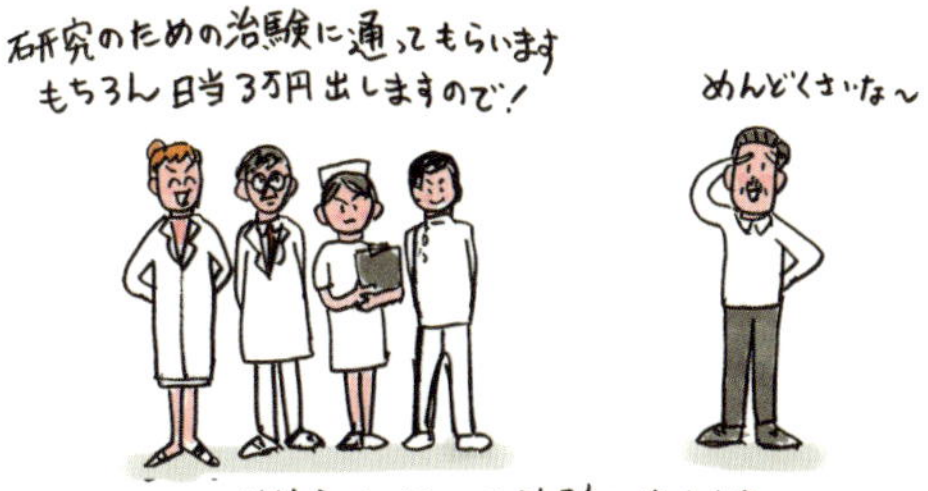
研究のための治験に通ってもらいます
もちろん日当3万円出しますので!
めんどくさいな〜
大学病院で4日間治験に協力した

と、まったく縁はなし。

ただ、病院に行く知人の付き添いで、診察の様子を観察したり、知人が入院したと聞けば見舞いに行って病院食を見学したりして、折に触れ、医療の現場はのぞいていました。

西洋医学は半分も信用していなかったけれど、正直「どんなもんだろ」という興味もあったから、一度だけ「人間ドック」に入ったこともあります。

ここで初めて調べた私の「内臓年齢」は、「実年齢マイナス50歳」。

食生活と生活習慣の違いによって差が出るといわれている内臓年齢ですが、まさに、西洋医学の常識を覆《くつがえ》す内臓年齢だったらしい。

私は長年煙草も吸っていたし、ひどく多忙な生活で無理をしていたこともありましたが、食生活だけはブレずにやってきたという自負がありました。

その食生活が、血液、内臓を老化させなかったのだと、あらためて確信しましたね。

実際、疫学では、ガン患者の細胞・進行状況などからおよそ発病まで、平均15〜20年経過しているとの報告があります。

つまり私の場合は、60代までにしっかりやっていた食事が、80歳を越えた今の体の基盤になっている。人間の体っておもしろいですよね。

4

馬力をもしのぐ「人力車夫」のスタミナ その秘密は……

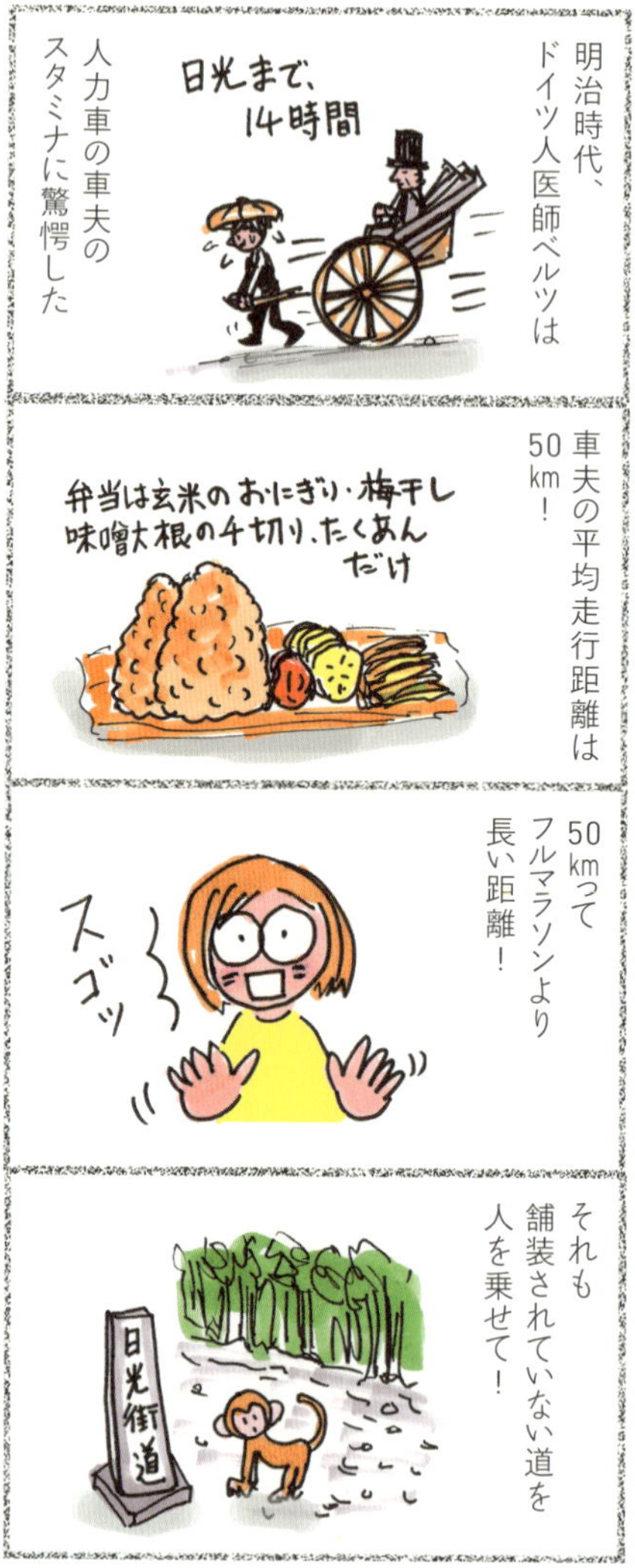
明治時代、ドイツ人医師ベルツは
人力車の車夫のスタミナに驚愕した
日光まで、14時間
車夫の平均走行距離は50km!
弁当は玄米のおにぎり・梅干し
味噌大根の千切り、たくあん
だけ
50kmってフルマラソンより長い距離!
スゴッ
それも舗装されていない道を人を乗せて!
日光街道

日本人には、「日本人が昔から食べてきた食べ物」が合っている

ところで、なぜふるさとと村の食事では肉を食べないのか、話しておきましょう。

明治時代に、日本の近代化と西洋化をはかるため、明治政府は西欧諸国からた

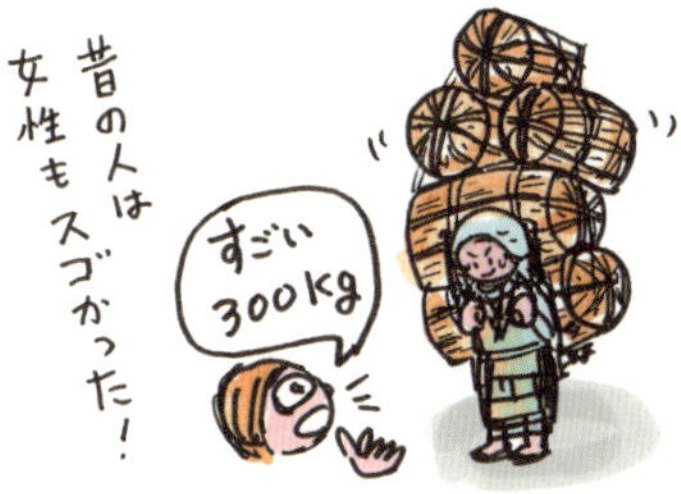

くさんの「お雇い外国人」を招きました。

いまの東京大学医学部で教鞭をとり、後に宮内省侍医も務め、日本人の奥さんまでもらい、29年もの年月を日本で過ごしたドイツ人の医師・ベルツ先生も、その一人。

群馬県の草津温泉を世界に紹介したことで有名なベルツ先生は、おとなり栃木県の日光にも何度か足を運んだそうです。

初めて日光に行ったときは、東京から日光まで馬を6回も乗り換えて移動したベルツ先生、次の日光行きでは人力車で移動することになりました。

さて、いよいよその旅の日。馬ですら6回も乗り換えたその道を、人間の車夫は途中交代することもなく、たった1人で日光までベルツ先生を運んだ。かかった時間は、14時間。馬を使ったときと同じだったというから驚きですね。

当然この人力車の車夫のスタミナに、ベルツ先生もびっくり仰天！

この当時の人力車夫の1日の平均走行距離は、約50㎞といわれています。

そしてベルツ先生をもっと驚かせたのは、この驚異的なスタミナを持つ車夫たちの食事が、「玄米のおにぎりと梅干し、漬け物」だけだったことです。

「それなら、肉を食べさせたら、もっとすごいパワーを出せるんじゃないか」

そう考えたベルツ先生は、早速、実験開始。2人の車夫に、肉食中心の食事を

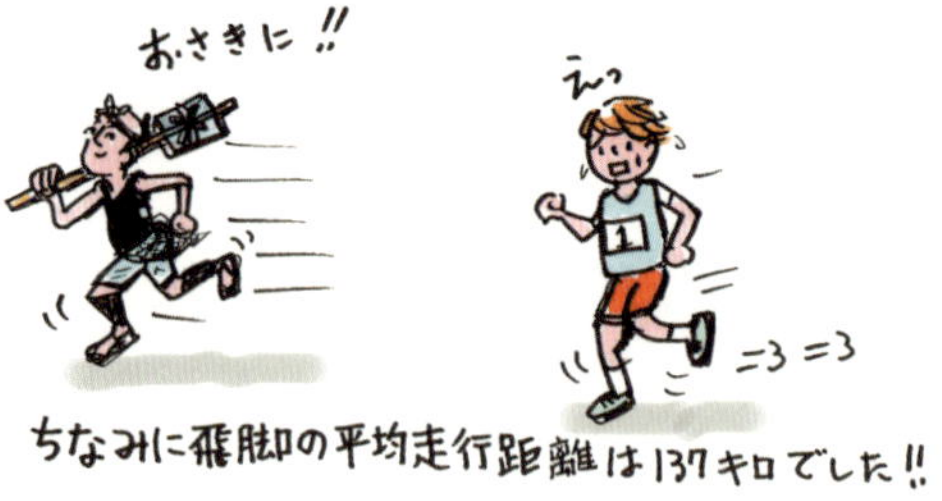
おさきに!!
えっ
=3 =3
ちなみに飛脚の平均走行距離は137キロでした!!

とらせ、1日40km、体重80kgの人を乗せて走らせてみた。すると——。なんと車夫たちは3日目に、疲労困憊でまったく走れなくなってしまったのです。

そこで元の食事に戻すと、再び元気に走れるようになったのだとか。

この実験からベルツ先生は、西洋の栄養学が日本人にそのままあてはまるわけではないことを悟り、「日本人には日本食が良い」ということを確信したそうです。玄米と味噌、梅干し、漬け物の「食養の基本」が、どれほど私たち日本人の体に合っているのか、100年以上も前にベルツ先生は証明してくれたと私は考えています。

けれども、「近代化=西洋化」と信じて疑わなかった明治政府は、「欧米人並みに体を大きくする栄養学」を選びました。「富国強兵」の前に、ベルツ先生の貴重な実験・研究が生かされることはついぞありませんでした。

ベルツ先生は、こんな言葉も残しています。

「今の日本に必要なのは、まず日本文化の所産のすべての貴重なものを検討し、これを現在と将来の要求に、ことさらゆっくりと慎重に適応させることなのだ」

このときもし、「玄米菜食の伝統的和食」が深く研究されていたなら、オリンピックで日本人が金メダルを独占することも、夢ではなかったかもしれないですね。

肉については次の項でもう少しくわしく説明しましょう。

5

日本人にとって、「肉類」は非日常食

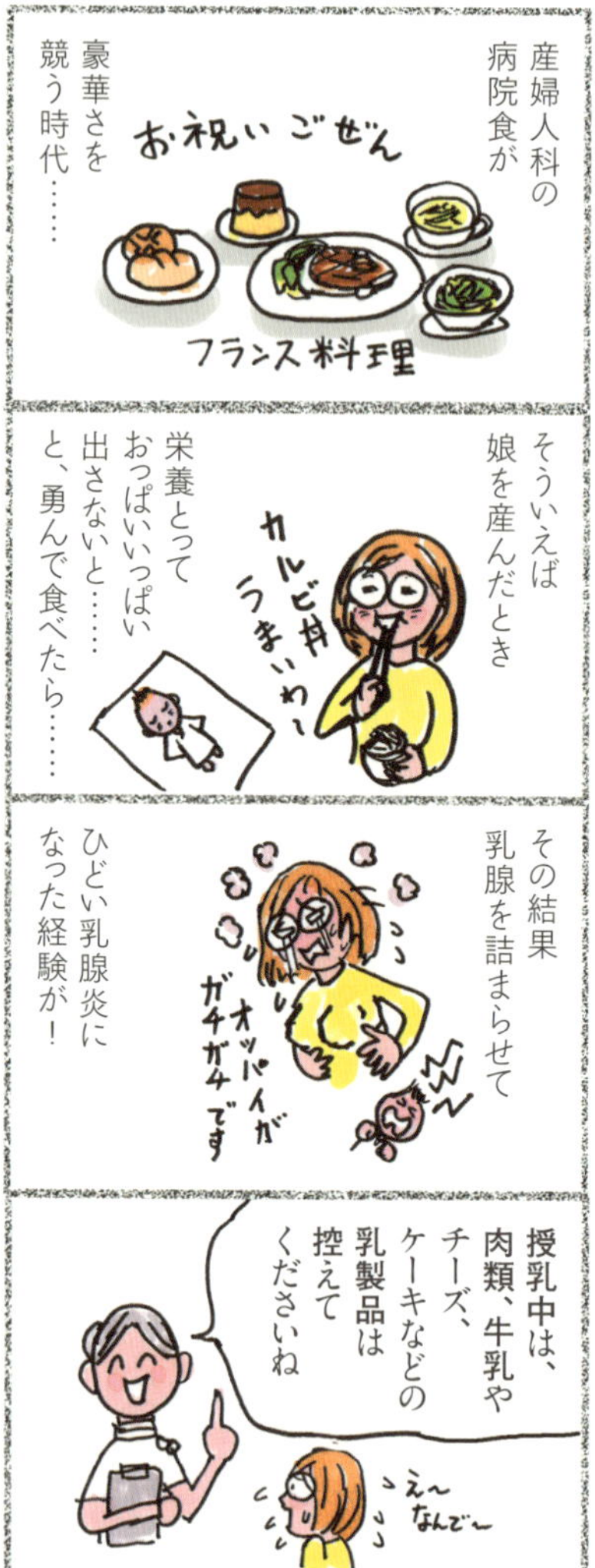

産婦人科の病院食が
豪華さを競う時代……
お祝いごぜん
フランス料理
そういえば娘を産んだとき
カルビ丼うまいわ～
栄養とっておっぱいいっぱい出さないと……
と、勇んで食べたら……
その結果乳腺を詰まらせて
ひどい乳腺炎になった経験が！
オッパイがガチガチです
授乳中は、肉類、牛乳やチーズ、ケーキなどの乳製品は控えてくださいね
え～なんで～

間違った食事が体の回復を遅らせる

私は自分の家族に無理強いはしませんでしたが、祖母の作る食事が「玄米菜食」だったということもあり、自然と家庭でもそうなりました。

妻は結婚当初は肉好きで、私とはまったく正反対の好みでしたが、2年も経つ頃には一緒に味噌造りをやるようになり、同じ食生活となりました。そんな妻も病気ひとつしたことがなく、78歳の今も仕事を続けています。

よく出産後のお母さんが、栄養士さんから「授乳中にはパン食、乳製品、肉などは避けてくださいね」と言われます。乳腺炎を防ぐためとはいえ、本来体に合わないものを摂ることで余計なエネルギーを使ってしまったり体に負担をかけてしまったりすることのないようにという点では、食養の考え方と同じです。

これらは、体を変えたい、不調をなくしたいと考えるなら、避けるべきです。

出産は命がけの重労働、その後にはお祝いもかねて、疲労回復のためにもたっぷりごちそうを……と考えられがちですが、これは大間違い。

ごちそうは、消化するのに大量のエネルギーが消費されてしまうため、かえって母体の回復が遅れてしまうのです。病院で出すべき食事ではありませんね。

私が子どもの頃は、お産の後の食事は「おかゆと梅干し」と決まっていました。裕福な家のお嫁さんの食事に「おかゆと梅干し」の他に「おかか」が付いていただけで「豪勢だね」と、近所で噂になったものです。これには、食事を最小限にして、産後の母体の回復を最優先させる意味もあったのです。実際、お産の翌日にはもう畑に出ていたなんてことも、めずらしくなかったのですから。

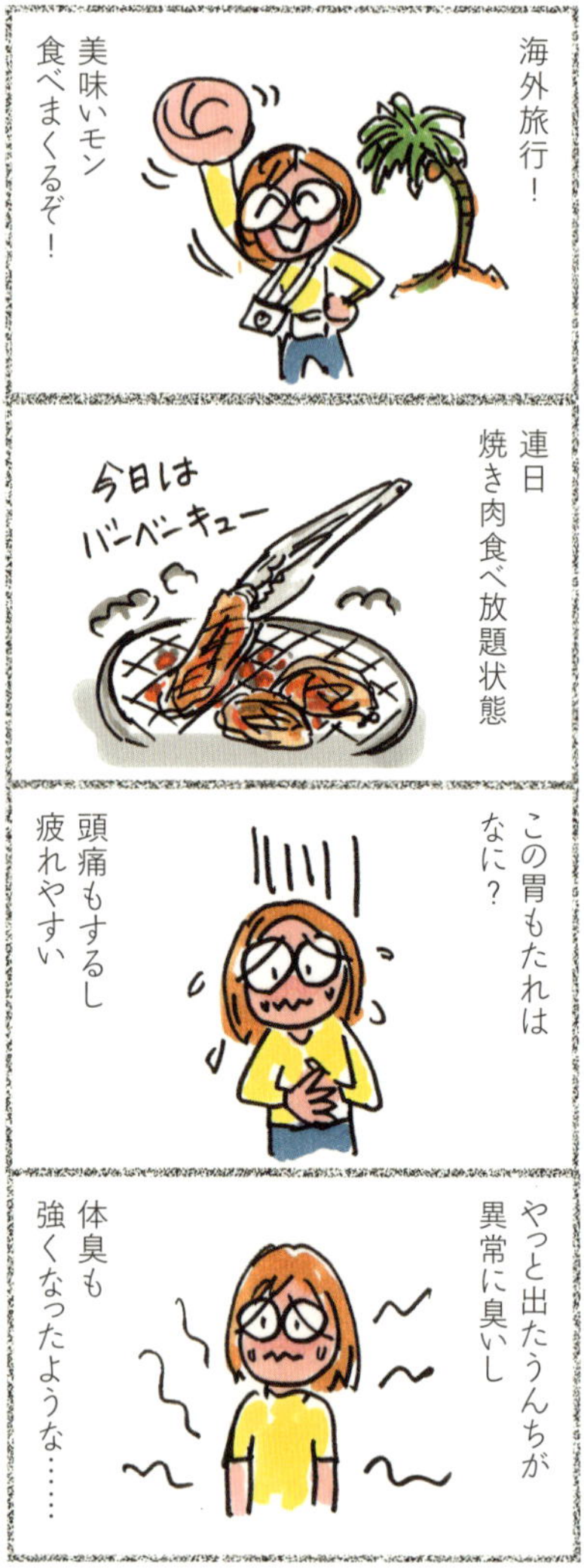
海外旅行！
美味いモン食べまくるぞ！
連日焼き肉食べ放題状態
今日はバーベーキュー
この胃もたれはなに？
頭痛もするし疲れやすい
やっと出たうんちが異常に臭いし
体臭も強くなったような……

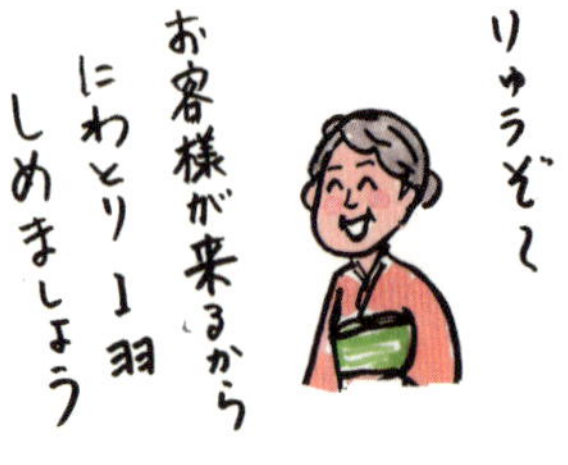
りゅうぞく
お客様が来るから
にわとり1羽
しめましょう

欧米人と日本人は腸の長さが違う

最近の若い人は足長体形の人も多くなって、ずいぶんスタイルが良くなっちゃったけど、それでも欧米人に比べれば、日本人はまだまだ胴長・短足体形です。

でもそれは、仕方ないんですよね。

なにしろ「腸」の長さが違うんだから。

日本人の腸の平均的な長さは約９ｍ、これに対して、欧米人は約５～６ｍ。

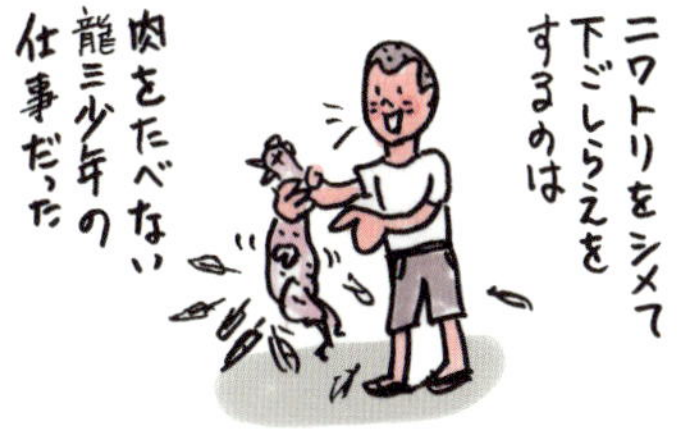
ニワトリをシメて下ごしらえをするのは
肉をたべない龍三少年の仕事だった

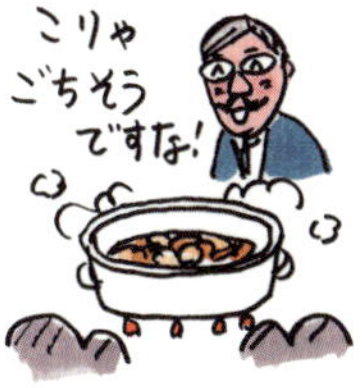
こりゃごちそうですな!

日本人は何千年もの間、米をはじめとした穀物、野菜などの「草食系」の食べ物から、生きるために必要な栄養素を摂りながら生きてきました。

穀物や野菜には繊維質が多く含まれていますから、これを分解して吸収しやすい物質に変え、エネルギーとして利用するためには、どうしても長い腸が必要だったのです。

一方で、欧米人の腸が短いのは、「肉食系」を中心とした食事をしてきたから。肉類に含まれるタンパク質や脂質は、腸内で腐敗・酸毒化しやすく、もし欧米人が日本人並みの長い腸を持っていたら、そのぶん長時間、毒素や老廃物が腸（体内）に滞留することになります。

だから、肉食には短時間で消化・排出できる短い腸のほうが、都合が良いというわけです。

ましてや肉を食べた歴史が極めて浅い日本人は、穀類の何倍も消化時間のかかる肉類、動物性タンパク質の消化に慣れておらず、分解処理もスムーズにはいかない。

そのため、長い腸の中にたくさんの酸毒化した老廃物を残し、その毒素が腸の毛細血管から吸収される結果、血液を汚し、その血液が細胞や組織を劣化させて、いろんな病気を発症させることになります。

戦後、肉が中心の欧米食が普及するのに伴い、日本人には戦前めずらしかった大腸ガン（直腸ガン）が現在に至るまで増え続けているのも、無視できない事実です。

それだけではありません。肉類の消化に慣れていない日本人が肉類を過食すると、神経が不必要に興奮して、頭痛やめまいなどの症状を引き起こすことだってある。

これは、肉に含まれる興奮物質（プリン塩基）やタンパク質、脂肪の分解過程で生じる毒素が原因と考えられます。頭痛で悩んでいた人が、肉食をやめた途端、ピタリと治った例は珍しくありません。

とはいえ、最近、脳の活性化や内臓が健全に機能するために有効な栄養素のなかには、動物性食品にしか含まれないものもあるということで、あらためて肉食を推奨する向きもあります。

しかし、日本人は肉類を摂ることによる健康問題発生のリスクが、欧米人よりはるかに高いということは、覚えておいたほうがいいでしょう。 肉は、日本人にとって、昔も今も非日常の「特別食」だということを覚えておいてください。

健康で不調も感じず、毎日エネルギーにあふれているなら、バランスよく肉や乳製品をとってもいい。

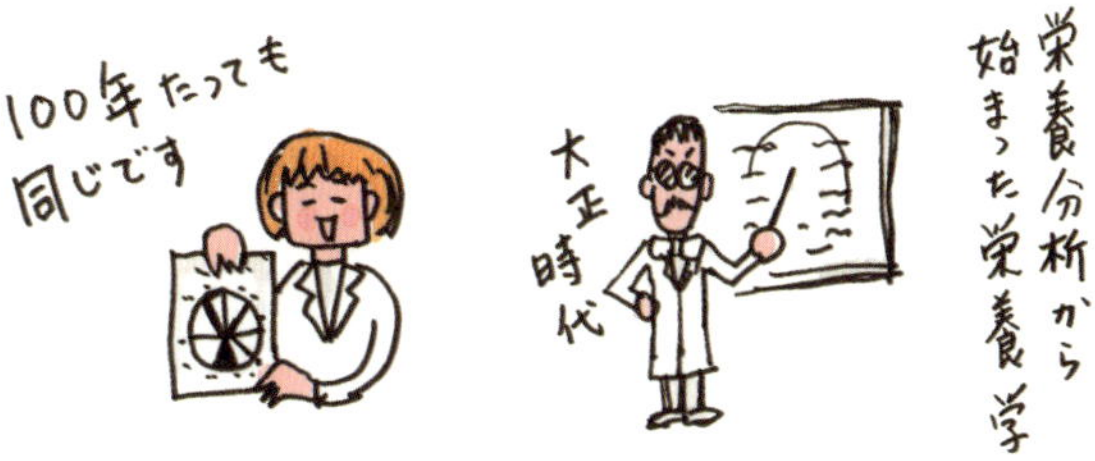
栄養分析から始まった栄養学
大正時代
100年たっても同じです

でも、不調を感じるときは、まず少食にし、22ページで紹介したような日本人が本来食べてきた基本の食事を摂ることです。それが、体の自然治癒力を呼び覚ますことになります。

自分の体と向き合い、必要な栄養を摂るという意識を持つ

明治の文明開化の時代に輸入された「ドイツ式栄養学」を政府が普及させたのは、富国強兵政策のもと、「体が大きな兵隊さん」が欲しかったからです。

そして、終戦後にやってきたのが、「アメリカ式栄養学」です。食物の分析を可能にした功績は大きいけれど、分析した成分がそのまま生命体に波及するとした考えが、現代栄養学の原点で、「栄養学＝食品分析学」と称される所以です。この栄養学の裏には、小麦、油、飼料、畜産物を永遠に買い続けてほしいというアメリカの戦略もありました。こうして日本人は、世界の強国の思惑のなかで「栄養指導」されてきたということを、忘れないでください。

日本人には合わない可能性のある栄養学を、今こそ自分たちの体で感じて、見直すときです。

同時に、「健康にいい○○を取りましょう」などのうたい文句やブームも、即座に鵜呑《うの》みにしたり、流されたりするのではなくて、**それが本当に自分の体に合うのかどうか、自分の頭でしっかり考えなければいけないということです。**

6 「酵素」を摂る食事習慣を

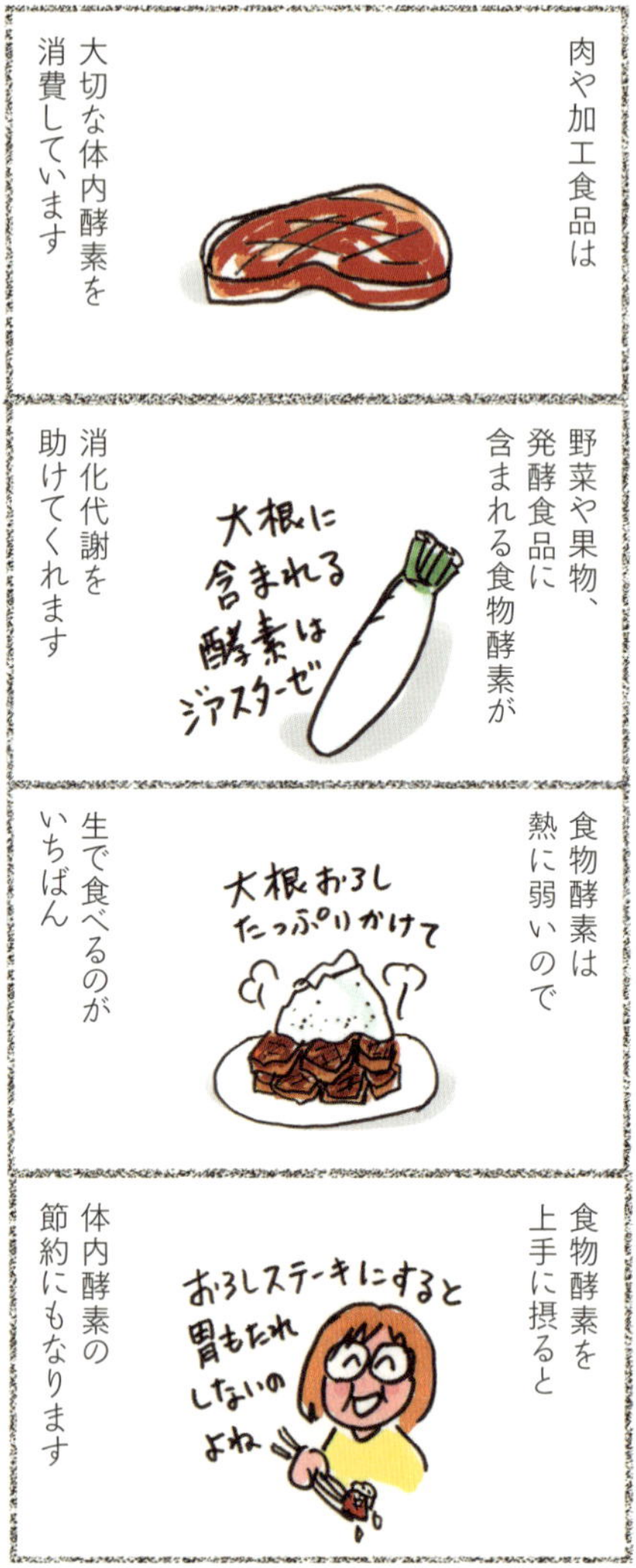

肉や加工食品は
大切な体内酵素を消費しています
野菜や果物、発酵食品に含まれる食物酵素が
大根に含まれる酵素はジアスターゼ
消化代謝を助けてくれます
食物酵素は熱に弱いので
大根おろしたっぷりかけて
生で食べるのがいちばん
食物酵素を上手に摂ると
おろしステーキにすると胃もたれしないのよね
体内酵素の節約にもなります

私たちの体は「酵素」によって生かされている

私が「食養」でたいへん重要だと考えているのが、食べ物から「酵素」を摂ることです。

酵素（エンザイム）は、食べたものの消化や吸収、代謝、排泄など、体の働きになくてはならない物質です。動物のみならず、植物をはじめ、生きているものはすべて、酵素によって生命を営んでいるといえるでしょう。

玄米や旬の野菜、良質な発酵食品には酵素がたっぷり含まれています。

食べ物に多く含まれる酵素を摂り入れるほかに、私たちは体の中にたくさんの「体内酵素」を持っています。

この酵素が少なくなると病気になりやすくなり、酵素がなくなることは、寿命が尽きることを意味します。

私は、肉も魚も、牛乳も摂らないという食生活。現代の栄養学からいえば、カルシウム不足、タンパク質不足、脂質不足で、骨粗鬆症になって寝たきりになっていてもおかしくありません。

しかし実際には、身長も縮まず、腰も曲がらず、風邪も引かず、それどころか、内臓年齢マイナス50歳の体です。

私の体ではたくさんの「良質の体内酵素」が働いているのでしょう。

それというのも、肉やお菓子、加工食品などといった余計なモノを食べないで、自家製の味噌、ぬか漬けや梅干し、無農薬玄米の1日2食で「体内酵素のムダ使い」をしなかったからだと思います。

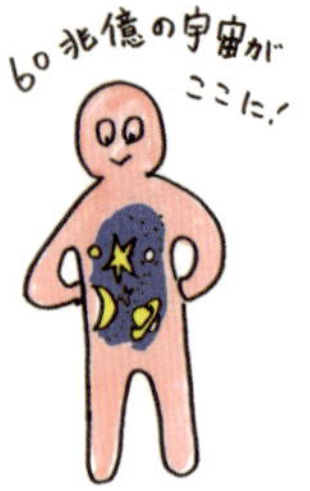

そもそも、日本で肉類が一般化されたのは明治以降で、家庭に出回るようになったのは戦後、1950年代、経済成長に伴ってでした。歴史が浅く、P32でお伝えしたように消化管の長さを比べても肉食民族の倍となっています。肉に限らず、消化吸収になれない食べ物は代謝のために多くの消化酵素を奪うと考えられます。

けれども残念ながら、現代栄養学では、酵素のことなどほとんどおかまいなし。「人間を分析すると、『水分、タンパク質、脂肪、炭水化物（糖質）』に分けられる。だから、単純に『タンパク質、脂肪、炭水化物』の三大栄養素をバランスよく摂取すること」という理論を唱えることだけに終始して、100年以上も前に考えられた原理から何ひとつ進歩していないのが現実です。

物質変換の魔術師「酵素」の働き

話は少しそれますが、非常に面白い挿話を紹介いたします。

豊臣秀吉の時代（1500年代）にポルトガルから長崎に食用の油が伝わるまで、日本人は灯油以外に油を用いなかったそうです。そのような中、天ぷら（temperar）を当時の武将の高山右近や徳川家康などが盛に賞味しました。

ところがなれない食べ物なので、片端から腹痛・下痢などに冒され大さわぎに。油を食べない日本人の消化系には、油を消化する酵素がなかったというのがその理由です。その後400年の間に油に適応する消化酵素「リパーゼ」が分泌され

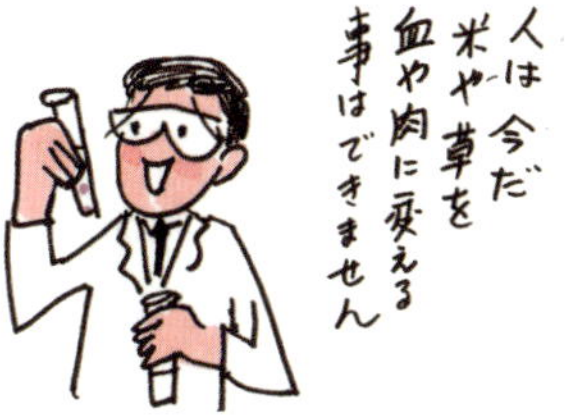
人は今だ
米や草を
血や肉に変える
事はできません

るようになった現代人は、天ぷらが食べられるようになったのでした。
なれない油で武将がお腹をこわした話から油脂の消化酵素リパーゼの存在を知った私は、驚きとともに「酵素」の存在の重要性を強烈に認識したのでした。

酵素は、「物質変換の魔術師」といわれています。その異名からもわかるように、いかなる生命体にも内在してあらゆる化学反応に触媒として働いています。

先述の天ぷらの消化のように、三大栄養素を例に挙げてその酵素について説明しておきます。炭水化物（米、パン、うどんなどのデンプン質）を吸収しやすくするために唾液に含まれる「プチアリン」という酵素が働きます。ついでながら、プチアリンはデンプン質（デンプン質のままでは吸収できない）をブドウ糖のような糖類に変える糖化酵素です。酵素は一品一芸主義で、一つの役割しか果たせないのが特徴です。魚や肉などのタンパク質には胃液中に多く含まれるタンパク分解酵素の作用によって吸収しやすいように各アミノ酸に分解されます。

（学説によれば人体に作用を及ぼす酵素は約５０００種程といわれていますが、私は何万何千と限りなく存在すると考えています。酵素の研究はいまだ未分野という現状です）

乳牛がミルクを産出することや、わずかな脂成分しか含んでいない竹の葉を食べているパンダが脂肉を蓄えられるのも、酵素のなせる業といえます。草わら一束で一日に砂漠を何十キロも旅をし、背中に脂肪のコブを蓄えるらくだ、昆虫や

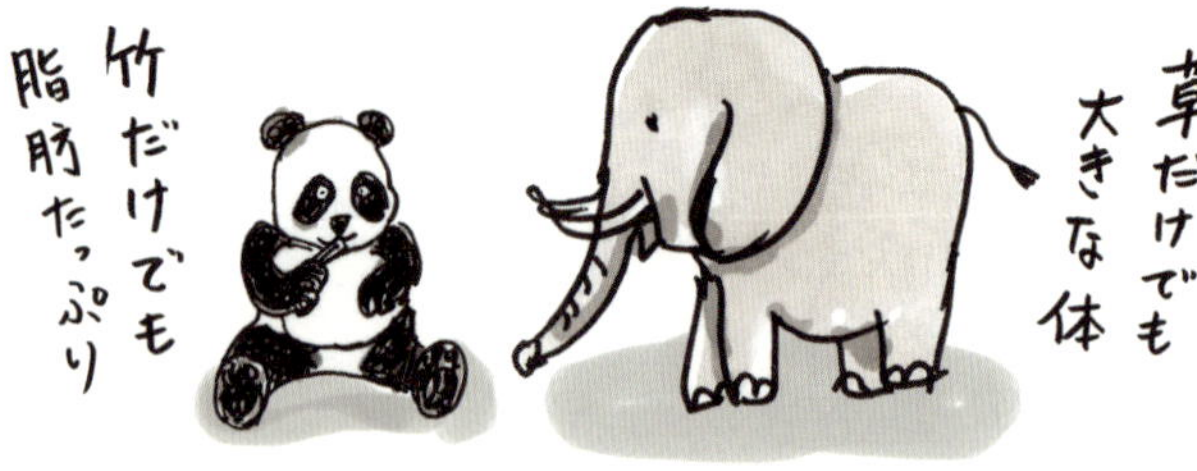
草だけでも
大きな体
竹だけでも
脂肪たっぷり

その幼虫などを食べ何千キロも飛翔するつばめ、土だけを食べて繁殖をつづけるミミズ。いかなる生物も、物質を分解、合成、変換させる酵素の存在なしでは一時も生きられないのは明らかです。

燃えて「炭（炭素・C）」になる有機物を食せば、水や空気から「水素原子（H）」と「酸素原子（O）」は豊富に得られますから、あとは酵素が「$C_6H_{12}O_5$」、つまり「ブドウ糖」に物質を合成し、生命の営みを助けてくれるのです。

酵素の浪費を防ぐ食事と、酵素を浪費し、病気・不調を招く食事

さて、万能に思える酵素にも、弱点が2つあります。熱と金属に弱いのです。いろいろな説がありますが、60度を超えた中では機能が半減し、80度を超えれば機能を完全に失うという説を私はとっています。つまり、加熱料理からは有効に酵素を得ることができないということです。ここで、酵素の浪費を防ぐ賢い食事についてお伝えしておきます。ふるさと村の食養においても、これを厳守しています。

- **加工していない食材を生で食べる**
- **安全な調味料（しょう油・味噌・塩）に限定する**
- **納豆、ぬか漬け、たくあん、味噌漬けなどの発酵食品を常用する**

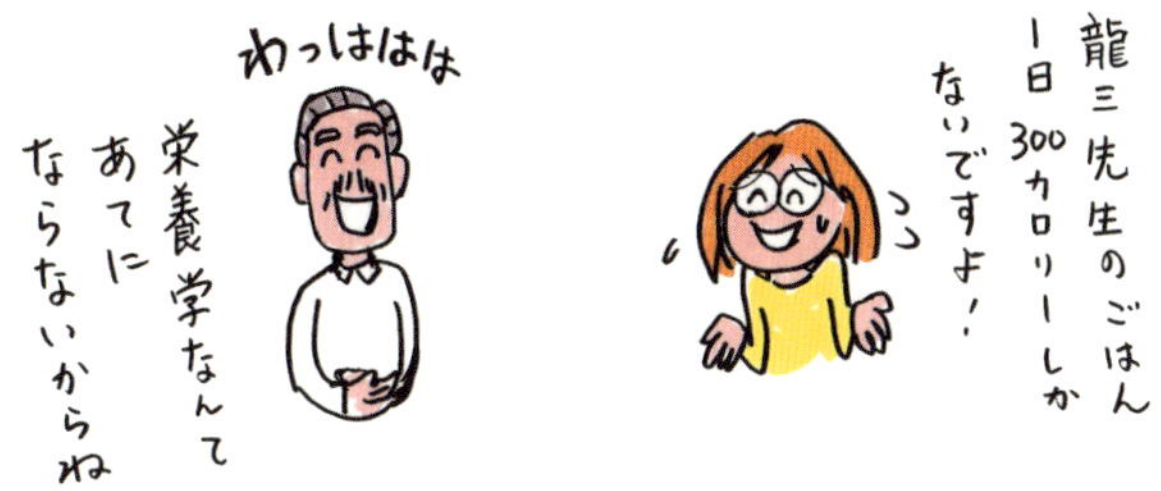
龍三先生のごはん
1日300カロリーしか
ないですよ！
わっははは
栄養学なんて
あてに
ならないからね

・粗食、少食を心がける。食間をあけて1日2食にするのがのぞましい（酵素の作用する時間と諸器官に休息を与えるため）

一方で、酵素を浪費し病気や不調を誘発する飲食もお伝えしておきましょう。

・加工品を好んで食べる
・加熱調理したものばかりを食べる
・肉類、油ものを多く食べる
・インスタント食品、缶詰め、瓶詰めなど保存食の多用、愛用
・食品添加物に注意を払わない
・過食や間食の習慣がある
・食べ歩き、外食を楽しむ生活

肉だ、うなぎだ、それ天ぷらだと美味を追いながら、その一方で「○○カロリーだ」「これが効く」などの栄養理論の幻影に一喜一憂している人の行き着く先が、食べ過ぎ、太り過ぎの生活習慣病というのは、よく聞く話です。

人間の胃は一つです。余分な付属物を詰め込まないで酵素の作用による必要最小限の栄養代謝で過ごすのが、健康を守る最大唯一の生き方と申せましょう。

7

ときには「食べないこと」が、体を整え、癒す

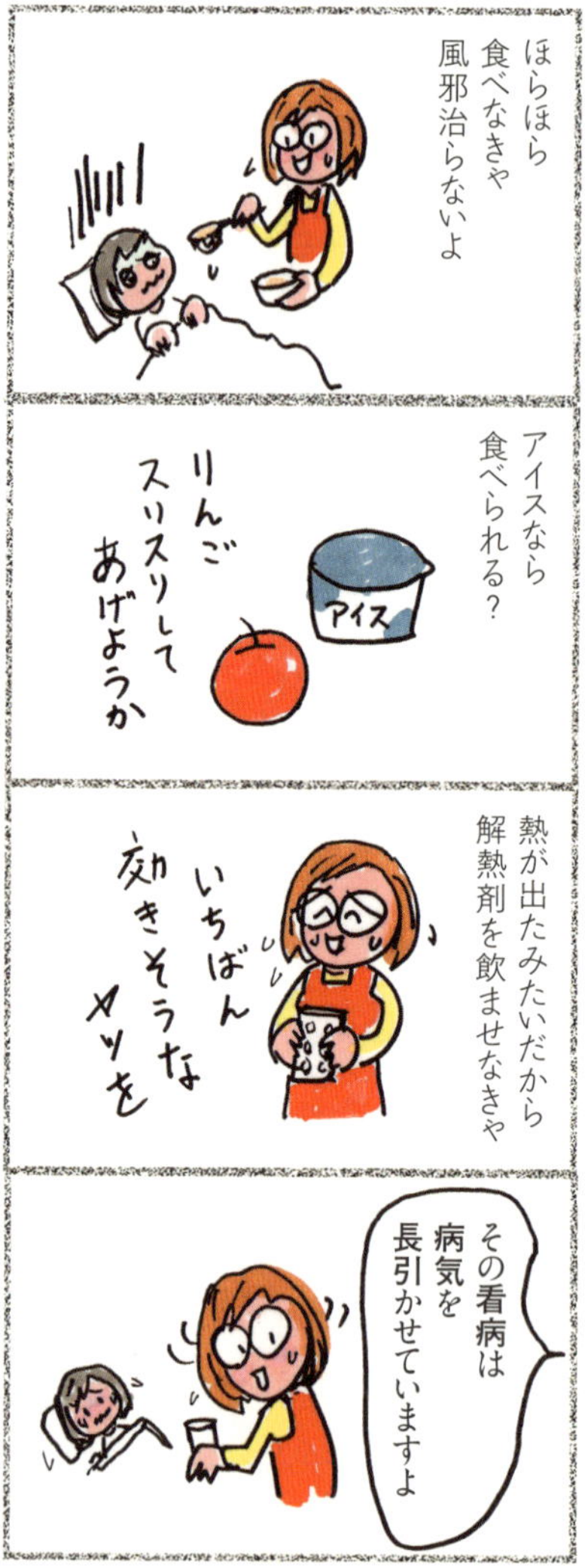
ほらほら
食べなきゃ
風邪治らないよ
アイスなら
食べられる？
りんご
スリスリして
あげようか
アイス
熱が出たみたいだから
解熱剤を飲ませなきゃ
いちばん
効きそうな
ヤツを
その看病は
病気を
長引かせていますよ

食欲がなくなるのには、ちゃんとした「ワケ」がある

「食養」は、食べることで体を変えたり、体の不調を治すことだけを指すのではありません。

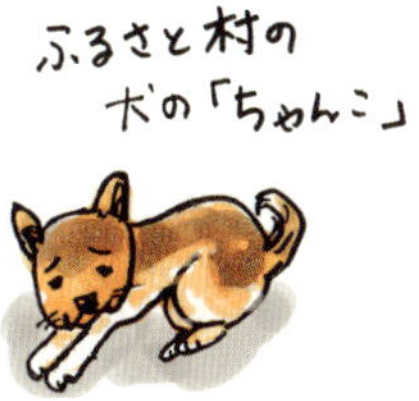
ふるさと村の
犬の「ちゃんこ」

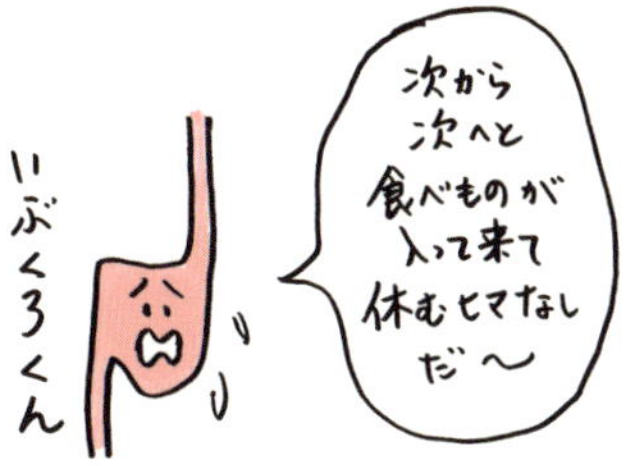
次から
次へと
食べものが
入って来て
休むヒマなし
だ〜
いぶくろくん

ときには「食べないこと」こそが、治癒につながることもあります。

家族が病気のときには、誰しも「栄養のあるものを食べさせて、元気にさせたい」と思うもの。

ところが、実はこれが、体の回復を邪魔することもあります。

そのことをまざまざと思い知らされた経験をお話ししましょう。

かつてふるさと村で「ちゃんこ」という犬を飼っていました。山のなかということもあり、ちゃんこは放し飼いで、半分野生の生活でした。

そのちゃんこがあるとき、仕掛けられたわなに掛かったのか、それこそ命にかかわるほどの大ケガを負って戻ってきました。

ちゃんこはその日から、一切の食べ物、一滴の水すらも口にしなくなります。

大好物のエサを鼻先に持っていっても顔をそむけ、そんな「断食」状態でただただひたすら、じっとうずくまって休んでいるだけでした。

ところが9日ほど経った頃、ちゃんこはいきなりすっくと立ちあがり、以前のようにエサを食べ始め、元気を取り戻し、瀕死《ひんし》の大ケガからも見事復活！

これは人間にも言えることです。

病気のときには、私たち人間も食欲がなくなります。これは実は、「病気を回復させるために食べないで！」という体からの警告です。

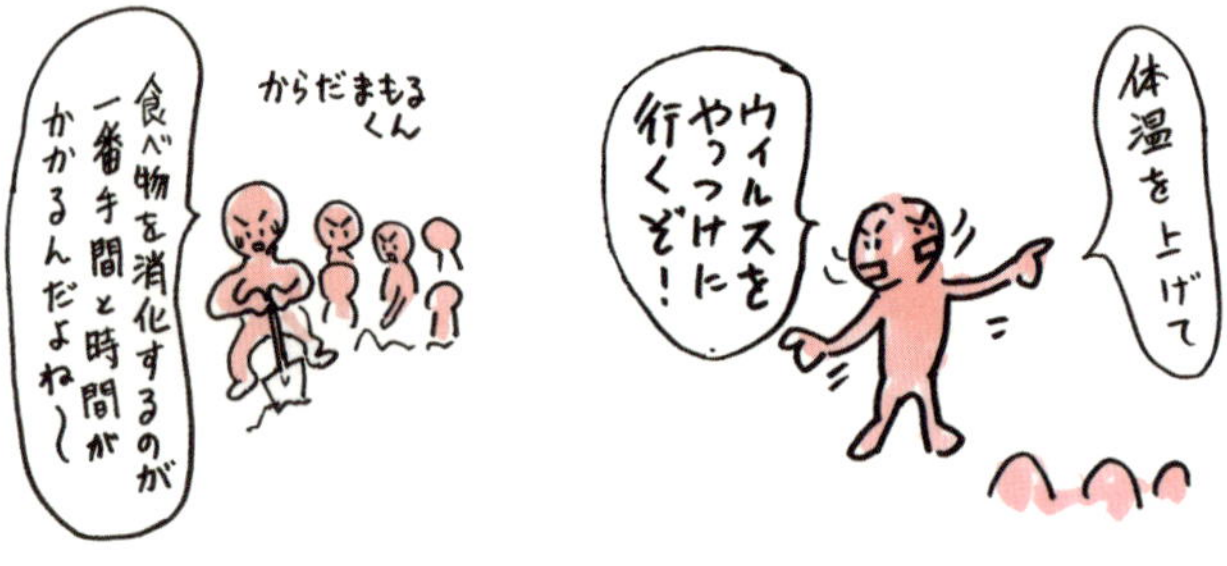
体温を上げて
ウィルスをやっつけに行くぞ!
からだまもるくん
食べ物を消化するのが一番手間と時間がかかるんだよね〜

言ってみれば、「自然界の摂理」なのです。

ところが生き物のなかで唯一人間は、この摂理にそむいて、「食べないと治らない」と精のつくものを食べよう、食べさせようとします。

けれども、しっかり食べなければ治らないというのは、本末転倒もいいところ、と言ってしまっても過言ではないでしょう。

たとえば、風邪などを早く治すためには、食事を摂らない「断食」が効果的です。体のなかのエネルギーを、食べ物の消化吸収に使うのではなく、「自然治癒力」のために総動員させましょう。そして体が回復に向かうと、自然に食欲が出ます。

そもそも、ウィルスに直接効く薬なんて、存在しません。ウィルスは40度近くになると活動を停止、または死滅します。

反対に白血球（免疫力）は、体温が上がると戦闘モードに入ります。「熱が出る」のは、体がウィルスと闘っているという状態を意味します。

ですから、解熱剤などの薬を飲むと、かえってウィルスは元気になり、免疫力が働かなくなってしまいます。「体は楽にはなったけど、風邪はなかなか治らない」なんていうことが起こるのも、そんなワケがあったのです。

こうして体が弱っているときは、水、お茶（カフェインの入っていないもの）などの水分をとにかくしっかりと摂って、あとは十分な睡眠と安静を心がけることが、体を癒す最短距離なのです。断食については、次から説明します。

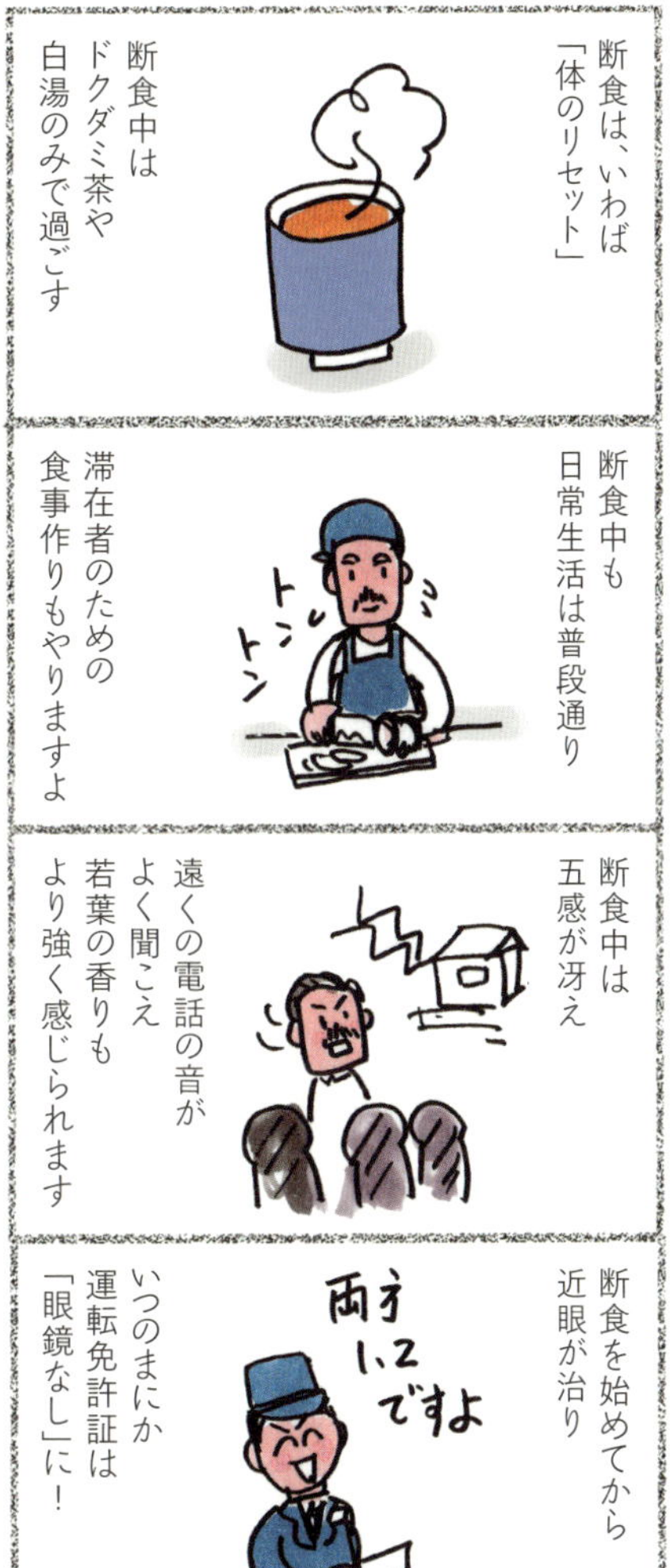
断食は、いわば
「体のリセット」
断食中は
ドクダミ茶や
白湯のみで過ごす
断食中も
日常生活は普段通り
滞在者のための
食事作りもやりますよ
トントン
断食中は
五感が冴え
遠くの電話の音が
よく聞こえ
若葉の香りも
より強く感じられます
断食を始めてから
近眼が治り
いつのまにか
運転免許証は
「眼鏡なし」に！
両方1.2ですよ

日々の生活に「断食」を取り入れ、体をリセット

心も体も体重もスッキリするのが断食の効用です。私は今までも体の不調は断食で治してきました。アトピーの方なども、断食された後は、まさに〝ひと皮むけて〟美しくなります。皮膚が蘇生されるからでしょう。

断食には、簡単にいうと、

「『食を断たれる』という異常事態に『体』が生命の危機を感じ、『免疫力、自然治癒力が目覚める』」

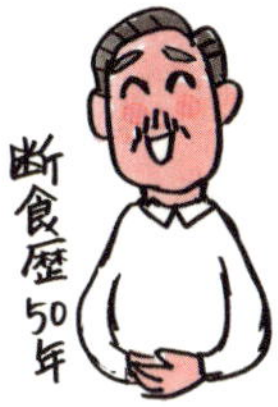
断食歴50年

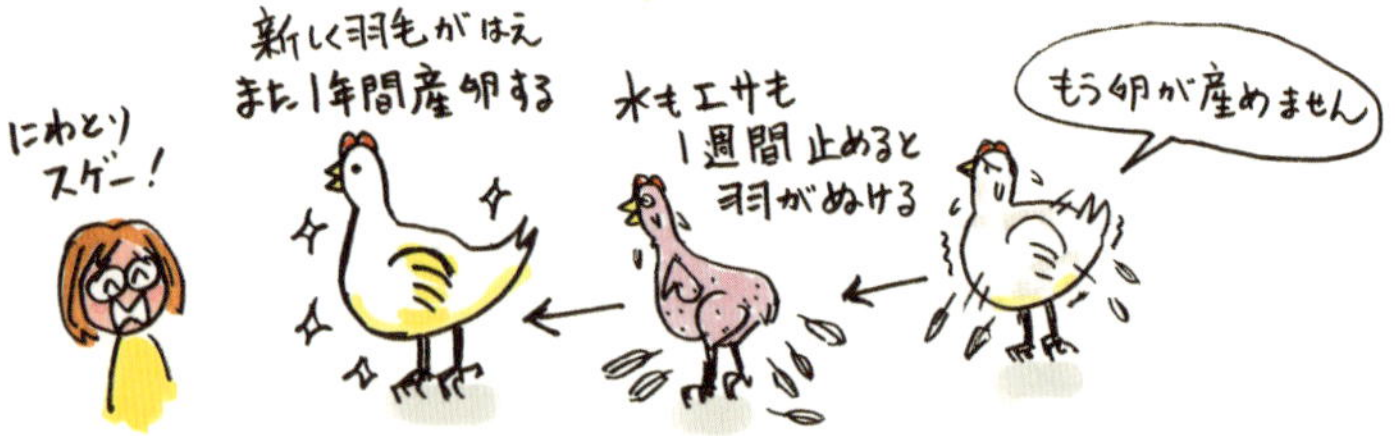
にわとりスゲー！
新しく羽毛がはえまた1年間産卵する
水もエサも1週間止めると羽がぬける
もう卵が産めません

という効果があります。

病気療養や体質改善のためには、「三日断食」が取り組みやすいのですが、普通食に戻るまでの回復食の不備によって事故が起きやすくなります。

回復食は「断食」のなかでも、最も注意しなければならないところです。

断食にかけた日時と同じ時間をかけて、次のように、ゆっくりと回復食から普通食に移行します。

・「三日断食」終了後1日目　白米の重湯（米粒が一割以下）を軽く一膳と梅干し1個。これを5時間以上の間隔を空け、日に2〜3回食す

・2日目　米粒が2〜3割入ったお粥を、同じく日に2〜3膳食す（お粥は米から30分以上炊く）

・3日目　白米1：水3ぐらいのやわらかいご飯、味噌汁、半熟卵などの食事を日に2〜3回食す

・4日目　普通食に戻しつつも、量は少なめにしてよく噛む

断食明けの重湯は、達成感と待望感でとても美味しいのです。

ただ、くり返しますが、断食は、一見簡単そうに見えますが、ある面では危険の伴う行為です。

自己流で行わず、必ず、専門知識のある人の指導のもとで行ってください。

8 食欲をコントロールし食事を正すことが「健康寿命」につながる

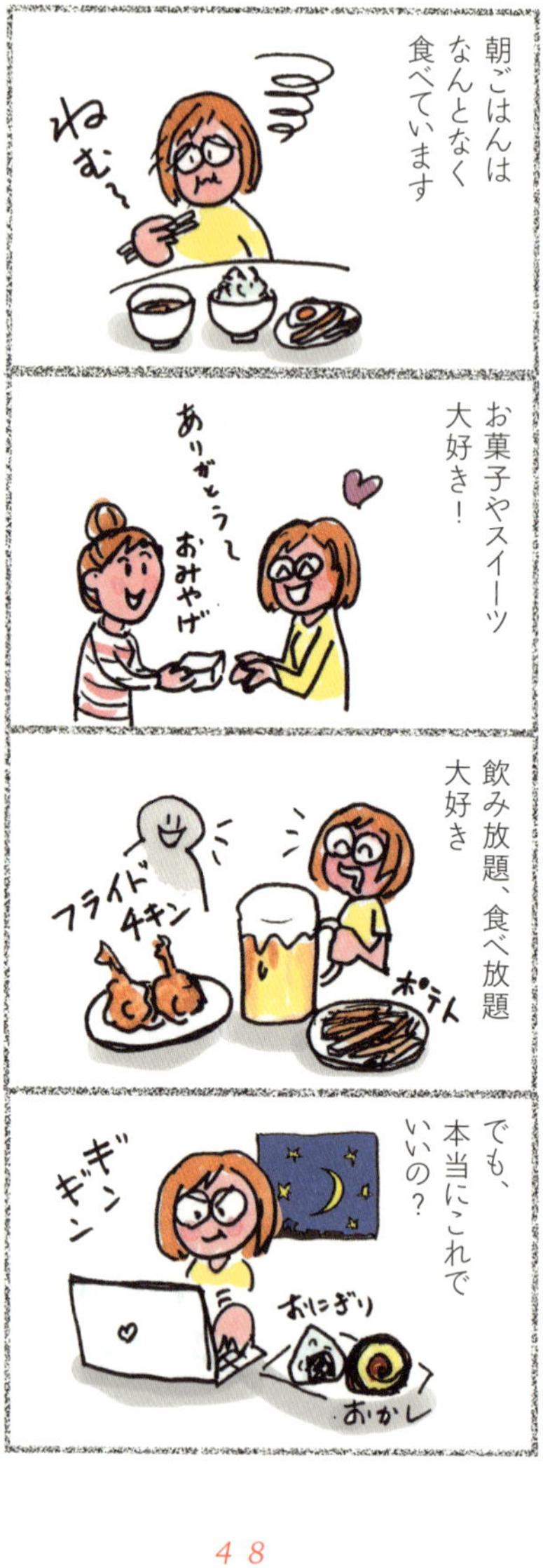
朝ごはんはなんとなく食べています
ねむ〜
お菓子やスイーツ大好き!
ありがとう
おみやげ
飲み放題、食べ放題大好き
フライドチキン
ポテト
でも、本当にこれでいいの?
ギンギン
おにぎり
おかし

「食べること」とは、「死に近づくこと」

前項にもつながることですが、この章の最後に、食べることについて、もう一度考えてみてほしいと思います。

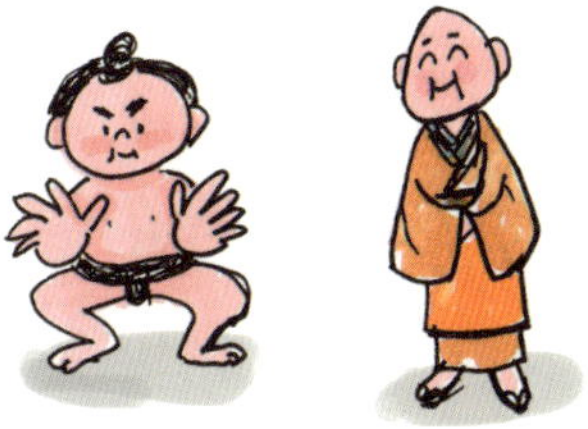

私が20代の頃、「宗派の管長の秘書」として、お寺で5年余り過ごしたことをお伝えしましたね。

その際、高僧、名僧といわれる方々とお会いする機会に多々恵まれたのですが、どの方もみな、「健康、長寿、才気、冷静」を兼ね備えていらっしゃいました。

また、そのような方たちは若い頃から、朝は「お粥」、昼はなし、夕食は「一汁一菜」という1日2食の粗食です。その食事で、夜明けから深夜まで、修行やお勤めなどの激務が続く日々を送っていました。

体はやせていても、病気で寝こむことなどは一切なく、80代、90代でも、皆様、頭脳明晰、生涯現役を貫いておられます。

一方で、大きな体を作るために人の何倍も食べてきたお相撲さんたちの多くが、50代、60代で亡くなられています。

このような僧侶と力士の寿命の長短から考えると、人の生涯の食事の総量はすべて同じ量なのではないかという仮説も成り立ちそうです。

同じ分量を50年で食べきるか、100年かけて食べ終わるかの違いが、その人の寿命である――そう考えると、わかりやすいですね。

つまり、「食べることは生きる絶対条件であると同時に、種の寿命を確実に消費する行為である」ということです。

私たちの体は、長い年月をかけて、生命活動に必要な「酵素」を作りだしています。そして、人の体内酵素の量と、内臓の耐用年数には、限りがあります。

さらに、現代の食品添加物や農薬を分解できる酵素は持っていません。

まさに食べる行為によって、内臓は酷使され、体内酵素は消費されていきます。

これが免疫力を低下させる原因です。

食べることで死に近づき、食べない時間が内臓を蘇らせ、生命を営ませる。

言い換えれば、人間を含めた動物は、生きるために食べ、食べることによって生命を消費していくのです。

このことから、必要なものを必要な感覚で摂ることが、私たちが健康な体で生きるコツと言えるのではないでしょうか。

ですから、ふるさと村の食事は、午前10時に朝ご飯、午後6時に夕ご飯の1日2食です。多食、間食をやめ、食事と食事の間を最低でも7時間は空けます。

「空腹」は、内臓を十分に休ませ、いたわり、また新陳代謝を活性化します。

基本の食事を毎食徹底することで、体の自然治癒力を呼び覚まします。

こうして必然的に、基礎体力が向上し、免疫力もアップしていくのです。

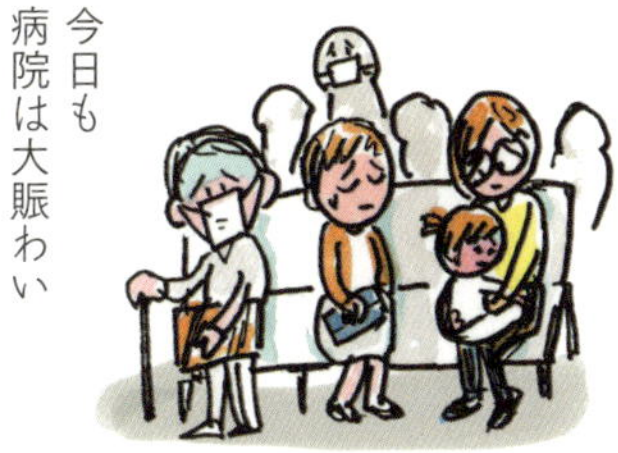
今日も
病院は大賑わい

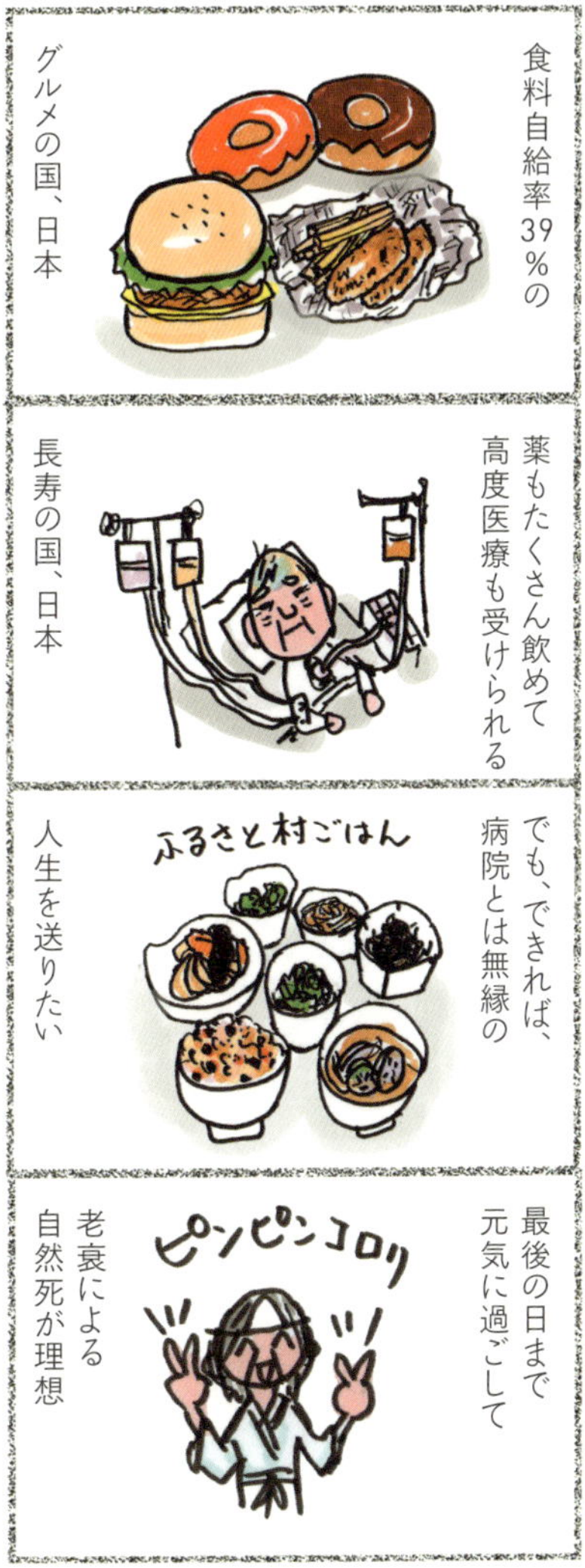
食料自給率39％の
グルメの国、日本
薬もたくさん飲めて
高度医療も受けられる
長寿の国、日本
でも、できれば、
病院とは無縁の
人生を送りたい
ふるさと村ごはん
最後の日まで
元気に過ごして
老衰による
自然死が理想
ピンピンコロリ

「死」は本来穏やかなもの

70年以上も前、子ども時代の私は千葉県成田市の田舎町で生活していました。そこでは、ご近所でどなたかが危篤状態になると、「○○町の△△さんが、亡くなりそうだから……」と声がかかって、大人も子どももその家に集まりました。そうして、家族や親しい人に見守られながら迎える、静かな臨終。

その多くは、決して苦しみの末の最期ではありませんでした。みな、〝自然死〟なのです。

「死は怖いものでも、痛いものでもない」――子どもも心にも、そう感じたものでした。

野生の動物たちは、〝種〟に与えられた寿命を精いっぱい生き、生命の終わりを悟ると、死に場所を求めて、人目につかない場所で〝最期のとき〟を迎えます。交通事故などの不慮のアクシデントで死んでしまうケースを除き、不思議なことに、野生動物の死骸は、森の中でも誰も見ることはありません。

いつしかおじいさん犬になっていた、ふるさと村の「ちゃんこ」も、ある朝、突然行方不明になりました。あたり一帯を捜し回り、呼びかけても、ちゃんこの気配すらなく、夜になってもちゃんこは帰ってきませんでした。翌朝からは、付近の山間《やまあい》まで、ご近所さんにもたずねてまわりながら、何日か捜し続けました。しかしついに、ちゃんこの姿を見ることは、ありませんでした。

ちゃんこが私たちのもとから忽然《こつぜん》と姿を消したのは、自らの死を悟ってのことだったのでしょう。飼われていたとはいえ、最期まで、野生を失うことはなかったのです。

「お医者様に、脈をとってもらったことがない」

これが、生涯、病気や認知症などとは無縁だった祖母の自慢でした。その祖母は、92歳のとき、家族と夕食を共にし、明日の話をし、いつものように床につき、そうして翌朝、家族が気づいたときにはすでにあちらに逝っていた……という見事な大往生でした。

私は、こういった祖母の生涯と、修行僧の粗食・少食に対照的なおすもうさんの短命から、自然にかなった「少食・粗食」が長寿、健康を守る原則と信じ、実践してきました。

穏やかな最期を迎えたい——多くの人がそう望んでいると思います。

穏やかな死は、健康に長寿を全うさえすれば誰にでも与えられるはずの、天からのごほうびなのです。

Column.1

アメリカ発「伝統的日本食のススメ」～マクガバン・レポート～

1970年代、アメリカは、心臓病だけでも、経済がパンクしそうなほど医療費が増大していました。1975年、大統領は、マクガバンに命じ、「慢性病と食事との関係」について世界的な健康調査を行いました。国境を超え、時間をさかのぼり、巨額の費用をかけ5000ページにもわたる「マクガバン・レポート」が完成しました。

ここには、「最も理想的な食事は、元禄時代以前の日本人の食事」、つまり、「精白しない穀類を主食とし、季節の野菜や海藻類、それに小さな魚介類を摂ること」と明言されていました。

アメリカ人の食生活については、「諸々の慢性病は肉食中心の誤った食生活がもたらした食原病で、薬では治らない」とし、大量の脂肪砂糖

アメリカでは1960年代後半から、生活習慣病の増大により国民の医療費が膨れあがっていました。死亡原因1位が心臓病、2位はガン。それも働き盛りがバタバタと倒れていくという状況。政府は、巨額の予算を、ガンの死亡率半減を目指した事業に投入し、主に治療技術の改善などに取り組みます。しかし効果は上がらず、ガン患者は年々増え続けるばかり。その後、治療ではなく予防を重視した対策へ方向転換が図られるようになったのです。

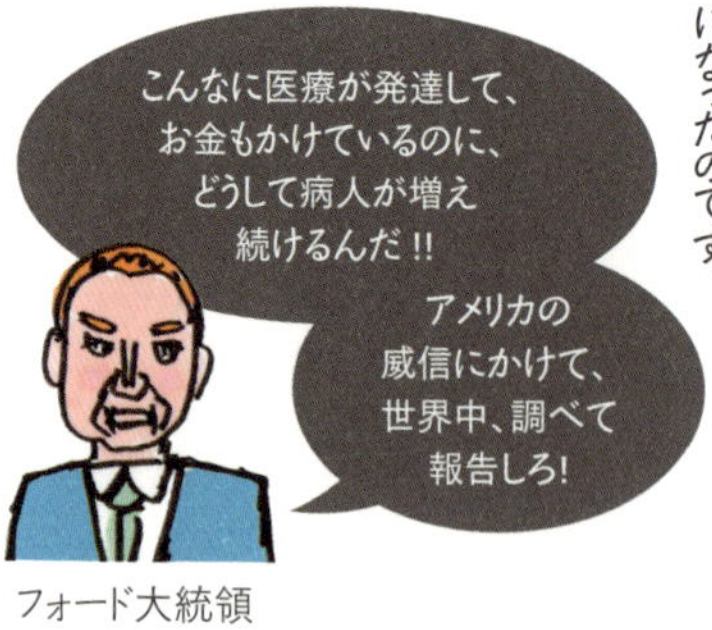
こんなに医療が発達して、お金もかけているのに、どうして病人が増え続けるんだ!!
アメリカの威信にかけて、世界中、調べて報告しろ!

フォード大統領

食塩が、心臓病、ガン、脳卒中などの命を奪う病気に直結していることを指摘しました。「大昔の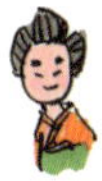日本食が、世界中で最も健康的な食事」とは、日本人もびっくりですね。しかし、戦後アメリカの指導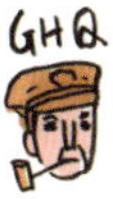
GHQ
により、洋食化が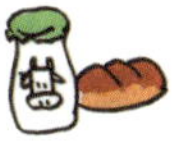進んでいた日本では、和食を特に見直すということもなく、また経済成長期だったこともあり、脂肪と糖分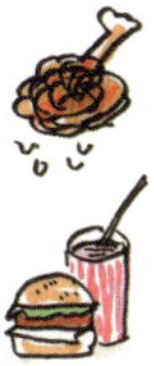を多く摂取するスタイルに。現在も、国民の健康より、アメリカの農産物畜産物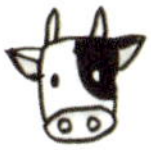をどんどん輸入してほしいアメリカの策略に、日本は乗り続けています。ちなみに、追跡調査のような「第二のマクガバン報告」も存在します。「肉食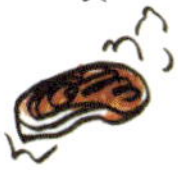がガンを誘発する」という記述があったために、ある圧力で無視され、マクガバン本人も、「畜産業界」や「食品業界」「医学会」などの団体から非難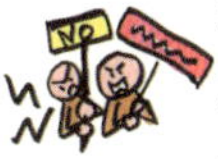
NO
を受け、翌年の「大統領候補選」で落選しました。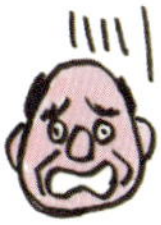

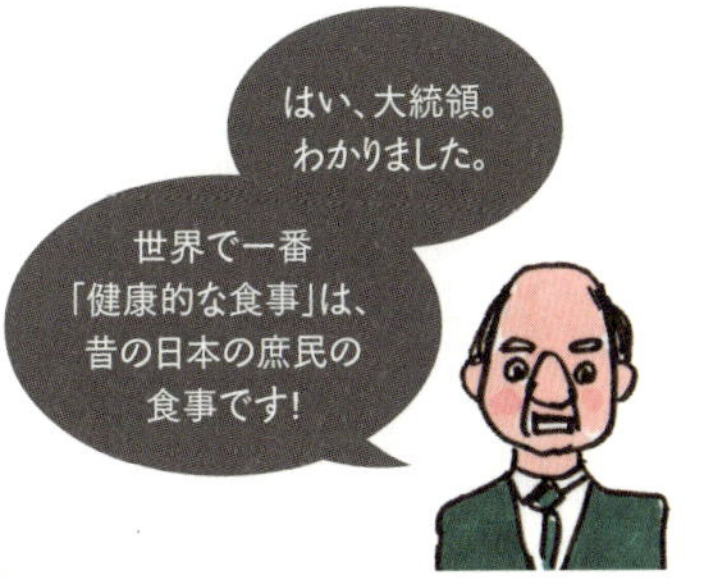
はい、大統領。
わかりました。
世界で一番
「健康的な食事」は、
昔の日本の庶民の
食事です!
マクガバン上院議員

マクガバン・レポートは、病気が病原菌によってのみ起きるのではなく食事や栄養の摂り方のゆがみによって起きることを公の場で明らかにした初めての公式文書といわれています。これをきっかけに、欧米では「日本食＝健康食」といったイメージが広がり日本食ブームが起こりました。

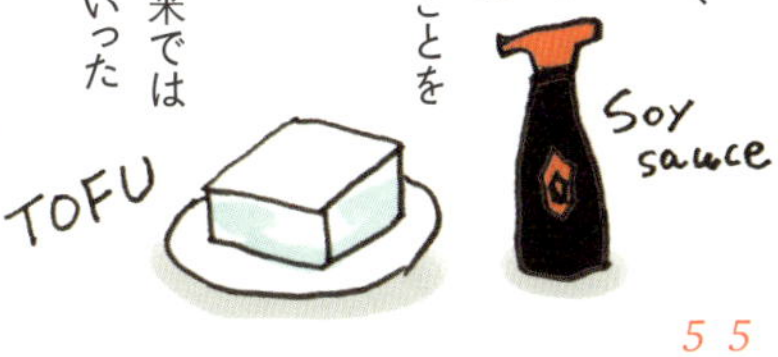
TOFU
Soy sauce

Column.2

若返りのスイッチ「サーチュイン遺伝子」

人間 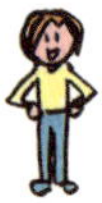 だけでなく、生き物 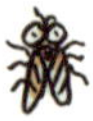 はすべて、通称「若返り遺伝子」と呼ばれる「サーチュイン遺伝子」を持っています。もっともこのサーチュイン遺伝子、普段は眠っていて 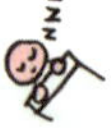 活動してくれません。なぜならサーチュイン遺伝子は、飢えと寒さで 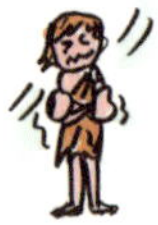 生命の危機に直面したときにだけ、発動 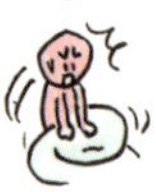 する、まさに、"危機管理レスキュー遺伝子"だからです。お腹が満たされ、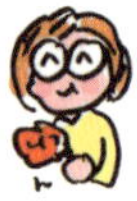 寒さも感じず、ぬくぬくした体の中では、「サーチュイン遺伝子」はずーっと眠ったまま。

「空腹状態」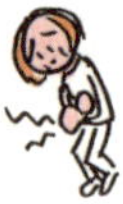 になってはじめて、サーチュイン遺伝子は「大変だ、大急ぎで若返って、1匹でも多く獲物を捕ってきてもらわねば」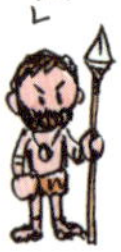 とか「大変だ、年取ってのんびりしているヒマはない、大急ぎで、オスを発情 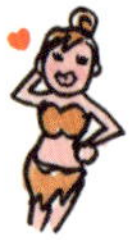 させ、子どもができるくらい若返って、1人でも多く子孫 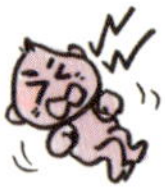 を残してもらわねば」

「サーチュイン遺伝子」を目覚めさせる最も手っ取り早い方法は、「飢え」を感じること。1日1回、空腹になるまで食事を摂らない、また、満腹まで食べない、つまり昔から言われている「腹八分目」が、長生きのコツです。逆に言えば、「食べ過ぎは老化のもと」ということ。

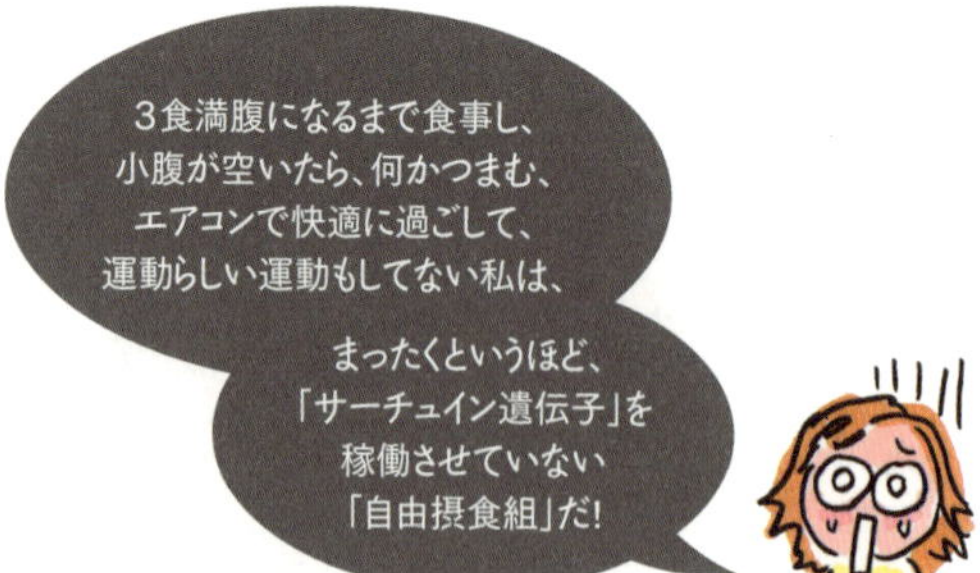
3食満腹になるまで食事し、小腹が空いたら、何かつまむ、エアコンで快適に過ごして、運動らしい運動もしてない私は、
まったくというほど、「サーチュイン遺伝子」を稼働させていない「自由摂食組」だ!

などと、にわかに色めきだって活動し始めるのです。アメリカのウィスコンシン大学では、「サーチュイン遺伝子」について、こんな研究

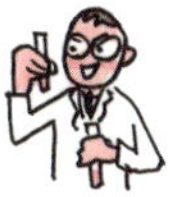

が行われています。

ヒトに近い霊長類であるアカゲザル

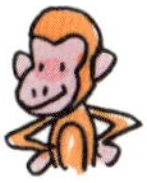

を、自由にエサが食べられるグループ

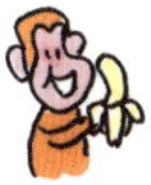

と、食事制限をするグループ

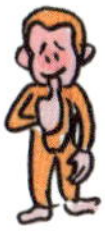

の2つに分けます。すると——

自由摂食のサルたちは、老化

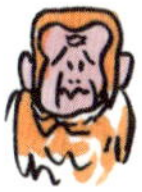

も早く、若いときから加齢による病気が増加し始めます。食事制限されたサルたちは、毛並みのつやも良く、若々しく、運動能力

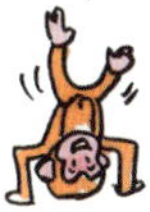

もあり、さらに脳の機能も若いのです。生存率では、食事制限組で約70%生きているのに対し、食事自由組では約20%という数字が出ています。

この実験によるサルたちの違いについては、インターネットの動画サイト

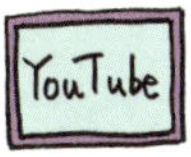

でも見られます。「サーチュイン遺伝子」は、自分の体の内なる「若返りスイッチ」。副作用も、特別な薬も、もちろんお金

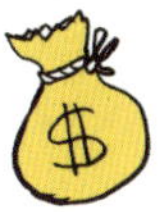

もかかりません。

こんなスグレモノを使わないでいるのは「宝の持ち腐れ」というものです。

人間は、何百万年もの間、飢えや寒さと闘っていました。たまにしか捕れない獲物は、まさに生死を分ける大切な食べ物でした。手に入れた食料は、保存技術が発達していなかった時代、食べられるときに思い切り食べるしかありませんでした。人の体は、食料を効率よくエネルギーに変え、余った栄養は皮下脂肪として蓄え、いつ来るかわからない寒さと飢えに備えるという、究極の〝省エネ体質〟に進化していきました。そのおかげで、氷河期でも生き延びられたといえます。その後、比較的安定して食料を食べられるようになったのは、稲作や小麦などの農耕を行うようになった、わずか1万年前からです。さらにお腹いっぱい食べられるようになったのは、せいぜい100年前くらいかもしれません。

第2章

本来の「体の力」を目覚めさせる正しい食べ物とは？

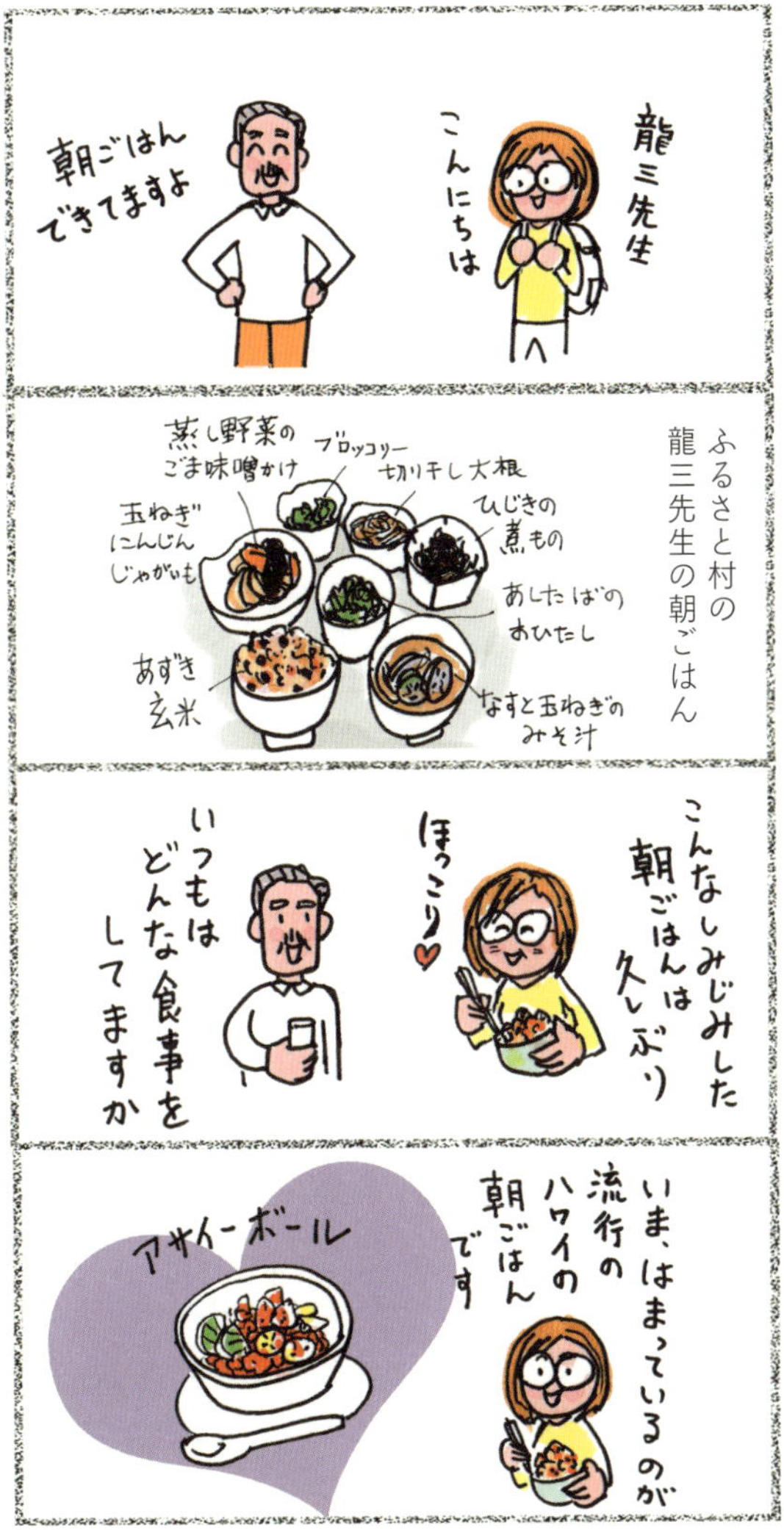
龍三先生
こんにちは
朝ごはん
できてますよ
ふるさと村の
龍三先生の朝ごはん
蒸し野菜の
ごま味噌かけ
ブロッコリー
切り干し大根
ひじきの
煮もの
玉ねぎ
にんじん
じゃがいも
あしたばの
おひたし
あずき
玄米
なすと玉ねぎの
みそ汁
こんなしみじみした
朝ごはんは
久しぶり
ほっこり
いつもは
どんな食事を
してますか
いま、はまっているのが
流行の
ハワイの
朝ごはん
です
アサイーボール

9

ふるさと村の主食は活きた生命の米、「玄米」

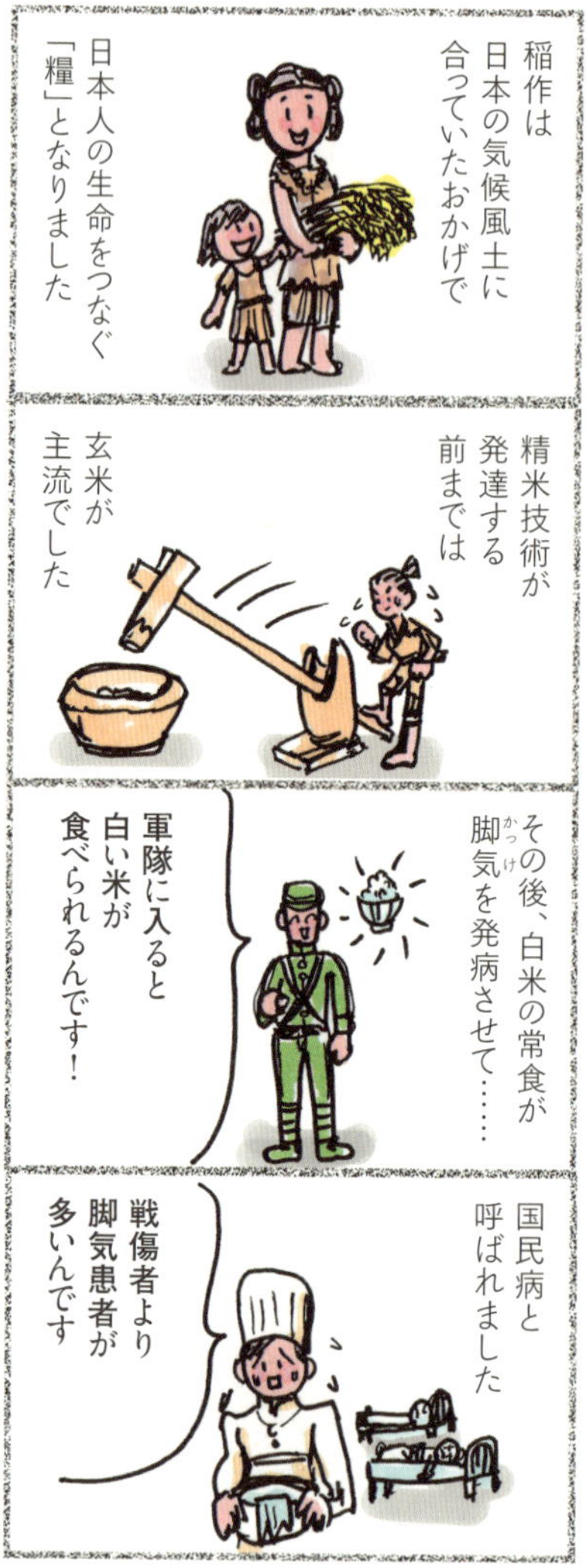
稲作は日本の気候風土に合っていたおかげで
日本人の生命をつなぐ「糧」となりました
精米技術が発達する前までは
玄米が主流でした
その後、白米の常食が脚気《かっけ》を発病させて……
軍隊に入ると白い米が食べられるんです！
国民病と呼ばれました
戦傷者より脚気患者が多いんです

玄米のエネルギーをいただく

ふるさと村の食養の基本は、玄米ご飯と味噌汁、梅干し、漬け物が基本です。これに旬の野菜、海藻、まるごと食べられる魚介類を加えます。

また調味料も非常に大切です。昔ながらの製法のものを選びます。第2章では、これらを一つひとつご紹介していきますが、まずは、すべての基本となる「米」からお伝えしていきましょう。

日本人にとって、米ほど重要な食べ物はありません。その「米」といえば、「白米」だと思っている人も多いかもしれませんが、本来は、「米」といえば、「玄米」のこと。

白米は水に浸すと、何日かで腐ります。

一方玄米は水に浸すと何日かで発芽します。つまり玄米は「活きた米」だということです。

かつて毎年1〜2万人もの死亡者を出し、「国民病」とまでいわれていた脚気。その原因については、戦前、大激論の末、「精製された白米食によるビタミンB_1不足」という結論が出されました。その流れで、玄米や七分づき米、胚芽米を普及させようという動きも出てきました。

ところが戦後、政府はなぜか、白米を法定米としました。

そうしてビタミン不足に対しては、副食を多く摂ることを推奨。つまり副食からビタミン類を補強させ、それで帳尻を合わせようとしたのです。その後の「毎日30品目の食品を食べましょう」という栄養指導にも、そのムダに首をかしげた

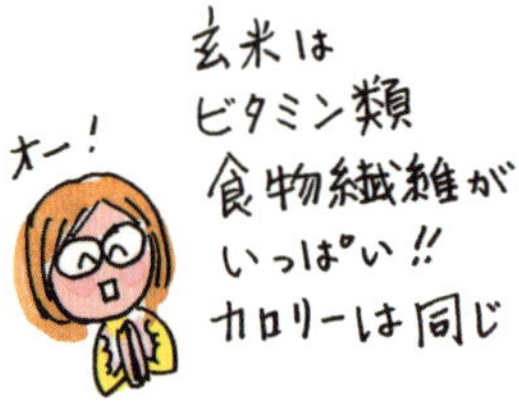
オー！
玄米は
ビタミン類
食物繊維が
いっぱい!!
カロリーは同じ

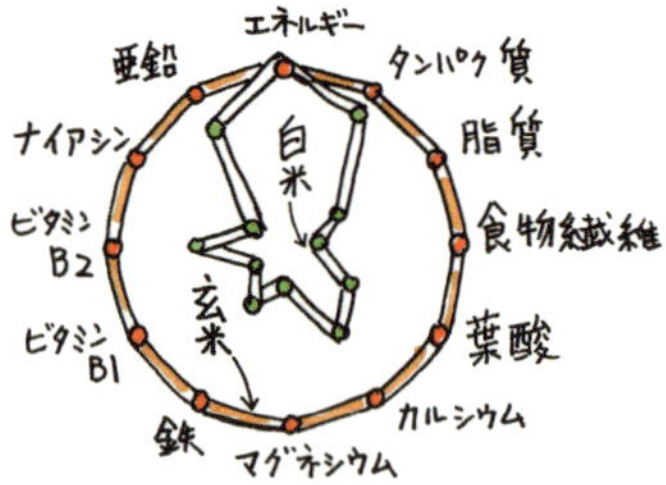

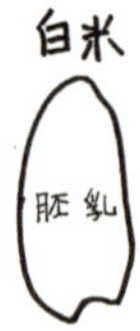

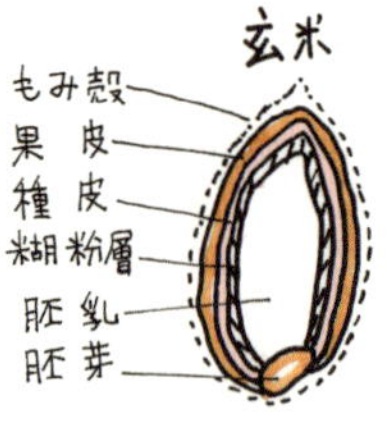

くなります。

玄米は、米の外側のもみがらを取った状態で、また精白されていない状態のぬかや胚芽がついた米です。

その玄米から、ぬかを取り除き、胚芽を取り除き、デンプン質を残して丸裸にしたのが、「白米」です。

玄米に比べて白米は、繊維質やビタミン、脂も少なく、それゆえ白米を食べるときにはたくさんのおかずが欲しくなるというのも、自然の流れといえます。よく噛まなくても飲み込めてしまうため、必要以上に食べ過ぎてしまいがちです。

ふるさと村での食事は、村でつくった無農薬の玄米に、浄血作用の強いあずきを加え、栄養と美味しさを兼ね備えた「無農薬のあずき玄米」が定番です。このあずき玄米に「黒ごま塩」をかけてめしあがってもらいます（「もっちりあずき玄米」の炊き方と、「黒ごま塩」のつくり方は64、65ページ参照）。

古来農村では田植・麦刈などの疲れる作業のあとの節気にあずき粥を食べて疲労回復をしていました。あずきにはビタミンB_1、B_2の含有が明らかにされています。また、「あずきは血液サラサラの浄血剤」という私の師匠・沼田博士の言もあります。

一方、ごまは栄養もミネラルも高い食品で、例えば玄米と比べてタンパク質が約3倍、脂質20倍、カルシウムは100倍を超えています。ミネラルにおいてはカリウム5倍強、亜鉛3倍、鉄4・7倍、ほかにビタミンB_1、B_2などが含まれています。

ただし、玄米に比べて白米がいい点は、消化がよいことです。
よく噛まないで玄米を食べるのであれば、白米を食べるほうがよいくらいだと、私は療養に来るお客さんたちによく言っているほどです。

玄米は栄養豊富ですが消化が悪いため、よく噛まなければ、消化されずにそのままの形で体の中から出てしまいます。

とにかく最低30回は噛む。これが大切です。

また、農薬がぬかの部分に残留してしまうことがあるので、無農薬、または減農薬栽培の玄米を選ぶことです。もっとも、玄米は化学物質を体外に出す作用も強いので、必要以上に気にしすぎることもないでしょう。

ところで、米ヘンに「白」を書くと「粕《かす》」。では、米ヘンに健康の「康」という字を書くと――「糠《ぬか》」ですね。「糠の部分を食べると健康になる」ということを、漢字を作った人は体験則から知っていたのかもしれません。

ふるさと村直伝
〈「もっちりあずき玄米」の炊き方〉

玄米は洗ってザルに入れ、30分以上おく

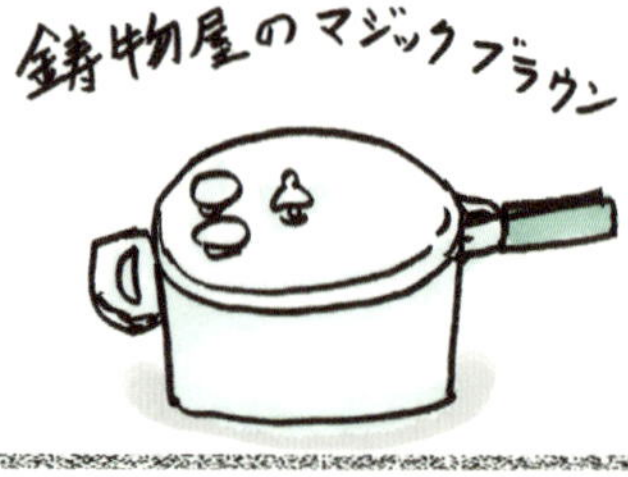
鋳物屋のマジックブラウン

ふるさと村では内釜式圧力鍋を使用

外釜に水2カップの水を入れて内釜をセット

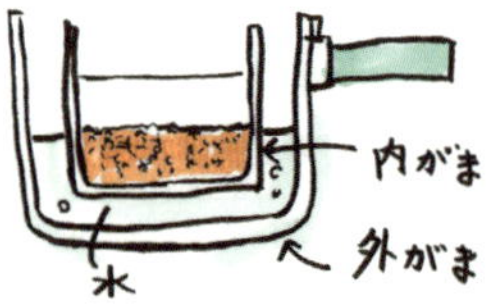

内釜には、塩をひとつまみ加え、玄米1カップにつき水1・2カップが標準(あずきなどを加えた場合、玄米と同じ扱い)

フタをして強火にし、数分後、蒸気が噴出約2分、そのまま強火で、その後弱火にして25～30分炊く

重りがゆっくりゆらゆら動く状態

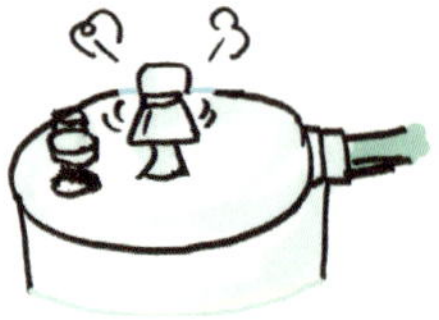

火を止め5分後に蒸気を抜く15分そのまま蒸らしてできあがり

もっちり玄米ごはん

焦げつく心配もなくもっちりとした美味しい玄米ご飯が炊きあがりますよ

ふるさと村で使っている内釜式圧力鍋は「マジックブラウン」。かつて「平和なべ」という名前でした。鍋の癖、火加減、季節によって炊きあがりが異なります。

「あずき玄米」のお供
〈「自然塩」で作る「黒ごま塩」〉

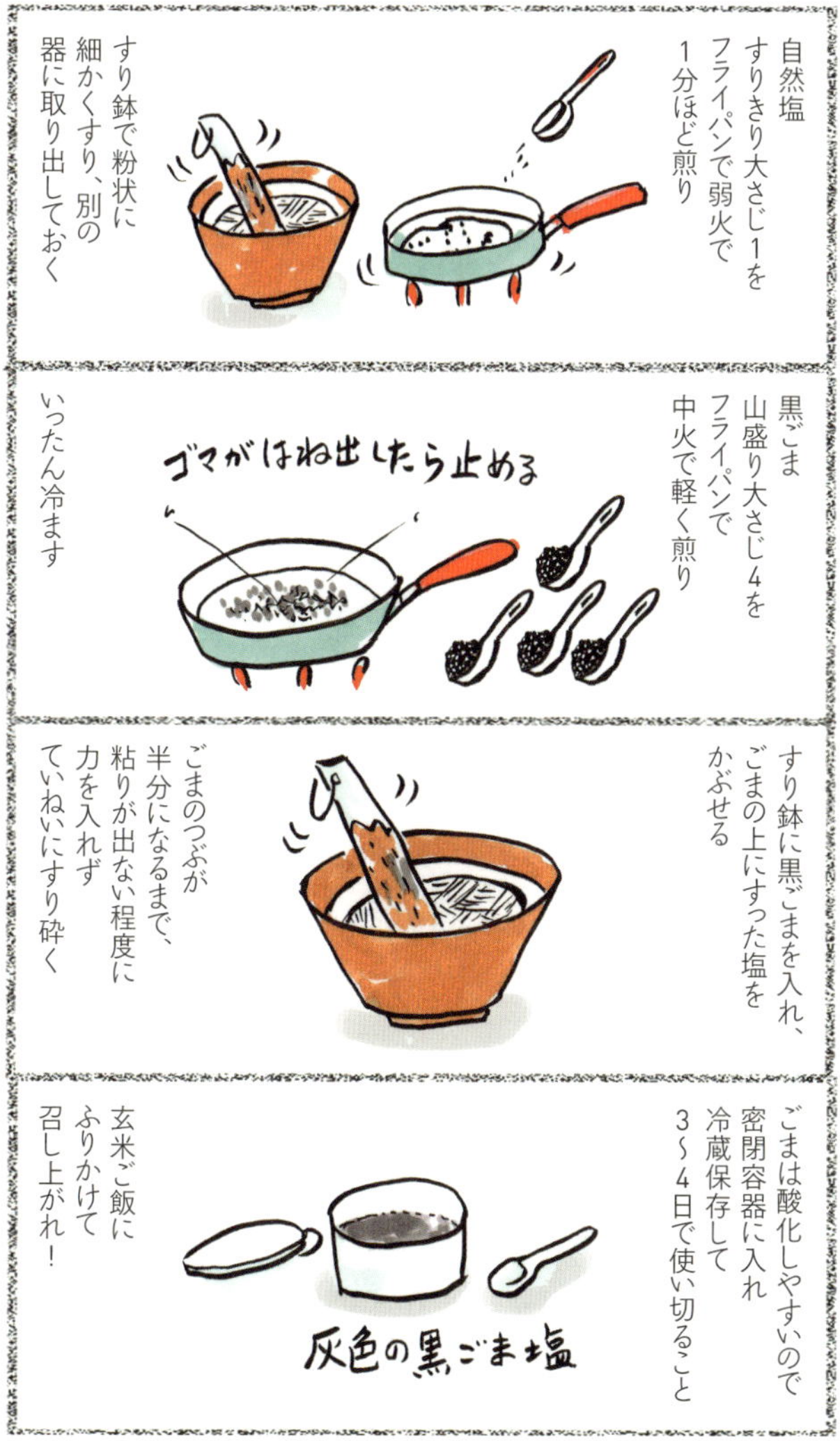
自然塩
すりきり大さじ1を
フライパンで弱火で
1分ほど煎り
すり鉢で粉状に
細かくすり、別の
器に取り出しておく
黒ごま
山盛り大さじ4を
フライパンで
中火で軽く煎り
ゴマがはね出したら止める
いったん冷ます
すり鉢に黒ごまを入れ、
ごまの上にすった塩を
かぶせる
ごまのつぶが
半分になるまで、
粘りが出ない程度に
力を入れず
ていねいにすり砕く
ごまは酸化しやすいので
密閉容器に入れ
冷蔵保存して
3～4日で使い切ること
玄米ご飯に
ふりかけて
召し上がれ！
灰色の黒ごま塩

右記の割合は、黒ごま4：塩1（一般）ですが、年齢、好み、肉体労働か否かなどによって比率は変わります。

10

「塩」は何よりも大事

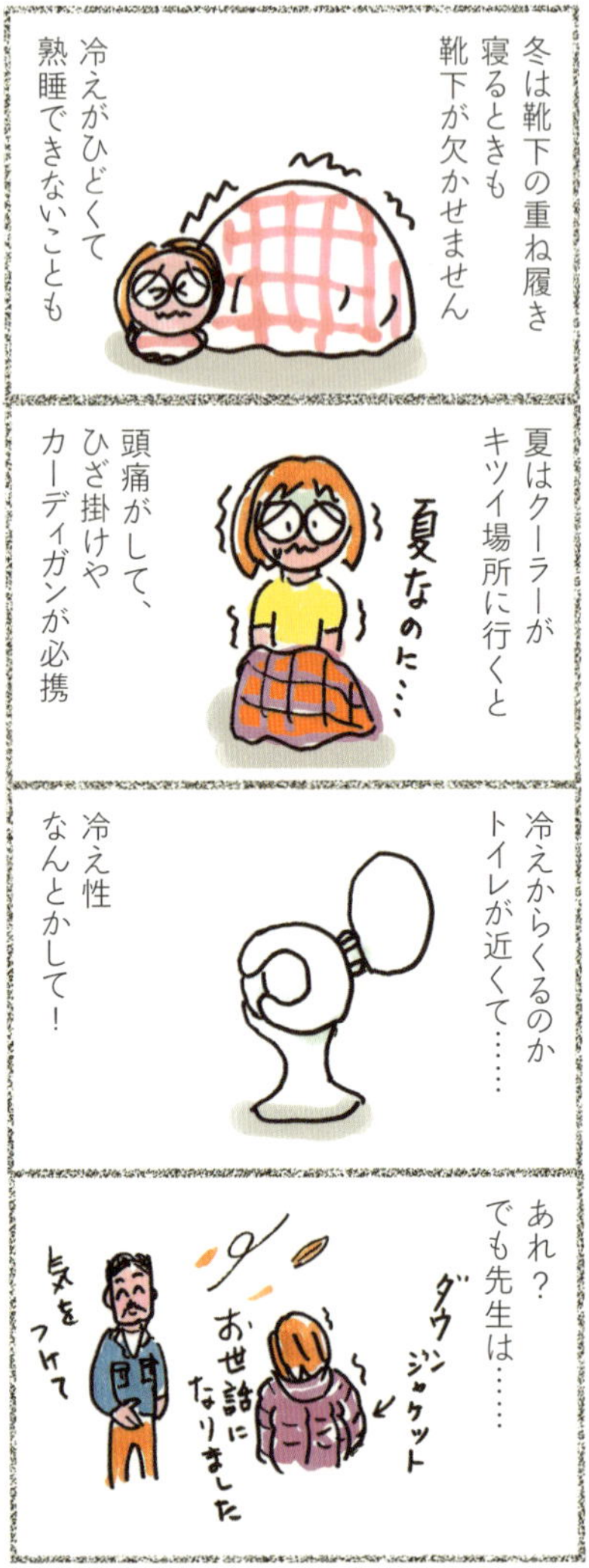

冬は靴下の重ね履き
寝るときも
靴下が欠かせません
冷えがひどくて
熟睡できないことも
夏はクーラーが
キツイ場所に行くと
頭痛がして、
ひざ掛けや
カーディガンが必携
夏なのに…
冷えからくるのか
トイレが近くて……
冷え性
なんとかして！
あれ？
でも先生は……
ダウンジャケット
お世話になりました
気をつけて

間違った減塩信仰が「冷え」を呼び込む

人間が生きていくうえで欠かせないもの。それを私の祖母は、「空気・水・塩」の順で教えてくれました。

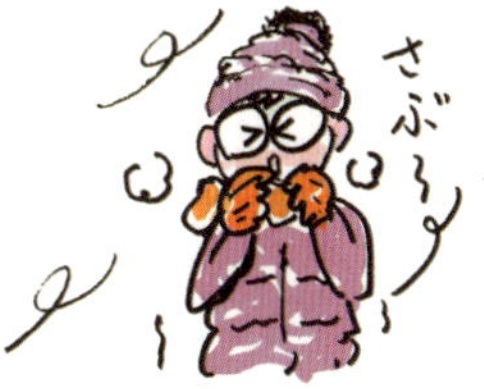

ですから、食養において、「塩」は何よりも大事です。

空気と水は当然としても、「塩」というのは意外に思うかもしれません。

塩は、海から出た人類の生命を支える不可欠な養分であり、体重の０・９％前後必要といわれています。そして、私たちの体から出る水分――涙、汗、鼻水、尿などにはすべて、塩分が含まれています。体の自然な営みによって塩分が体外に出ていくということは、適量の塩分を常に補給しなければならないということです。

それなのに、「塩分の摂り過ぎはよくない」という情報が必要以上にアピールされ、減塩の必要のない健康な人まで塩分を控えてしまっています。

それが、低体温症の人が増えている原因です。

塩分不足で血中塩分濃度が低くなることによって、体温調節機能、ひいては免疫力や自然治癒力の働きも低下します。体温調節がきかなくなればまず、気温の高いときには体温が上昇、低いときには体温が低下します。

こうした間違った減塩信仰に加えて、運動不足だったり、お菓子やジュースなどから砂糖を摂り過ぎたり、冬場に体を冷やす夏野菜を食べたり、入浴をシャワーだけですませたりすることが、私たち日本人の体に「冷え」を呼び込んでいるのです。

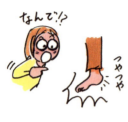

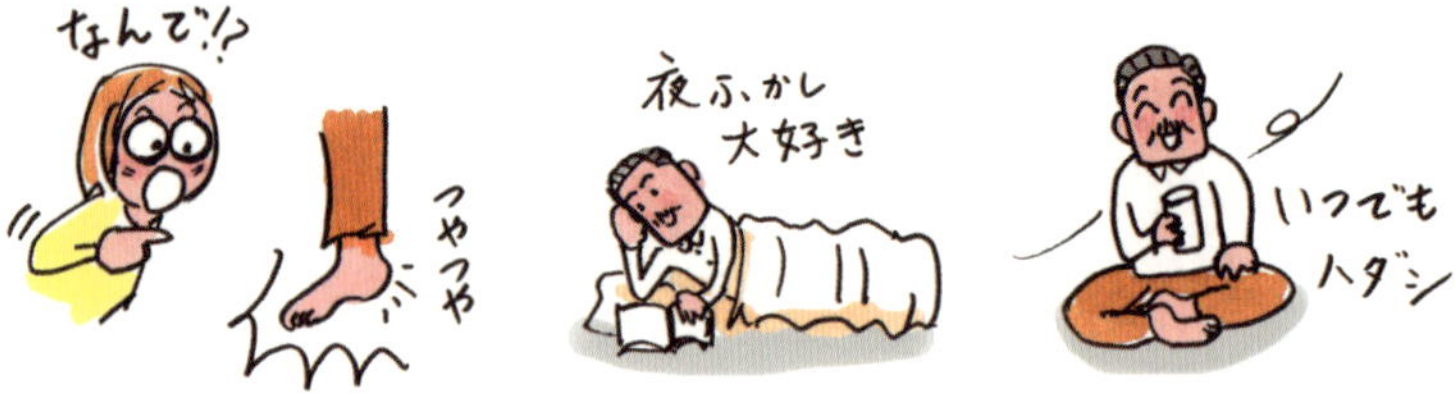

私は春夏秋冬、一年中、裸足で過ごします。もちろん、真冬もです。お客様がいらしたときだけ、礼儀で靴下を履きますが、うっとうしいのですぐ裸足になります。寝るときも、夏掛けの薄い布団だけです。

私は80歳までは1日2食で過ごしてきましたが、今は1日1食にしています。梅干し、味噌汁、漬け物、玄米ごはんが基本、それに季節の野菜、きのこ、海藻が中心の食事です。楽しみとしてビールを毎日飲んでおり、肴《さかな》は、たっぷりしょう油をかけたすりおろしニンニクや、漬け物など。

普通の人より食事の量は少ないですが、塩分は何倍も摂っていると思います。こうしてしっかり摂っている塩分のおかげで、体が冷えないんですね。

「塩」はこのように体を温め、免疫力を高めてくれます。

ただし、覚えておいてほしいのが、野菜食中心の日本人は野菜の持つ多量のカリウムが余分な塩分を排出してくれますが、カリウム不足の肉食民族には塩分過多（蓄積）は要注意です。

このことからも、日本人本来の菜食ではない肉食においてのみ、塩の摂り過ぎが問題視されるということがわかります。

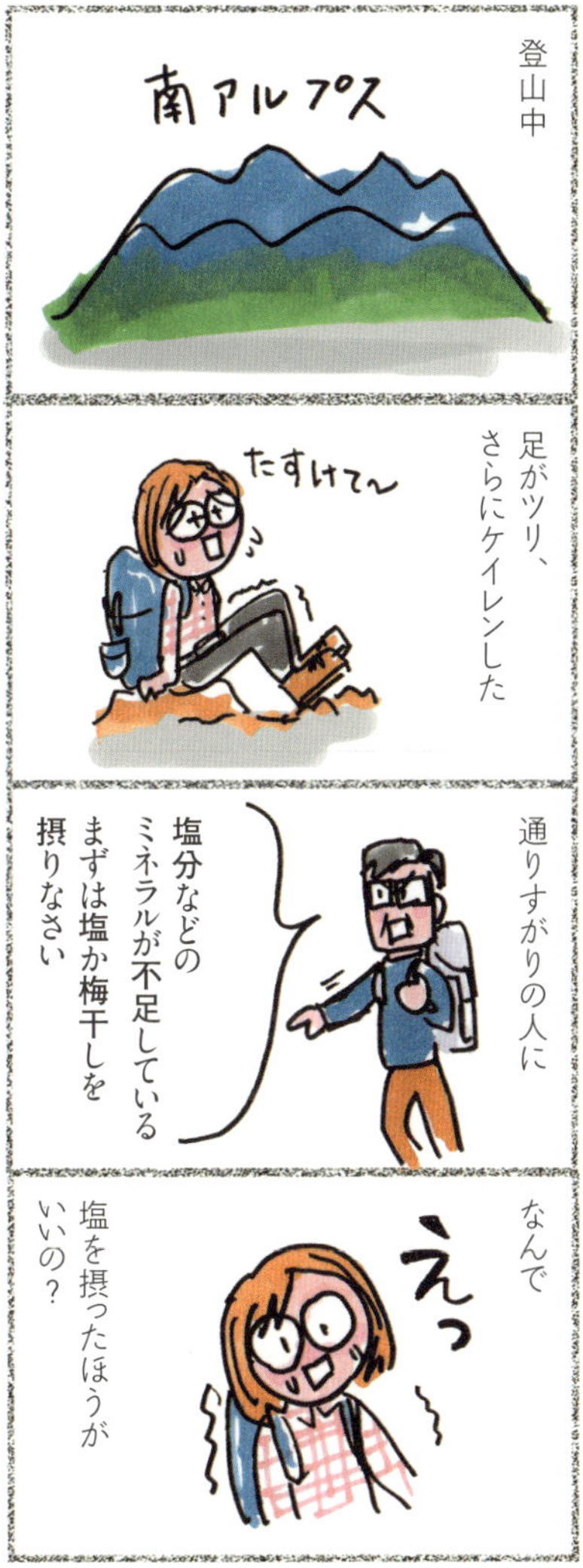
登山中
南アルプス
足がツリ、
さらにケイレンした
たすけて〜
通りすがりの人に
塩分などの
ミネラルが不足している
まずは塩か梅干しを
摂りなさい
なんで
塩を摂ったほうが
いいの？
えっ

塩分不足は「熱中症」のモト

地球規模の温暖化のあおりで、夏は「猛暑」「酷暑」が当たり前になってしまった日本列島。「熱中症」の発生件数もうなぎのぼりで、救急搬送の患者数はもはや年間数万人規模となっています。

こうした熱中症増加の背景にも、日本人の「塩分の摂取不足」があります。

今は何かというと「減塩、減塩」と、かまびすしくいわれるために、塩が悪者になり、必要以上に塩分を控えている人も少なくありません。

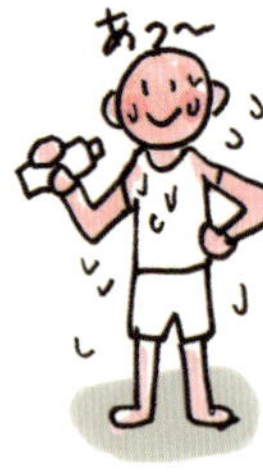

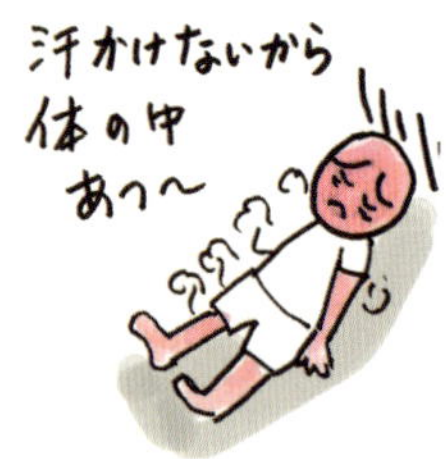

しかし、前述のように、塩分は発汗作用と体温調節に不可欠です。

「高齢者は特に汗をかきにくく、のどがかわかないので、のどがかわく前に水分補給することが大切」と、医師などがよくアドバイスしています。

しかし、これはあまりにも認識不足で、不親切なアドバイスです。

そもそも塩分の血中濃度が薄ければ、水が欲しくないのは当たり前。梅干し入りのしょっぱいおにぎりでも食べれば、たちどころに水が飲みたくなるはずです。

塩分が足りないために水分を十分にとらない、だから汗が出せない。そして汗を出せないから、体温調節ができない、つまり熱が体内に閉じ込められてしまうために、熱けいれんやめまい、脱水症状などを起こす——。

広辞苑で「熱中症」を引いてみると、「高温や多湿の環境下で起こる障害の総称。『ミネラルや塩分不足による』熱けいれん、脱水症状をおこす熱疲労、体温調節機能が失われた熱射病等にわけられ……（以下略）」とあります。

なんと明快な記述。これでみなさんも、納得されたことと思います。

このように、塩分不足で熱中症になるのは、当然の結果なのです。

また、最近は〝汗をかけない〟子どもが急増しています。その原因は、生まれたときから冷房完備の環境で育ってきて、汗腺が十分に発達していないためとい

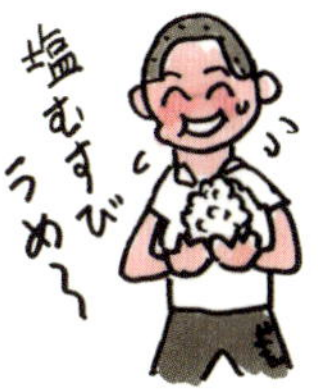

われていますが、塩分不足も大きく影響しているのは確かでしょう。

私の子どもの頃は、もちろんエアコンなどありません。子どもたちは森へ川へと一日中駆けまわって遊び、大人たちは炎天下の土木作業に明け暮れていました。それを支えたのが、しょっぱい梅干しのおにぎりや、おやつに食べる塩べったりのキュウリやトマトなどの季節の野菜でした。

運動量は現代人の10倍で、摂取栄養価は1割にも満たなかった時代、塩をしっかり摂ることで体を支えていたその当時には、「熱中症」などというものはありませんでした。

もっとも、「塩分を多く摂らなくてはいけない」などと、ことさらに意識する必要はありません。みなさん自身が「普通に美味しいと思う塩加減」でいいのです。

ただし塩は選んでください。

工業的に製造された、塩化ナトリウム純度が高い「精製塩」――雨の日でもべとつかず、サラサラしているような白い塩は、いけません。

ふるさと村では昔ながらの「塩田式製塩法の塩」を使っています。

11

じっくり熟成され、国産丸大豆で造られた本物の「しょう油」を摂る

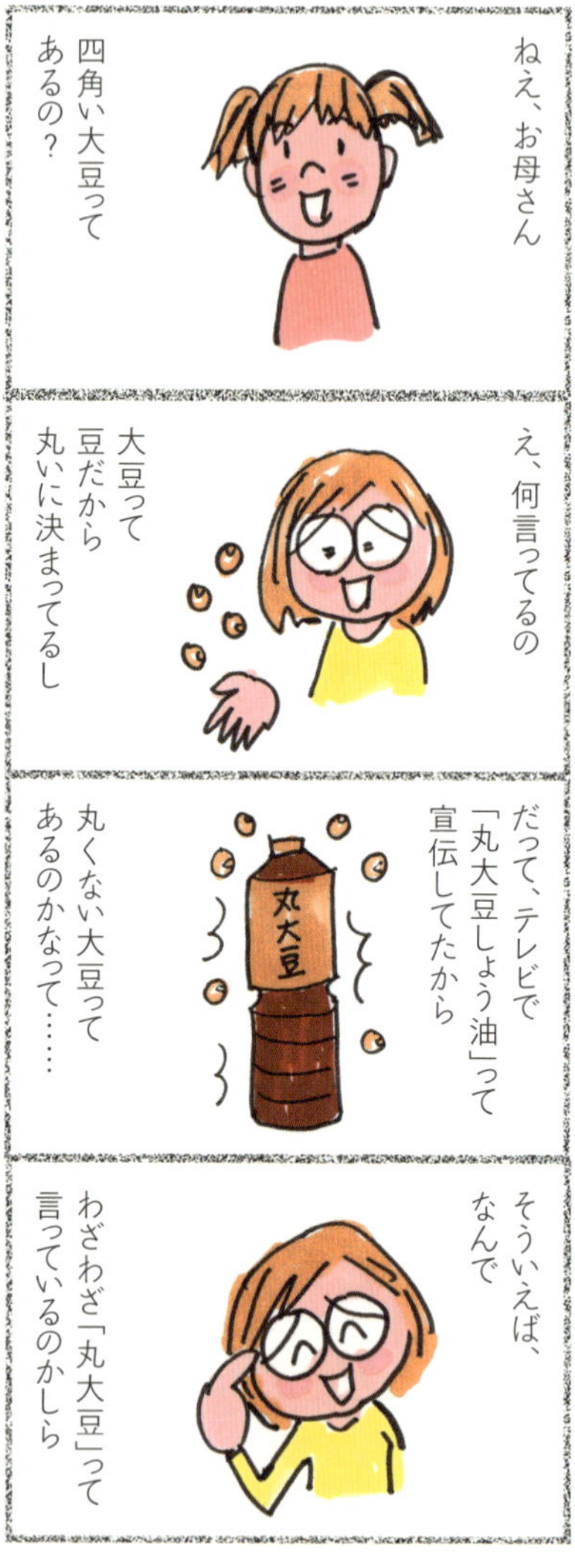
ねえ、お母さん
四角い大豆ってあるの？
え、何言ってるの
大豆って豆だから丸いに決まってるし
だって、テレビで「丸大豆しょう油」って宣伝してたから
丸大豆
丸くない大豆ってあるのかなって……
そういえば、なんで
わざわざ「丸大豆」って言っているのかしら

酵素に富み、調味料として欠かせない「しょう油」の現実

ふるさと村の食事で欠かせない調味料の一つである「しょう油」。旬の野菜をゆでて、そのうえにさっとかけて食べてもらうことも多い。

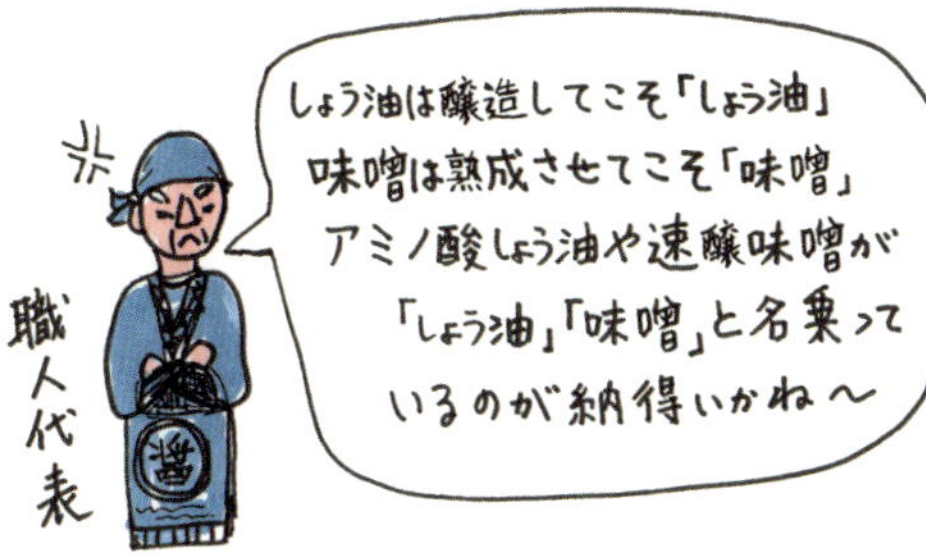
しょう油は醸造してこそ「しょう油」
味噌は熟成させてこそ「味噌」
アミノ酸しょう油や速醸味噌が
「しょう油」「味噌」と名乗って
いるのが納得いかねぇ〜
職人代表

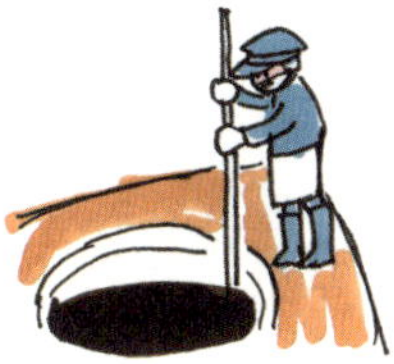

しょう油は酵素を摂ることができるすばらしい調味料で、日本人にとっても、食養の観点からも欠かせない存在だけれど、悲しいことに、今売られているしょう油がすべてすばらしいとは言えないのが現実です。

本来、しょう油の原料は、「大豆、小麦、塩、麹《こうじ》、水」だけで造られます。大豆と小麦に麹菌を加え、麹を作り、この麹に塩水を加えて発酵させて「もろみ」を作ります。伝統的なしょう油造りでは、木の樽で1年以上天然醗酵・熟成をさせ、「もろみ」をしぼったものがしょう油となります。

ふるさと村でも本物の熟成しょう油を造っていたのですが、あまりの労力と年間を通した管理の煩雑さに負けて、今は造るのを止めました。

熟成によって生成された旨味に富み、たくさんの酵素が生きているのが、本物のしょう油です。

ところが、市場に出回っている一般的な安いしょう油の原料は、「丸い大豆」ではありません。大豆から油をしぼった残りカスの、「脱脂加工大豆」が、今どきのしょう油の原料だというから驚きですね。

この脱脂加工大豆を強制的に発酵させると、しょう油は1ヵ月もかからずにできてしまいます。天然発酵・熟成を経ないしょう油は、しょう油本来の旨味に欠けるため、化学調味料や酸味料等の添加物に頼ることになります。

また、脱脂加工大豆をとるために、もともとの大豆から油をしぼる際も、圧搾して油をとるわけではありません。たいていの食用油がそうであるように、大豆の場合も、薬品を使って脂肪を分離させています。

分解させる溶剤は、食品添加物の使用基準として、最終的な食品に残存してはならないことになってはいるけれど、これはあくまで「基準」。溶剤が残存している危険性がゼロであると、断言はできないと思います。


国産丸大豆と小麦を使い、昔ながらの製法で仕込んだ「本物のしょう油」と、大豆カスを強制発酵させた、「大量生産のしょう油」。

市場で売られているしょう油の大多数が脱脂加工大豆を原料としているがゆえに、本来の大豆を原料としているしょう油が、「丸のまま大豆を使いましたよ」とわざわざ「丸大豆」を銘打って売られているというわけです。

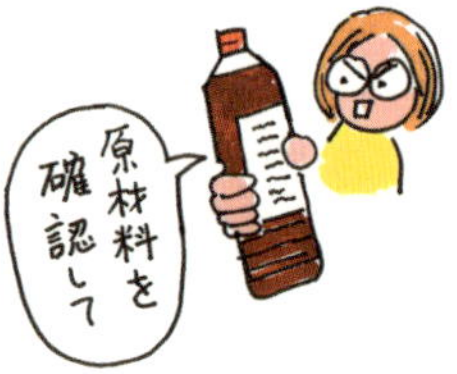

しょう油を買うときは、原材料のラベルを、必ず確認することです。
「脱脂加工大豆」が入っているものは避け、「大豆、小麦、塩（食塩）」とだけあるもの、できれば伝統的な醸造方法でじっくり熟成させて造られたものを選びましょう。

ちなみに、ふるさと村では長いこと次のしょう油を用いています。大豆・小麦国産、天日製塩を使用し、伝統的な製法で造られているしょう油です。

「杉樽仕込　頑固なこだわりしょうゆ」　株式会社ヤマヒサ（香川県小豆郡小豆島町、インターネットにて取り寄せ可）

12

1日1回、天然醸造の味噌でつくる「味噌汁」を

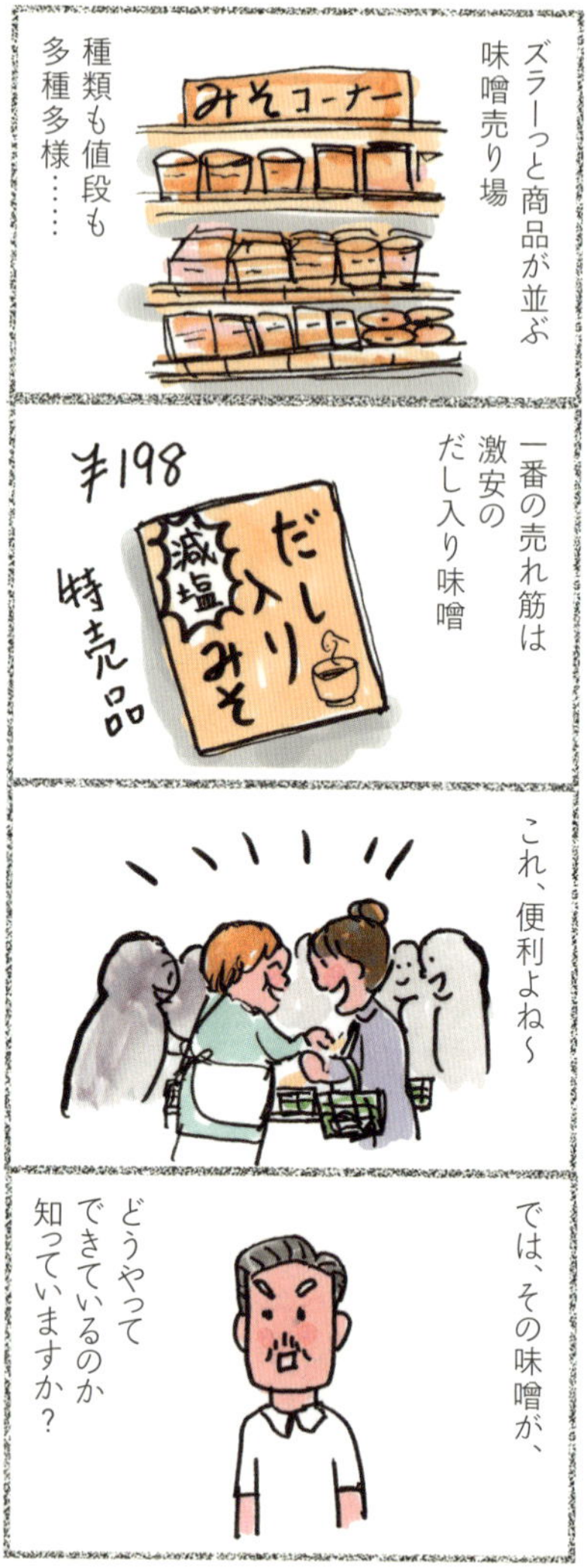
ズラーっと商品が並ぶ味噌売り場
みそコーナー
種類も値段も多種多様……
一番の売れ筋は激安のだし入り味噌
¥198
減塩
だし入りみそ
特売品
これ、便利よね～
では、その味噌が、
どうやってできているのか知っていますか？

「味噌汁」は奇跡のスーパーフード

「味噌汁は朝の毒消し」

「医者に金を払うよりも、味噌屋に払え」

1300年の歴史を持つ「味噌」は熟成に時間のかかる「天然醸造」のものしか、ありませんでした。

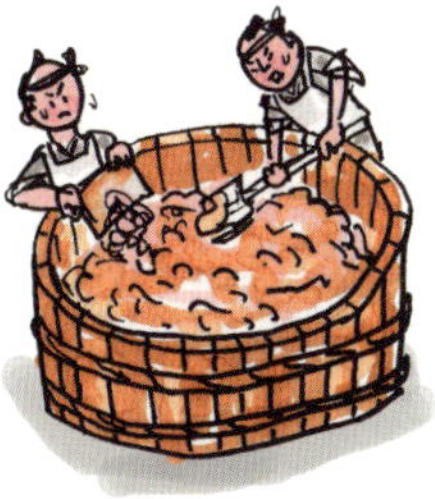

天然醸造の味噌は、四季の移り変わりを経てゆっくりと熟成させます。長期間熟成することにより塩辛さがまろやかで、奥深い味になります。

「味噌汁一杯三里の力」

……などなど、味噌と健康にまつわることわざが多いのも、昔の人は直感的に、味噌が体に良いことがわかっていたからでしょう。

それなのに今や、味噌の消費量は年々減り、40年前の約半分ほどまでに落ち込んでいます。「塩分の取り過ぎ」がとかく問題視されるばかりに、味噌汁も悪者扱いされがちです。それが消費量減少の一因になっているようです。

しかし、確かに塩分の割合は決して少なくない味噌ですが、「味噌汁一杯」には、余計な塩分を体内にため込ませない、不思議にして、けれど科学的にもちゃんと説明のつくマジックが隠されているのです。

まず、味噌に含まれる大豆。そして、味噌汁に入れる豆腐や野菜、わかめなどの海藻類。これらには、「カリウム」というミネラルが豊富に含まれています。68ページでもお伝えした通り、このカリウムは、体内の余分な塩分（ナトリウム）が尿とともに体外に排泄されるのを促す働きがあります。

このような具材がたくさん入った味噌汁なら、味噌の塩分もうまい具合に体外に排出されてしまうので、仮に塩分摂り過ぎになっていたとしても、心配ご無用というわけです。

味噌は、しょう油と並ぶ、日本の民族食を代表する逸品です。「味噌汁」を、1日1回は食すことをおすすめします。

世界にも誇れる〝手前味噌〟は今や存続の危機にある!?

ただ、今では本物の味噌が手に入りにくくなっています。

慣用句で使う「手前味噌」とは、自分や自分の家のことをほめること。自分の家で造った味噌の味を自慢することからできた言葉です。

かつては、それぞれの家庭に、それぞれの味噌がありました。「味噌は手造り」が当たり前だったのです。

かくいう私も独身時代のアパート暮らしの頃から、すり鉢を使って大豆をつぶし、味噌を手造りしていましたが、今や、国産大豆を使い、麹と塩を合わせて造る手造り味噌は、市販の味噌の何倍もコストがかかります。

昭和のはじめ頃までは、一般的な味噌の熟成期間は1年から3年程度でした。

しかし第二次大戦後は、伝統製法による味噌にとって代わって、効率最優先の製法で造られる「速醸味噌」が、一般的な味噌となってしまいました。

速醸味噌とは、加熱して無理やり麹の働きを活発にし、本来なら1年かかる熟成時間を、わずか20日くらいに短縮して味噌を造る手法です。

この速醸味噌には、殺菌や長期保存、変質変色防止や風味づけのために、たくさんの種類の化学合成された添加物が使われています。塩化アルミニウムのような軽金属ですら、つい最近まで添加を許されていました（さすが経済大国「金属を食べる民族は他にいないでしょう」と世界から笑われた事実があります）。

こうして、世界に誇る伝統食である「味噌」は、まったく別のものに変わってしまいました。この事実を知ったとき、私は、体が震えるほど怒りを覚えました。

遅ればせながらも「生殖系及び神経伝達に影響を与える」という理由で、近年、アルミニウムの味噌への添加は禁止されましたが、それでもまだまだ、多種多様の添加物が使われている味噌は、「天然の保存食」として古来重宝されてきたあの味噌とは、似て非なるものであることには変わりありません。

ですから、スーパーなどの市場を見渡すと、そこにあるほとんどの味噌が「速醸味噌」と明記されていなくても、速醸味噌の製法で造られています。**風味不足を人工的な添加物で補い、変色・変質を防ぐための殺菌効果で、生きた酵母も含まれていません。**

「無添加味噌」は、なんとなく伝統的製法による味噌のように思われますが、食品添加物を使用していなければ、たとえ速醸味噌であってもそう表示されています。

一方で、「生味噌」という表記があれば、それは調整処理されていない酵母が生きている味噌です。

昔ならではの方法の長期熟成味噌は、「天然醸造」と表示されています。

味噌を買う時は、裏を確認してなるべく原料がシンプルなものを選び、できれば、「国産大豆」「国産米」を使った「天然醸造・長期熟成」の「無添加の生味噌」を選んでください。

自分の「手」で造るふるさと村の味噌

さて、ふるさと村で造る味噌には、無農薬大豆、無農薬米、塩田塩と、厳選した材料が使われています。しかも、豆の煉り合わせは、杵と臼で行うこだわりよう。

〝手造り〟のなかでも、ここまで徹底した味噌は希少でしょう。

個人の好みもありますが、熟成期間を2年も3年もおいた味噌より、8ヵ月〜1年くらいの味噌が、私は好きですね。麹の風味が生きているからです。

こうして文字通り自分の「手」によって、愛情をかけて造られたふるさと村の味噌は、一度食べたら他の味噌は食べられなくなるほど、美味しいのです――なんて、いやはや、まさに自慢の「手前味噌」ですね。

〈ふるさと村式「自家製味噌」の造り方〉

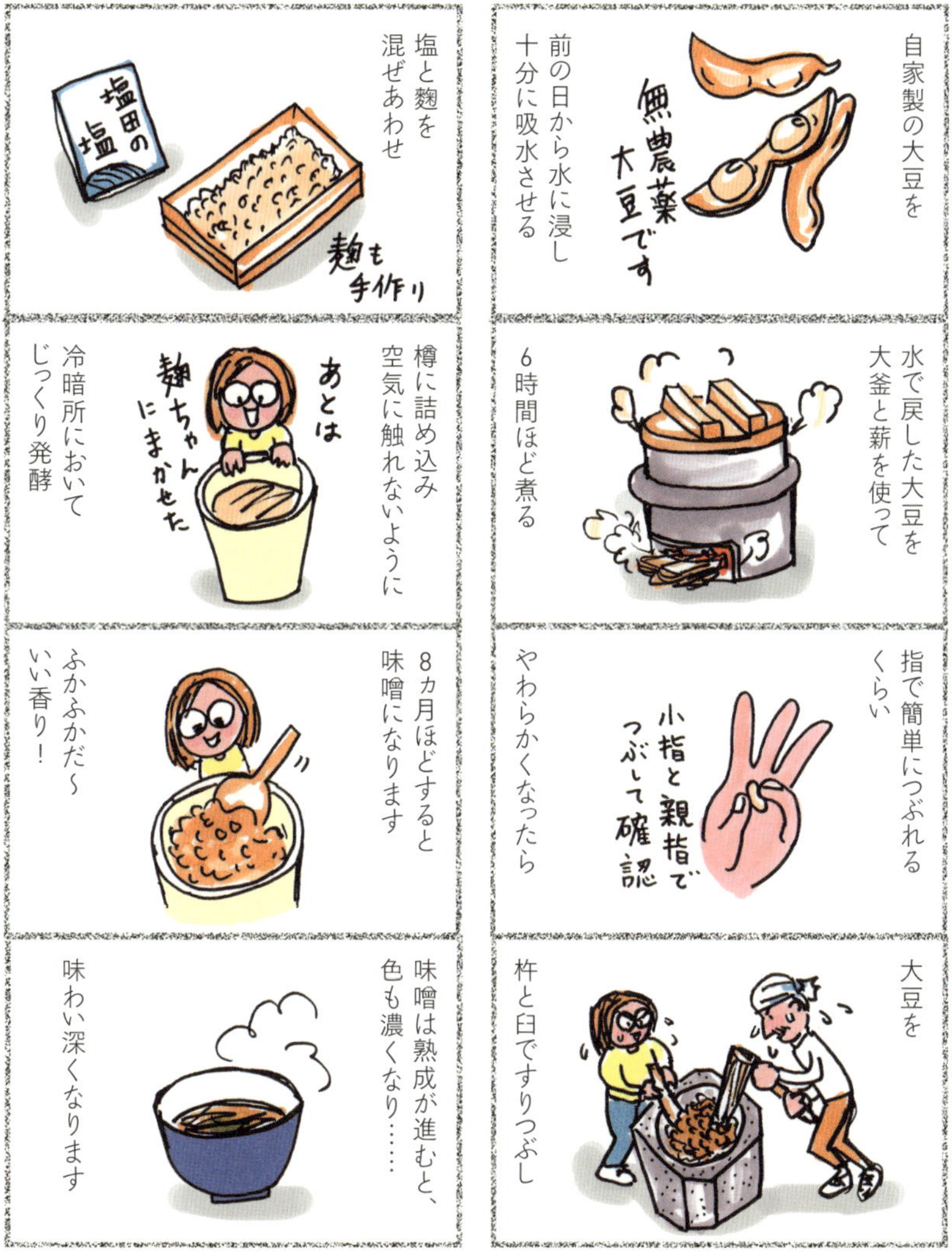
自家製の大豆を
前の日から水に浸し
十分に吸水させる
無農薬大豆です
水で戻した大豆を
大釜と薪を使って
6時間ほど煮る
指で簡単につぶれる
くらい
やわらかくなったら
小指と親指でつぶして確認
大豆を
杵と臼ですりつぶし
塩と麹を
混ぜあわせ
塩田の塩
麹も手作り
樽に詰め込み
空気に触れないように
冷暗所において
じっくり発酵
あとは麹ちゃんにまかせた
8カ月ほどすると
味噌になります
ふかふかだ～
いい香り！
味噌は熟成が進むと、
色も濃くなり……
味わい深くなります

よりくわしい味噌の造り方は口絵ページを参照。

13

日本人の生命《いのち》を救い、はぐくんできた「梅干し」の力

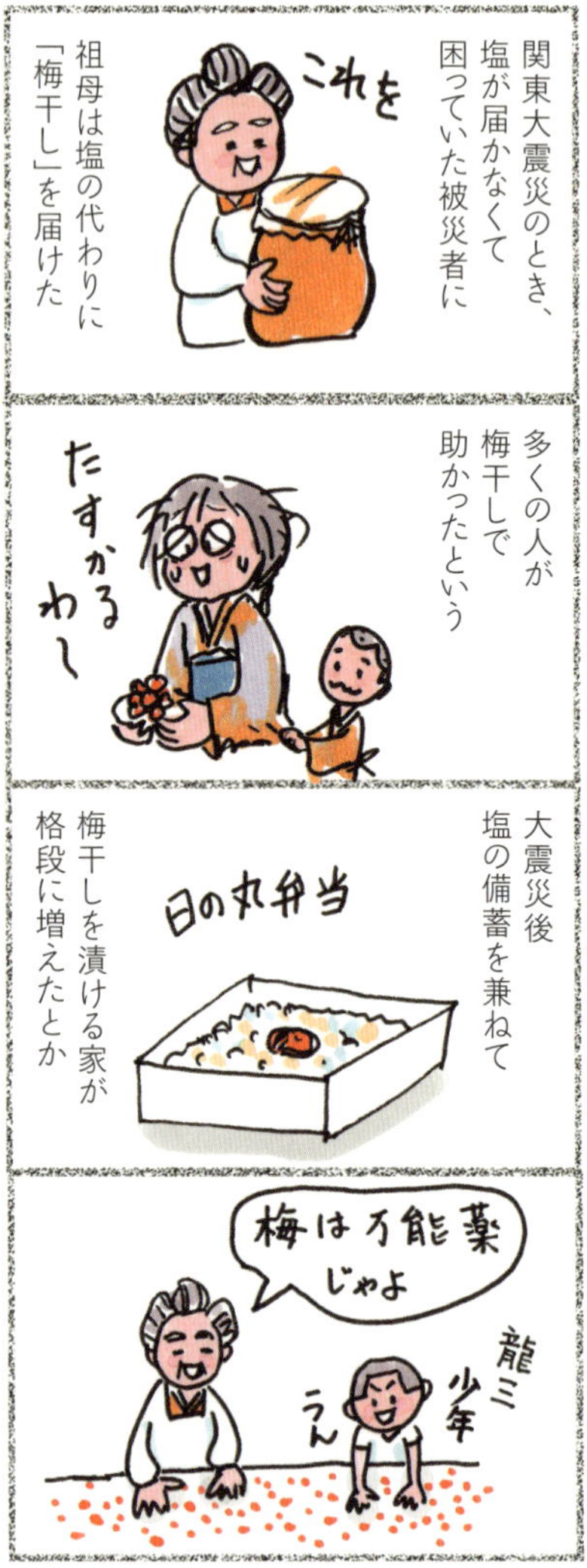
関東大震災のとき、塩が届かなくて困っていた被災者に
祖母は塩の代わりに「梅干し」を届けた
これを
多くの人が梅干しで助かったという
たすかるわ〜
大震災後塩の備蓄を兼ねて
梅干しを漬ける家が格段に増えたとか
日の丸弁当
梅は万能薬じゃよ
龍三少年
うん

梅干しの力①　保存を助け、病を防ぐ

ふるさと村の食事のなかで忘れてはならないのが、「梅干し」の存在です。
お弁当箱のご飯の真ん中に、大きな梅干しがひとつの「日の丸弁当」は、いま

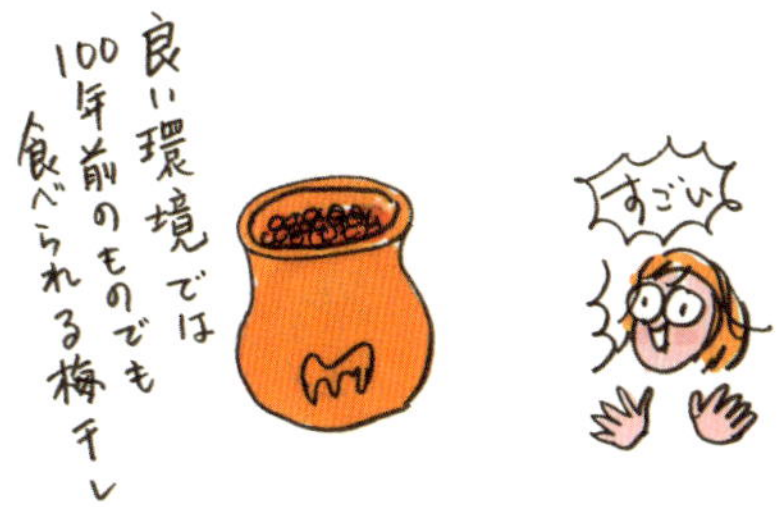
良い環境では
100年前のものでも
食べられる梅干し
すごい

どきの色鮮やかな弁当に比べれば、姿かたちは劣ります。でも、この1個の梅干しは、お弁当箱のなかで、すばらしい力を発揮します。

梅干しに含まれる塩分と、梅そのものが含むクエン酸などの酸。これらが強力な殺菌力でもって、梅自体の保存性を高めるだけでなく、夏場の暑い時季でもご飯が傷んでしまうのを防いでくれるのです。

この梅干しは、完熟した梅の実を塩漬けし、この塩漬けにした梅を、梅雨明けの時季に三日三晩、夜露にさらして（土用干し）、仕上げます。

太陽と夜露にたっぷりあてることで、やわらかくて美味しい梅干しができます。

シンプルですが、手間ひまのかかる「梅干し作り」は、かつては、その季節になると各家庭で行事のように行われる風物詩にもなっていました。

私と梅干しとの出会いは、今から80年ほど前、私が小学校に入学した頃にさかのぼります。祖母の梅漬け作業を手伝わされたことがきっかけでした。

ふだんは入ることもない納屋に祖母と一緒に入ると、そこには、同じ形、同じ大きさの瓶がズラリと並んでいました。それぞれの瓶に貼られている、「大正○年」と漬けた年が記された紙。大正年間から漬け続けられている祖母の梅干しと梅酢の一つひとつの瓶に、歴史のひとこまが刻まれているかのようでした。

「龍三、毎日朝ごはんのときに梅干しを1個食べれば、疫病なんぞには、決してかからないからね」。祖母が、瓶の中の梅干しを私に見せながら、真剣な顔で話してくれたのを、今でも覚えています。祖母のもとには、体調を崩した多くの人が訪ねて来ました。そのたびに祖母はそれぞれの症状に合った「梅酢」を瓶から汲み出し、それを人々がありがたそうに持ち帰るのを、私はいつも見ていました。

その後、大人になってから私は、試験管の中の大腸菌が、梅干しや梅肉エキスで死滅することを知りました。私の胃や腸も、梅干しや梅酢に何度お世話になったかしれません。

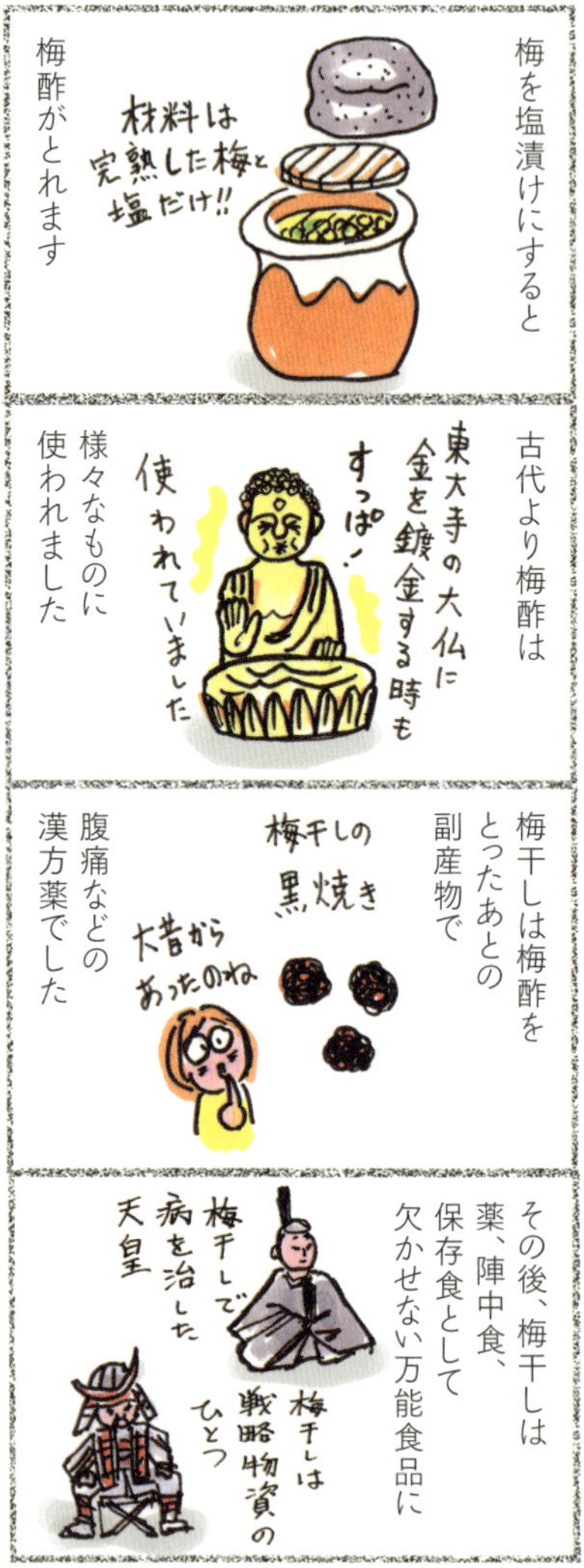
梅を塩漬けにすると
材料は完熟した梅と塩だけ!!
梅酢がとれます
古代より梅酢は
東大寺の大仏に金を鍍金する時も
すっぱ!
使われていました
様々なものに使われました
梅干しは梅酢をとったあとの副産物で
梅干しの黒焼き
大昔からあったのね
腹痛などの漢方薬でした
その後、梅干しは薬、陣中食、保存食として欠かせない万能食品に
梅干しで病を治した天皇
梅干しは戦略物資のひとつ

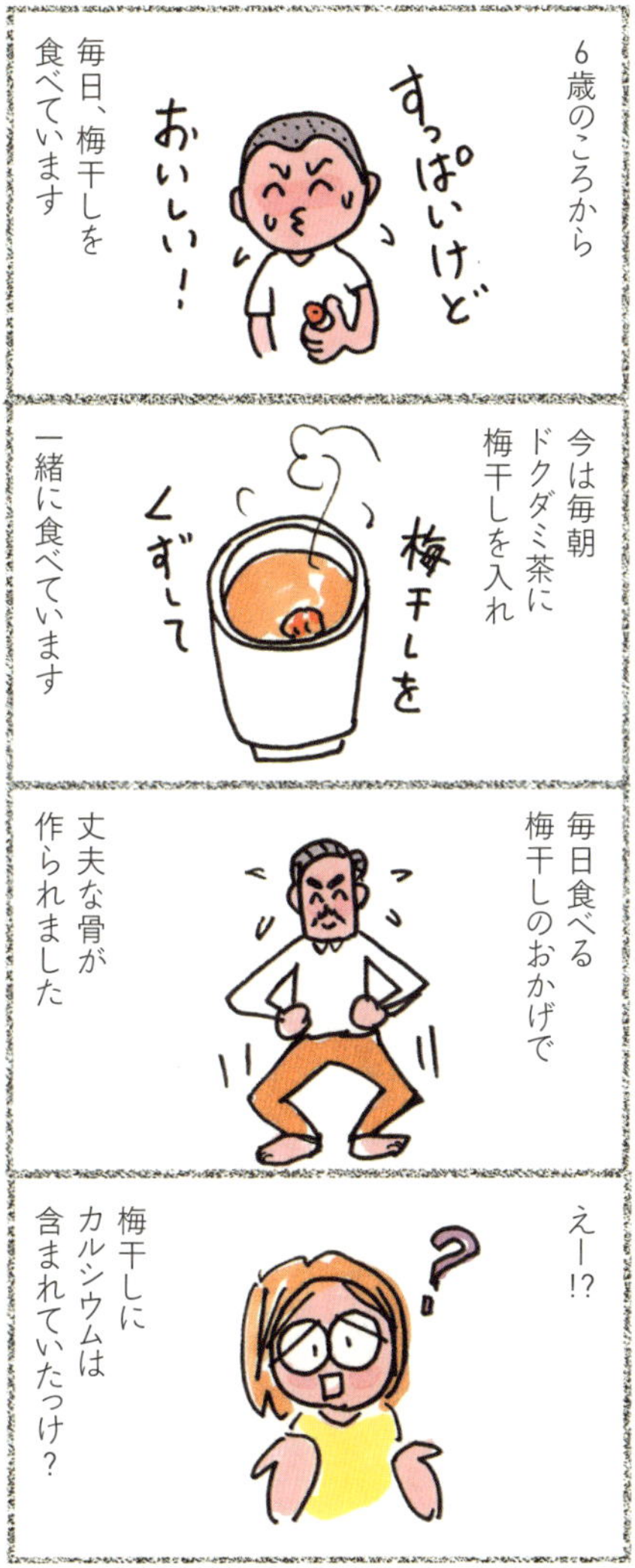
6歳のころから
すっぱいけど
おいしい!
毎日、梅干しを食べています
今は毎朝ドクダミ茶に梅干しを入れ
梅干しを
くずして
一緒に食べています
毎日食べる梅干しのおかげで
丈夫な骨が作られました
えー!?
梅干しにカルシウムは含まれていたっけ?

梅干しの力②　丈夫な骨をつくり、消化を助けてくれる

カルシウムは骨や歯をつくるのに必須のミネラルです。それはもうみなさんもよくご存じだと思いますが、カルシウムの大切な働きはそれだけにとどまりません。**血液や体温を正常に保ち、免疫力をアップさせるなど、健康を維持するた**

めに、体のなかで大活躍してくれています。

逆にいえば、カルシウムが不足すると、たちまち病気にかかりやすくなるということですね。

ところが、日本の水は軟水で、他国に比べて、その水や土壌で育つ農産物に含まれるカルシウムなどのミネラル分が少ないため、日本人はどうしてもカルシウム不足に陥りやすい傾向にあります。

近年は砂糖の摂り過ぎが、それにさらに輪をかけています（110ページ参照）。

ですから、しっかりカルシウムを摂ることが大切なのですが、カルシウムは分子が大きく水に溶けにくいため、吸収されにくいのが難点です。

このような問題を解決してくれるカギのひとつが、梅干しに含まれる「クエン酸」です。

1世紀近く前になりましょうか。ドイツの生化学者・クレブス博士が、クエン酸を中心とする有機酸が作用して重要な栄養代謝が行われる機序を発見して、ノーベル賞を得ました。

私たちの体のなかには、「クエン酸サイクル」と呼ばれる仕組みがあるのですが、その働きのなかで、クエン酸が触媒として働き、カルシウムを体内に吸収されやすいコロイド状に変えてくれるのです。

また、このクエン酸サイクルは、効率良くエネルギーを生み出す働きを担っています。つまり、クエン酸は、食べ物をエネルギーに変えるときにも、大きな手助けをしているというわけです。

梅干しが持つクエン酸は、人知を超えて古代から人間に役立ってきた食品といえます。

このように梅干しは、直接血や肉となるものではありませんが、梅干しが含むクエン酸をはじめ、さまざまな成分や働きが、直接的・間接的に、私たちの体内で行われている「生きていくための活動」を助けてくれています。

他にも、梅干しは、唾液を出させる効果があります。梅干しを食べたときの唾液の量はレモンを食べたときの2倍もあるのだとか。

この唾液中に含まれる「プチアリン」という酵素には、ご飯やパンなどに含まれるデンプンの消化を助ける重要な役割があります。

梅干しのおにぎりは、理にかなっているんですね。

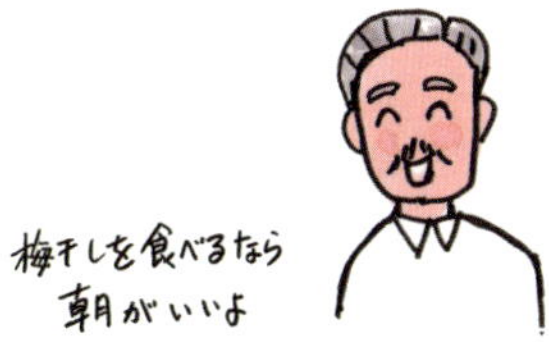
梅干しを食べるなら
朝がいいよ

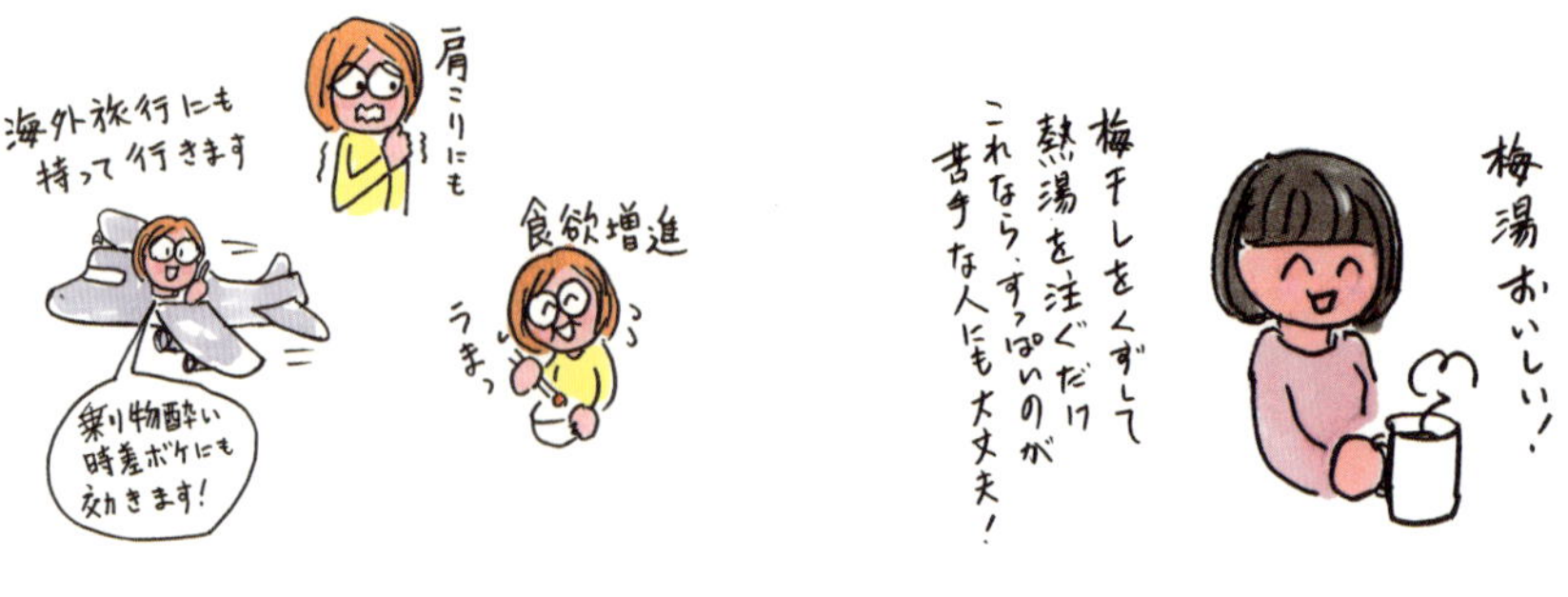
梅湯おいしい！
梅干しをくずして
熱湯を注ぐだけ
これなら、すっぱいのが
苦手な人にも大丈夫！
肩こりにも
食欲増進
うまっ
海外旅行にも
持って行きます
乗り物酔い
時差ボケにも
効きます！

梅干しの力③　疲れない体をつくる

今は旅館のお茶うけには、名産品のお菓子が添えられていることが多いのですが、ひと昔前は、梅干しが定番中の定番でした。

「梅は三毒を断つ」という言葉があります。昔の人は、旅をするときには「梅干し」を「薬」として携帯していたのですが、旅館のお茶うけの梅干しは、この名残りのようです。

炭水化物がエネルギーに分解される過程で、ブドウ糖、グリセリン酸、焦性《しょうせい》ブドウ酸などに転換されますが、その際、焦性ブドウ酸が過剰になると乳酸になります。

この乳酸は「疲労物質」とも呼ばれ、筋肉内に留まると筋肉を硬化させ、これが筋肉痛のもとになります。**その疲労物質である乳酸を、梅干しに含まれるクエン酸が水と炭酸ガスに分解して、体外に排出してくれます。**

私も85歳になりますが、毎日食べている梅干しのおかげで、肩こりとは無縁の生活を送っています。みなさんも、梅干しや、クエン酸を含む上質な酢を毎日摂取していれば、筋肉痛や肩こり知らずで過ごせるのではないでしょうか。

一日の始まりの朝、梅干しを食べて、シャキッとスッキリして、仕事に出かけましょう。

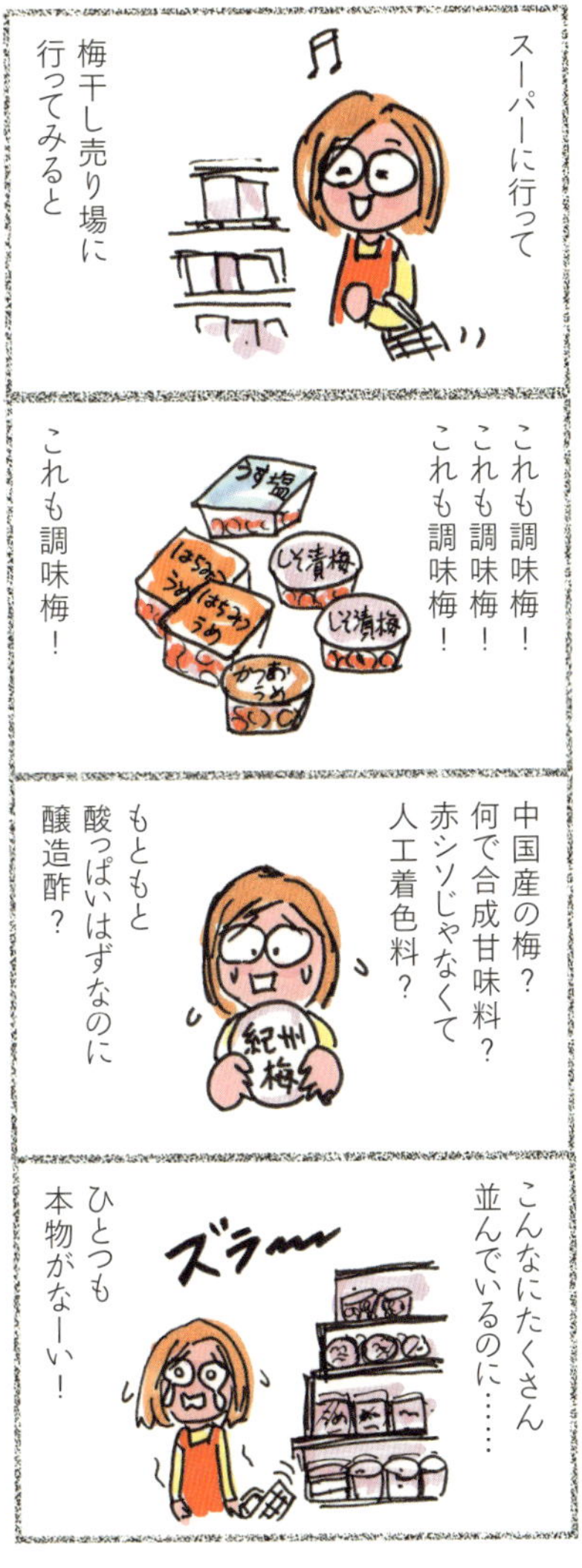
スーパーに行って
梅干し売り場に
行ってみると
これも調味梅！
これも調味梅！
これも調味梅！
これも調味梅！
うす塩
しそ漬梅
はちみつうめ
はちみつうめ
しそ漬梅
かつおうめ
中国産の梅？
何で合成甘味料？
赤シソじゃなくて
人工着色料？
もともと
酸っぱいはずなのに
醸造酢？
紀州梅
こんなにたくさん
並んでいるのに……
ひとつも
本物がなーい！
ズラ〜

「梅干しもどき」では効能は得られない

こうして日本にいれば当たり前のように目にする梅干しですが、実は、スーパーなどで売られているものの多くは「梅干しもどき」であって、本物の梅干しではありません。

JAS（日本農林規格）法では、伝統的製法によって製造された昔ながらの梅干しのみを「梅干し」といい、はちみつ梅などのような加工品は「調味梅干し」と呼んでいます。

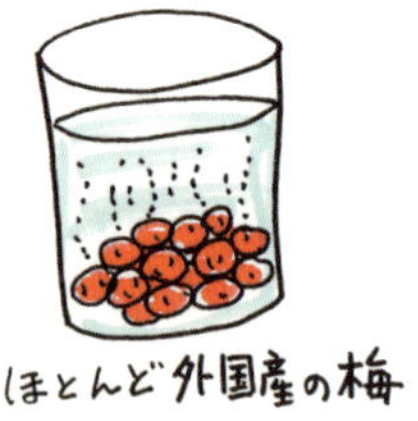
ほとんど外国産の梅

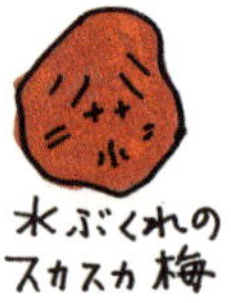
水ぶくれのスカスカ梅

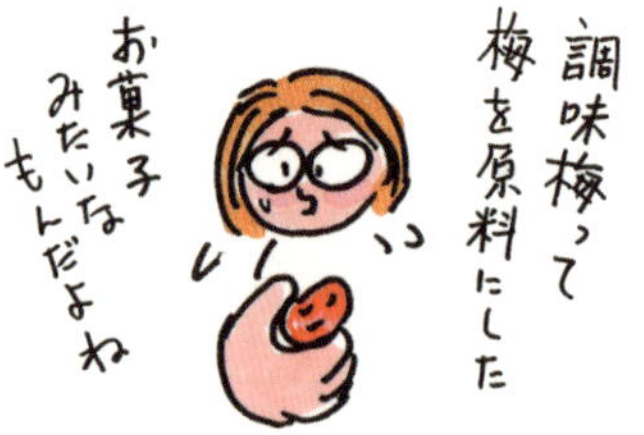
調味梅って梅を原料にした
お菓子みたいなもんだよね

スーパーなどで売られている梅干し（もどき）のほとんどは、この調味梅干しです。

表のラベルには「紀州の梅」と大きく印刷されていても、裏には小さく「調味梅干し」と表記され、原産国は「中国」となっていることも少なくありません。最終加工場所が紀州の土地でさえあれば、「紀州の梅」として販売できるのです。こういったものが食品偽装にはならないのが、不思議なくらいですね。

また、この調味梅の原料は、多くは「塩漬けされた輸入品の梅」です。

輸入された梅は、水に漬けて「塩出し」をしますが、その際に、梅パワーのもとであるクエン酸などの薬効成分も溶け出してしまいます。

このような、中身はスカスカの「梅もどき」には、酸味料、甘味料、アミノ酸が加えられ、また減塩で保存性も失われているので、保存料も加えられます。

それでも、こうしてつくられた調味梅は、冷蔵保存しても賞味期間はせいぜい6ヵ月。

一方で本物の梅干しは、なんと100年も、もつのです。

梅干しは、パッケージの裏に「梅干し」と表記のあることを確認して、あるいは昔ながらの「梅干し」を作っているメーカーのものを選ぶようにしましょう。

でも、できれば、自分で「梅干し」を漬けるのがベストですね。

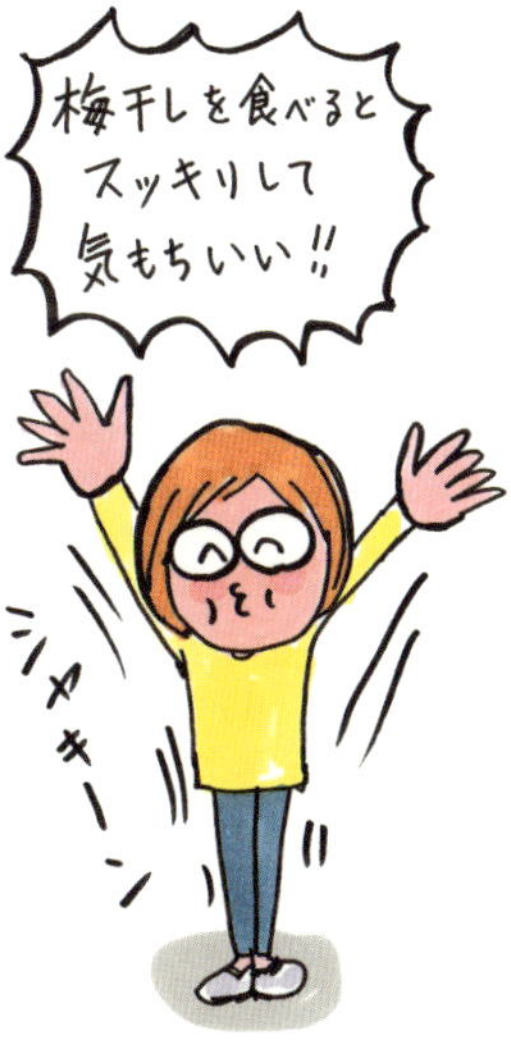
梅干しを食べると
スッキリして
気もちいい!!
シャキーン

14

植物性乳酸菌は日本の伝統食「漬け物」から摂る

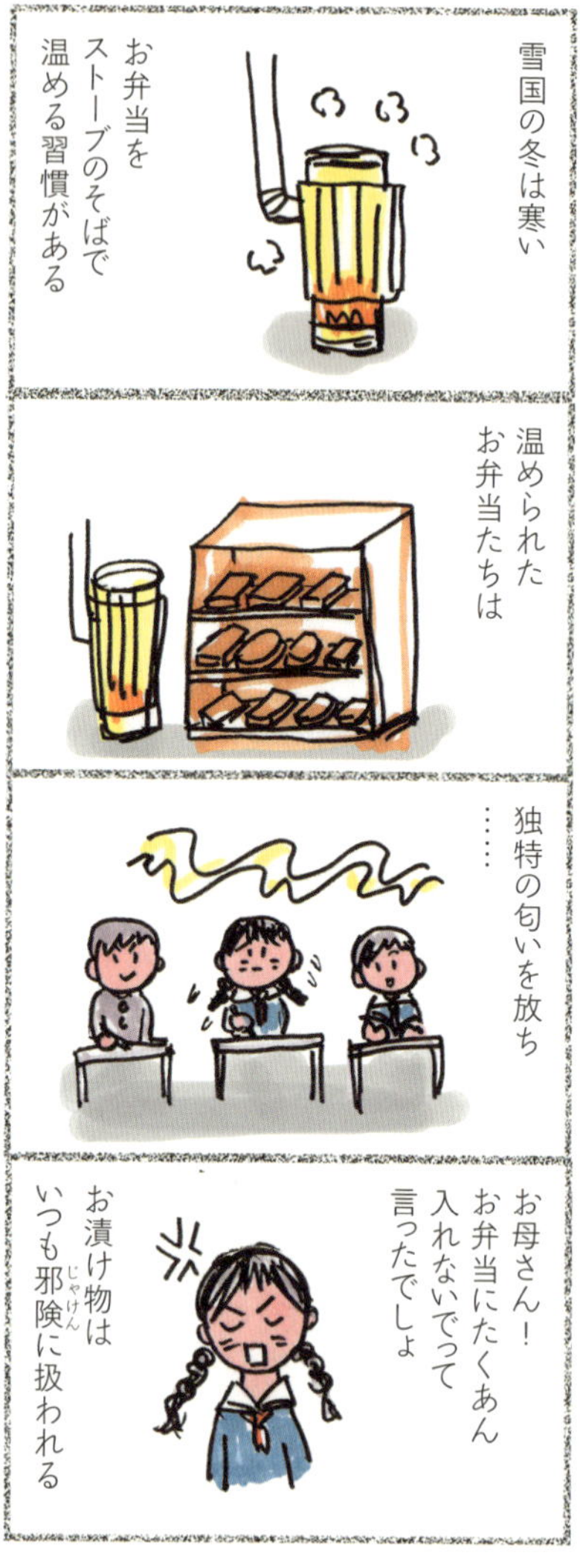
雪国の冬は寒い
お弁当を
ストーブのそばで
温める習慣がある
温められた
お弁当たちは
独特の匂いを放ち
……
お母さん！
お弁当にたくあん
入れないでって
言ったでしょ
お漬け物は
いつも邪険《じゃけん》に扱われる

「漬け物」は食養に欠かせない酵素の宝庫

洋の東西を問わず、世界中にその地域ならではのさまざまな「漬け物」があります。

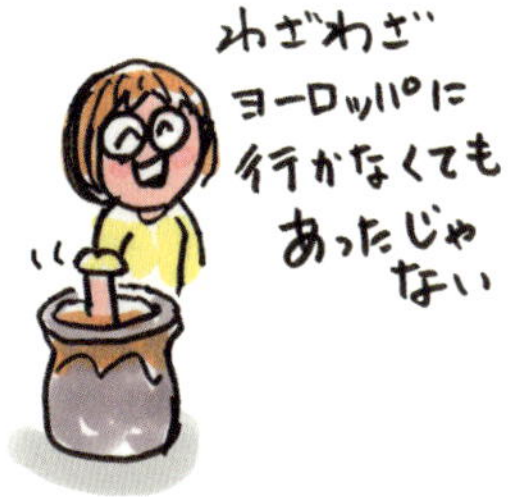
わざわざ
ヨーロッパに
行かなくても
あったじゃ
ない

たとえば、欧米諸国でよく食べられている「ピクルス」は産地によっていろいろな野菜が使われ、また、ドイツ圏の「ザウアークラウト（キャベツの酢漬け）」、韓国の「キムチ」、中国の「ザーサイ」など、独特な味わいの漬け物もあります。

そして、私たち日本人にも、漬け物は欠かせません。

北から南に長い国土のなか、気候の違いから原材料や製法も地域によってじつにバラエティ豊かで、「世界一の漬け物大国」といわれています。

食養に欠かせない酵素を摂れる漬け物は、ふるさと村では毎食食べます。

漬け物は、野菜を美味しく食べやすくするための「調理的機能」と、長く保存していつでも食べられる「保存食としての機能」をあわせもつ、すぐれものです。

そして、野菜をこのような万能食品である漬け物に変身させているのは、ほかならぬ「乳酸菌」や「酵母」による「発酵」の働きです。

「植物性乳酸菌」のパワーに注目！

乳酸菌といえば、ヨーグルトなどの発酵乳製品に含まれる特別な菌……と、「乳」という文字からよけいにそう思うかもしれませんが、この乳酸菌、日本に昔からあるたくさんの伝統食品にも含まれています。

漬け物はもちろん、しょう油や味噌、納豆……いずれも、発酵食品といわれるものたちですね。

乳酸菌には、牛乳など動物の乳に生息する「動物性乳酸菌」と、野菜の葉などの植物に生息する「植物性乳酸菌」があります。

「動物性乳酸菌」は、乾燥や熱、酸、塩分に弱く、また、他の微生物や細菌と共存することができないため、摂取してもそのほとんどが胃酸や胆汁に分解されてしまい、生きたまま腸に届きにくいという性質があります。

一方で、「植物性乳酸菌」は他の微生物や細菌と共存することができるので、胃酸や胆汁などによって分解されることなく、生きたまま腸に届きやすい。

さらに塩分や気温の変化にも強く、栄養などの環境条件が良くないところでも、時を超えて延々と生き抜いていける、タフな菌です。

また、その種類は動物性乳酸菌の100倍以上もあり、ほとんどの野菜に生息しています。新しいぬか床を作るときに、よく野菜くずを一緒に漬けますが、これは、野菜についている乳酸菌や酵母等をぬか床で繁殖させることによって、熟成、発酵作用を強めるためです。

もっとも、動物性乳酸菌の多くは胃酸などによって分解され、「死菌」として腸に運ばれるものの、ここで腸内の善玉菌のエサとなり、善玉菌を活性化したり増やしたりする働きはあります。

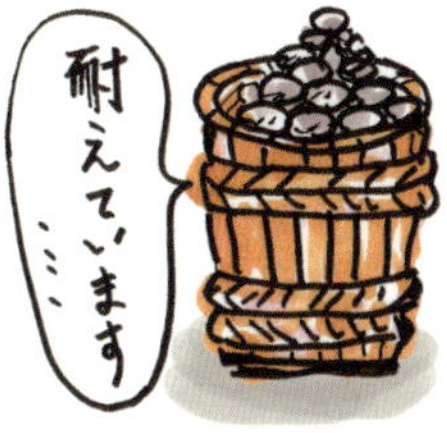

一方で、生きたまま腸に届く植物性乳酸菌は、腸内で善玉菌そのものとして働き、悪玉菌を〝お掃除〟する役割を果たしてくれます。

要は2つの菌は働きが違うということなのですが、動物性・植物性乳酸菌それぞれの相乗効果で腸内の環境がより良く保たれることで、便秘や下痢の解消などの整腸作用、免疫活性作用、発ガン性物質などの排出・解毒作用、病原菌の感染予防効果などが増すということも、覚えておいてください。

ただ、やはり植物性乳酸菌の働きは見過ごせません。

「乳酸菌＝ヨーグルト」信仰になるのではなく、より日本人の体に合った乳酸菌食品として、漬け物というすぐれた日本の伝統食品を毎食摂ることが、体を整える一歩です。

昔ながらの製法で作られた本物の漬け物を

基本的には、塩漬けのように、野菜に生息する乳酸菌や酵母だけでも漬け物はできますが、日本では、「ぬか床」に漬ける「ぬか漬け」が定番でしょう。

これほど優れた伝統食品の漬け物ですが、スーパーでは本物の漬け物は〝絶滅〟状態。

たとえば市販のぬか漬けは、ぬか床の代わりに、大量生産で安く、日もちがし、色がきれいで見ばえがよく、匂いも少なく、何日たっても変色しない「添加物の

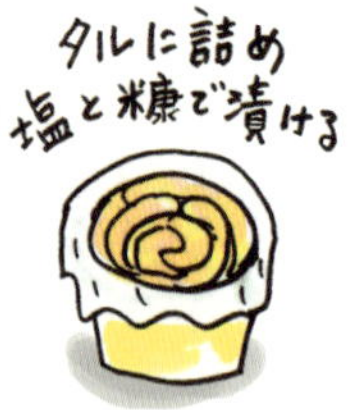

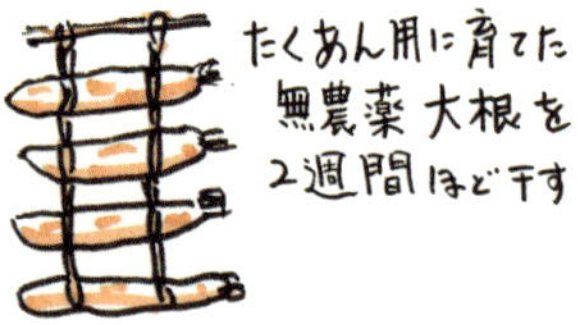

プール」のようなもので作られている漬け物がほとんどです。たくあんなどは大根を漬け始めて1週間で店頭に並ぶというのですから、ろくすっぽ発酵すらしていないということ。本来は大根を塩とぬかに漬け込んでから完成まで、最低でも3ヵ月はかかります。

このように、漬け物本来の特徴である乳酸発酵もせず、人工的にうまい味の「漬け物風加工食品」は、原料の野菜も中国産がほとんどです。

原材料表記には、本来ならありえない「アミノ酸・酸味料・着色料……」などの添加物がギッシリ入っているのは感心しません。

「漬け物」の力をそのままいただくには、自分で作るか、昔ながらの製法で作られている漬け物を選ぶようにしましょう。

食養の第一歩。昔ながらのぬか漬け生活

昔は、どの家庭にも代々受け継がれてきた「ぬか床」がありました。

ふるさと村の私のぬか床は、大正元年からの１００年の歴史があります。限りないほどの野菜がくぐり抜けてきたぬか床は、「家宝」のようなものです。

今ではぬか漬けを作っている家庭も少なくなり、初めての人には難しそうに思えるかもしれませんが、そんなに大変なものではありません。

このぬか床の「ぬか」は、玄米から白米に精米するときに取り除かれる胚芽や

表皮の部分で、豊富な乳酸菌や酵母菌のほか、酵素、炭水化物、タンパク質、脂質に加え、ビタミン、ミネラルがたくさん含まれています。

また、漬けてきたたくさんの野菜の表面に付いている「乳酸菌」がぬかに移り、その乳酸菌が繁殖することで、さらにぬかが熟成し、独特の「ぬか床」ができます。


そのぬか床に漬けられた野菜が、ぬか床の栄養分や塩分をたっぷり吸い取って、おいしいぬか漬けになります。漬け物ひとつで、ほぼ完璧な栄養食品になります。ただしビタミンCは、ぬかには含まれていないのですが、ビタミンC豊富な野菜を使って補えば、完璧ですね。


まずは気軽に始めてみましょう。

難しくないと言いつつも、ついついやりがちな失敗は、手入れを怠って、腐らせてしまうことでしょうか。野菜から出た水分でぬか床がゆるくなってきたら、新しいぬかや塩を足します。ぬか床をなめてみて、少し塩からく感じるくらいの塩分量を保つのが、コツ。

試行錯誤しながら、自分の家ならではのぬか床を育ててみてください。

〈酵素のかたまり!「ぬか床」の作り方〉

生ぬか3kgに
塩500g
湯冷まし3ℓ
茶碗1杯の「種ぬか」を
加えてよく混ぜます

ゆざまし3L
米ぬか
3K
塩田のしお
500g
種ぬか

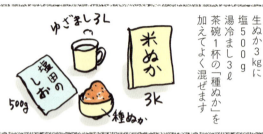

夏は3日前後
冬は7日前後
毎日天地替えをして
空気を入れた後
塩加減を調整します

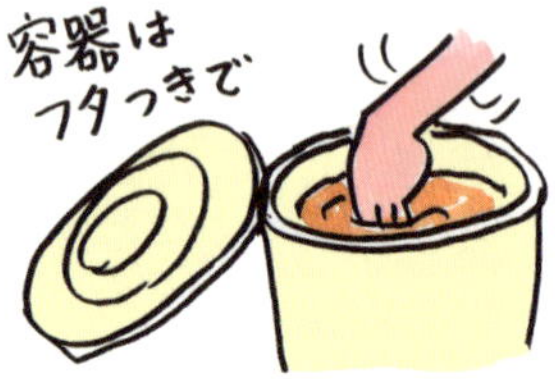
容器はフタつきで

大切なのは塩加減!
漬けるたびに
野菜に塩をまぶしたり
ぬか床に塩を
足したりして
塩不足にならないよう
調整します

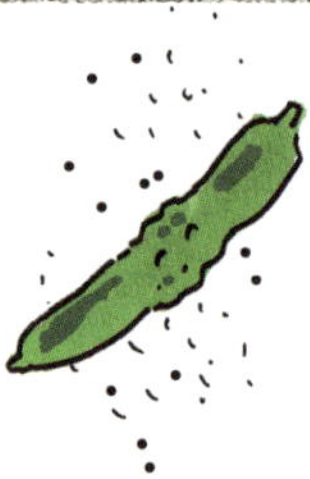

良いぬか床は、味噌や
お酒のような熟成され
た良い香りがします

夏なら
キュウリは3時間前後
ナスは半日ほどで漬かる
(夏以外は
倍の時間がかかる)
塩加減が大事

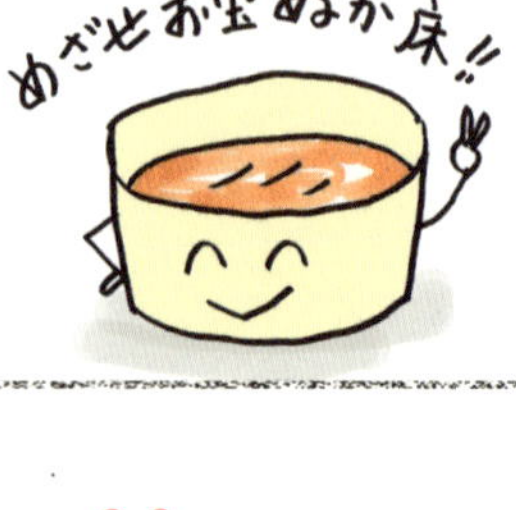
めざせお宝ぬか床!!

1日1回は
天地替えをしてあげて
ていねいに育てましょう

美味しいぬか漬けに出会ったら、「種ぬか」をおすそ分けしてもらおう!

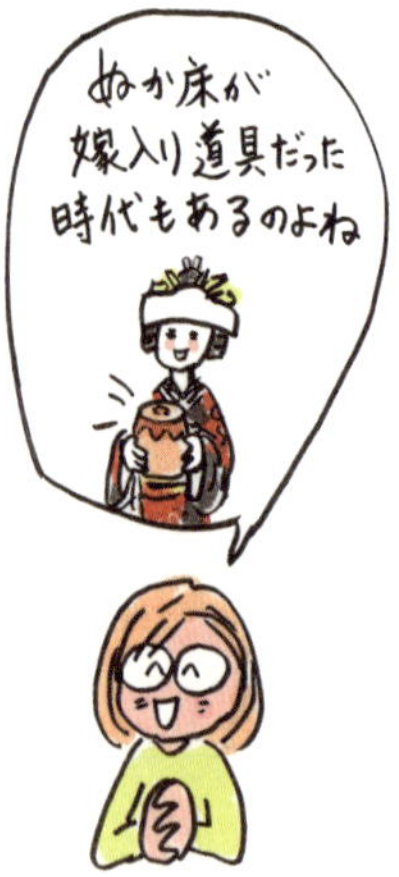
ぬか床が
嫁入り道具だった
時代もあるのよね

美味しい自家製ぬか漬けのために重要なのが、「生ぬか」を用いることです。市販のぬか床は生ぬかを用いず、すべて炒りぬかですから肝心の酵素が脱落しています（生ぬかは酸化が速く数日で変質します。流通が限られていますが、良いお米屋さんなどに聞いてみましょう）。

自分で漬ける、市販品の「漬け物風味付け野菜」ではない「酵素がいっぱいの本物のぬか漬け」は、格別ですよ。

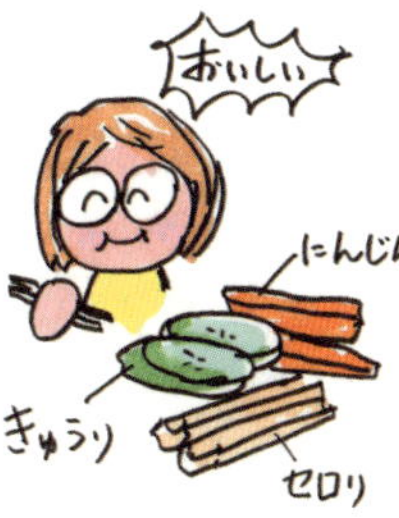

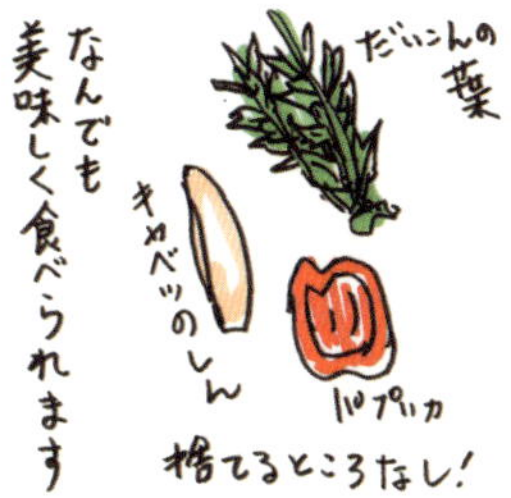

15

体の働きを助けてくれる天然醸造のお酢

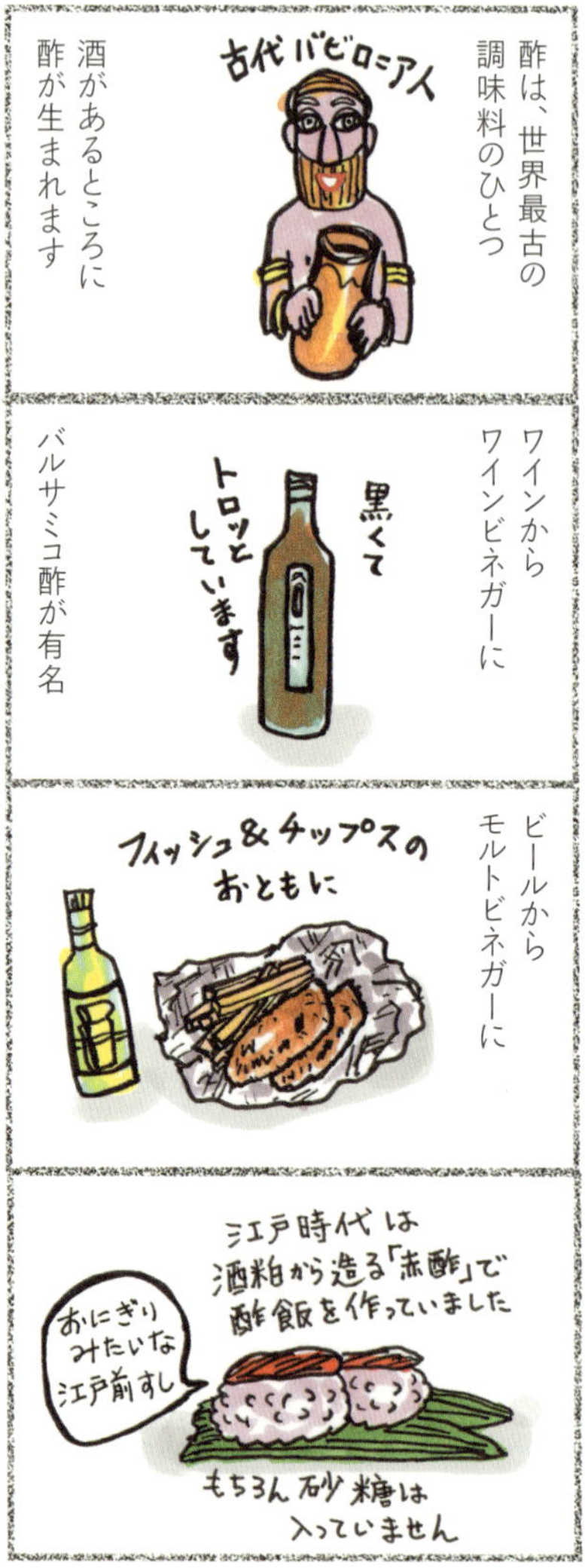

酢は、世界最古の調味料のひとつ
古代バビロニア人
酒があるところに酢が生まれます
ワインからワインビネガーに
黒くてトロッとしています
バルサミコ酢が有名
ビールからモルトビネガーに
フィッシュ&チップスのおともに
江戸時代は酒粕から造る「赤酢」で酢飯を作っていました
おにぎりみたいな江戸前すし
もちろん砂糖は入っていません

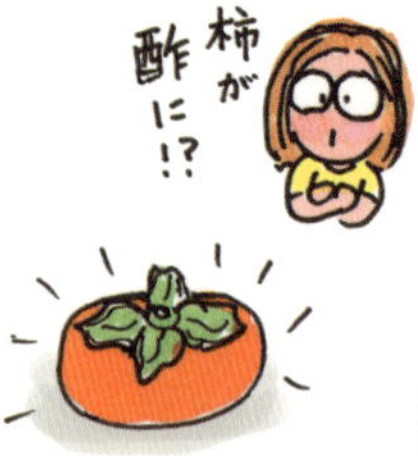

柿が酢に!?

梅や柿から天然醸造のお酢ができる

ふるさと村では、いわゆる市販のお酢を使っていません。

私は、幼い頃から祖母に柿酢造りを手伝わされていたので、「酢」は買うもの

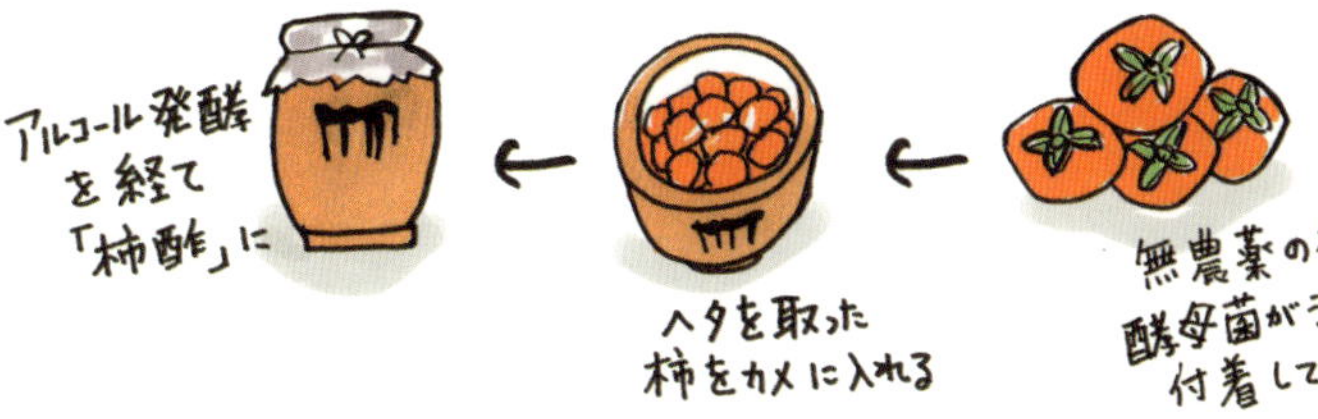
無農薬の柿
酵母菌がうっすらと付着してる
ヘタを取った柿をカメに入れる
アルコール発酵を経て「柿酢」に

ではなく、自分で造るものと思っていました。今、ふるさと村でも、果実を原料にした「柿酢」や「梅酢」を造っています。

酵母の働きで、糖をアルコール発酵したあと、酢酸菌によって本物の「お酢」ができあがります。

塩漬けした梅からは、クエン酸＋酵素を含んだ、梅１００％の梅酢ができます。柿酢は、熟した柿のヘタを取って容器に入れて、発酵させるだけ。柿の皮の表面に付いている酵母菌を利用するので、皮はむかずにそのまま使います。１年も経つと柿１００％の天然醸造の柿酢ができます。

ふるさと村がある松崎町は、高齢化の進む過疎の地域ですが、庭に立派な柿の木を持っている農家がたくさんあります。秋になると、あちらこちらで圧巻といえるくらい、たくさんの柿がたわわに実っています。

柿は、かつては貴重なおやつでした。けれども、今では食べる人も少なくなり、とても消費しきれません。おすそ分けしようにも、ご近所さんだって、すでにもて余している……。そんなわけもあって、松崎町の農家の方は、わざわざ柿の実を採ることもなくほとんどほったらかしでした。カラスたちだけが大喜びで食べているという状態。

庭に生えているほったらかしの柿の木ですから、農薬もかかっていません。これはもったいないと、そんな柿を安く譲り受けて、柿酢を造ったのが始まりです。身の回りにある安全な果物から、昔ながらのシンプルな方法で、栄養豊富なお酢という調味料ができるのです。

自然治癒力や免疫力、抵抗力を養うのに不可欠なカルシウム。そのカルシウムの吸収になくてはならないクエン酸やコハク酸などの有機酸を持つ酢や梅干しは、食養に不可欠な存在です。

無添加、柿の栄養が丸ごと生きているふるさと村の柿酢は、世界一のフルーツビネガーだと、（自画自賛ですが）思っています。

「柿酢」は、料理に使うほかに、私は毎日、おちょこ1杯ほど飲んでいます。

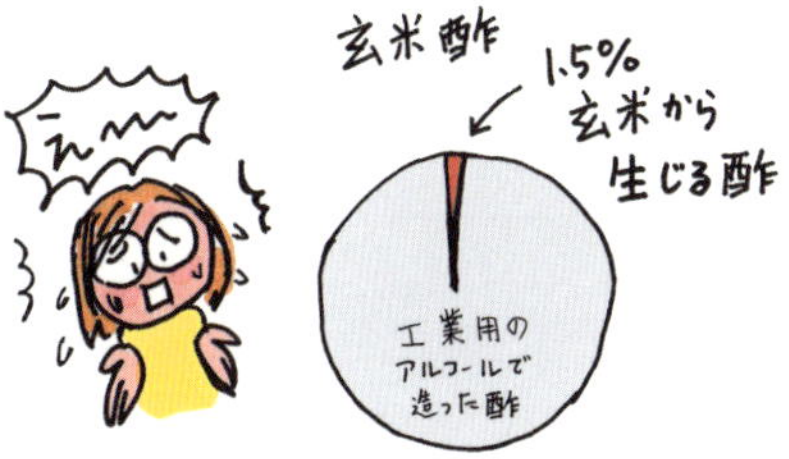

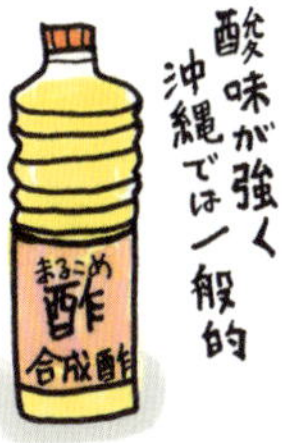

発酵もなにもしてないのが「合成酢」

酢酸を薄めるだけでカンタンにできあがり！

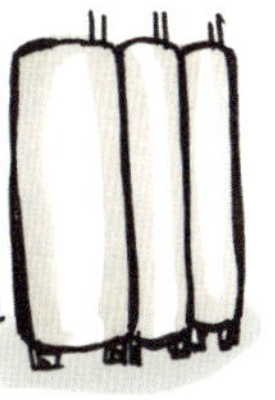

市販の「醸造酢」のほとんどがこれ

醸造用アルコールを速醸法で発酵1日で完成する

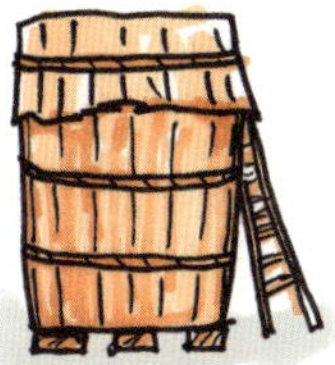

同じ「醸造酢」でも昔ながらの方法で

米と麹と職人技と1年以上の時間をかけた「静置発酵のお酢」

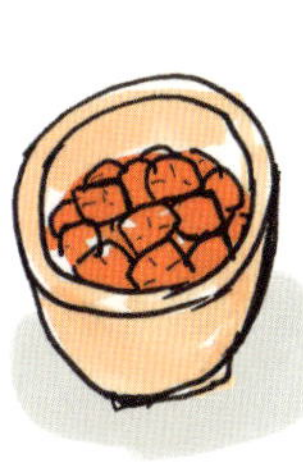

ふるさと村のフルーツビネガー

1年以上かけてつくった柿100%の「柿酢」です

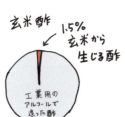

昔ながらの製法のお酢は、驚くほど減っている

どなたのおうちのキッチンにも必ずといっていいほど常備されている市販の「食酢」。食酢にもその原料の違いからさまざまなものがありますが、日本では、お米などの穀物から造る「米酢」や「玄米酢」などの「穀物酢」が最もポピュラーです。

ではこの米酢などには、どのくらいのお米が使われているのでしょうか。

実は驚くことに、JAS（日本農林規格）の食酢の分類と規格値の表によると、「穀物酢1リットルにつき米や玄米が40グラム以上」使われていれば、堂々と「米酢」「玄米酢」と表記してもよいことになっているのです。

40グラムの米からできる原酢エキスは、約15 ccほど。つまり、全体量の1・5%以上原酢エキスが入っていればいい、ということになります。

これは、立派な金文字入りの「玄米酢」900ml瓶を購入しても、小さじ1杯(約5cc)にも満たない原酢しか含まれていないこともざら、ということです。

また、リンゴ酢などの果実酢では、「1リットルに果実のしぼり汁が300グラム以上」という基準ですが、しぼり汁=原酢エキスではありません。実質的な原酢エキス分は、例えばリンゴ酢なら約7%、ブドウ酢では約8%程度です。

では、それぞれ最低限割合の原酢エキス分を含んでいるとして、玄米酢であれば残りの約98・5%、リンゴ酢であれば約93%は、いったい何なのでしょう?

そのほとんどは、醸造用のアルコールを原料に、機械で人工的に空気を送り込み、1日で発酵を終える速醸法(全面発酵)でできた「酢酸」です。しかし、こんな方法でも原料でも発酵さえしていれば、「醸造酢」と表示されるのです。

一方、発酵とは無縁の「合成酢」というものがあります。これは氷《ひょう》酢酸などをうすめて、調味料を加えて作られています。

合成酢は、酢の大切な働きのひとつである、体をアルカリ性に保つ効果が弱いという研究結果があります。本来酢は、アルカリ食品の代表選手でもあるのに、これでは、形無しですね。

ふるさと村の柿酢や梅酢のように、昔ながらの天然醸造のお酢には、酢酸以外の有機酸がはるかに多く含まれ、それがまろやかな風味を生み、体によい働きをしてくれます。

酢を選ぶときは、アルコールや添加物の入っていない、原料が単一の「純米酢」「純りんご酢」のように、「純」がつく酢がよいでしょう。

またなるべくなら、昔ながらの製法で作っているメーカーの酢を選びたいものです。

16

油はそもそも日本人にはなじみ難《にく》いもの 原料が単一の油を選ぶこと

油は製法と原料が重要

私は天ぷらのような揚げ物を食べません。味噌汁の具に用いる油揚げはその味に惹かれてこの限りではありませんが、**本来、私たち人間は、油は味覚を満たす目的以外には終生食べないほうがよいくらいに考えています。**

油・砂糖のように自然物から抽出して作り出した結晶体は、基本的には不必要で害を与えかねないのではないでしょうか。

「油」は、昔は食べるものではなく、「明かり」を灯すために使う貴重品でした。

この「油」を揚げ油（食用油）として使った揚げ物の料理法は、すでに奈良時代頃には大陸から伝えられていたといいます。また、日本食ブームのなかで海外でも人気の天ぷらは、もともとは室町時代後期から安土桃山時代に、南蛮船を通して伝えられたポルトガルの魚の揚げ物料理がルーツです（語源は諸説あり、ポルトガル語の「temperar（油で調理する）」とも）。今や海外に逆輸出しているということ

油は明かり専門だった

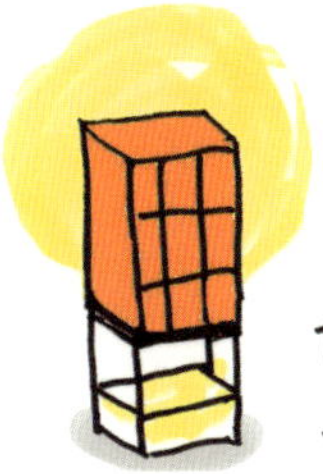

ですね。

この天ぷらを庶民も食べられるようになるのは、江戸時代のこと。寿司やそばなどと並び、町中の屋台で売られていて、「江戸のマクドナルド」みたいなものとして人気でした。

けれども昔の日本人は「油を食べる」ことに慣れていなかったため、吐いたり下痢したりなど、体の具合が悪くなってしまった人も多かったようです。38ページでもお話ししましたが、とくに日本人にとって油はなじみがないものです。歴史的にも、日本人が油（食用）と初めて出会うのは豊臣秀吉の時代（1500年代後期）で、徳川家康をはじめ多くの武将が体の不調を訴えた記録が残っています。

そもそも油をしぼるのは、大変な作業です。そのため、かつては食用油は高級品でした。

なたねやごまを炒って砕いて、しぼって、こす——手間もかかれば時間もかかり、たくさんの原料を使っていても、とれるのはほんのわずか。手間ひまかけて作った分、やはり高価にならざるをえません。

それが今では、特売なら1リットル200円程度でサラダ油は売られています。

こうした油は、原料に「ヘキサン」という石油系化学性物質を混ぜて抽出します。これにより原料内の油はほぼ全量が溶け出し、その後、脱臭、脱色、不純物除去、長期保存のためなどに、加熱処理されたり、たくさんの溶剤が使われます。

これはもはや食用油というよりは「工業用の溶剤」のようなもの、「死んだ油」です。こういった油が食養と縁遠いのは言わずもがなでしょう。

とはいえ、ふるさと村の料理にも、食材の持つ性質に合わせて、油を有効に使っています。

たとえば、にんじんは油で炒めることで風味が豊かになり、カロテン（ビタミンA）が吸収されやすくなるなど、栄養価も高まります。

ただし、私が使っているのは、手作りの「黒ごま油」。昔ながらの玉締めしぼり製法のものです。

油を買うときのポイントは、「圧縮製法でしぼられた油」か、もしくは、ごま油やなたね油など、「原料がブレンドされていない単一の油」を選ぶことです。

〈本物のごま油の作り方〉

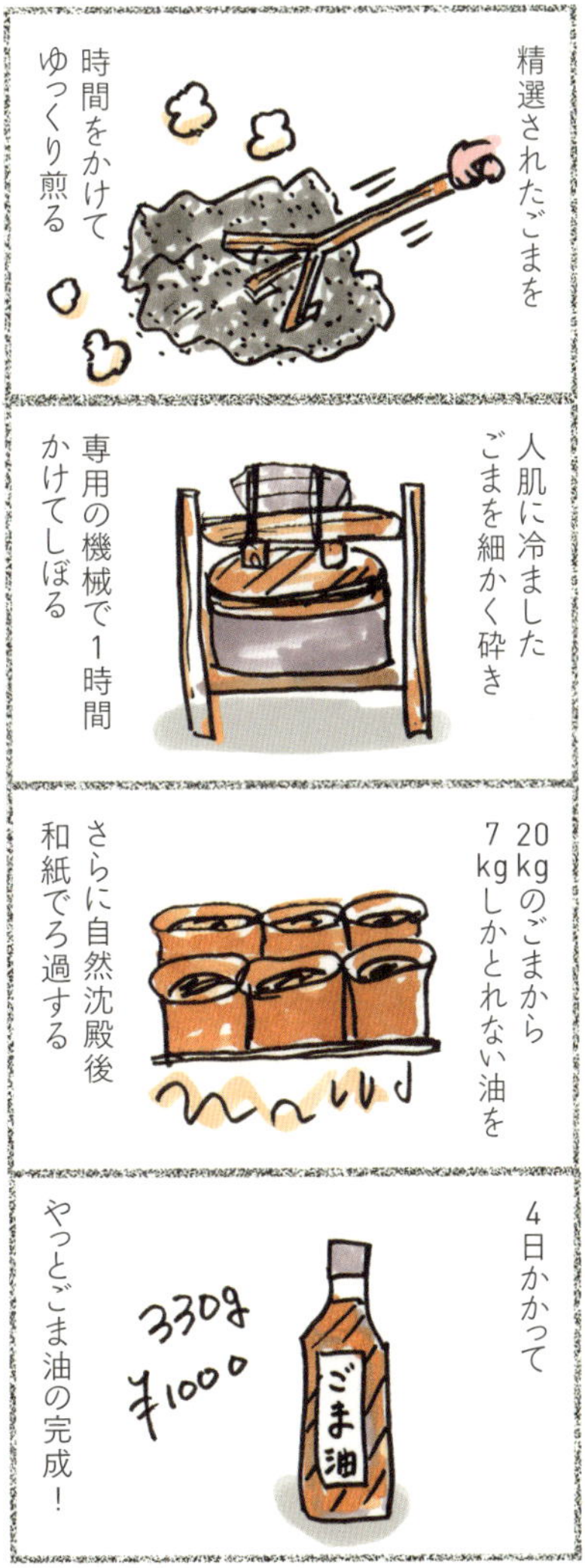
精選されたごまを
時間をかけて
ゆっくり煎る
人肌に冷ました
ごまを細かく砕き
専用の機械で1時間
かけてしぼる
20kgのごまから
7kgしかとれない油を
さらに自然沈殿後
和紙でろ過する
4日かかって
330g
¥1000
ごま油
やっとごま油の完成！

17

白砂糖は、百害あって一利なし 甘みは「みりん」や「黒砂糖」から摂る

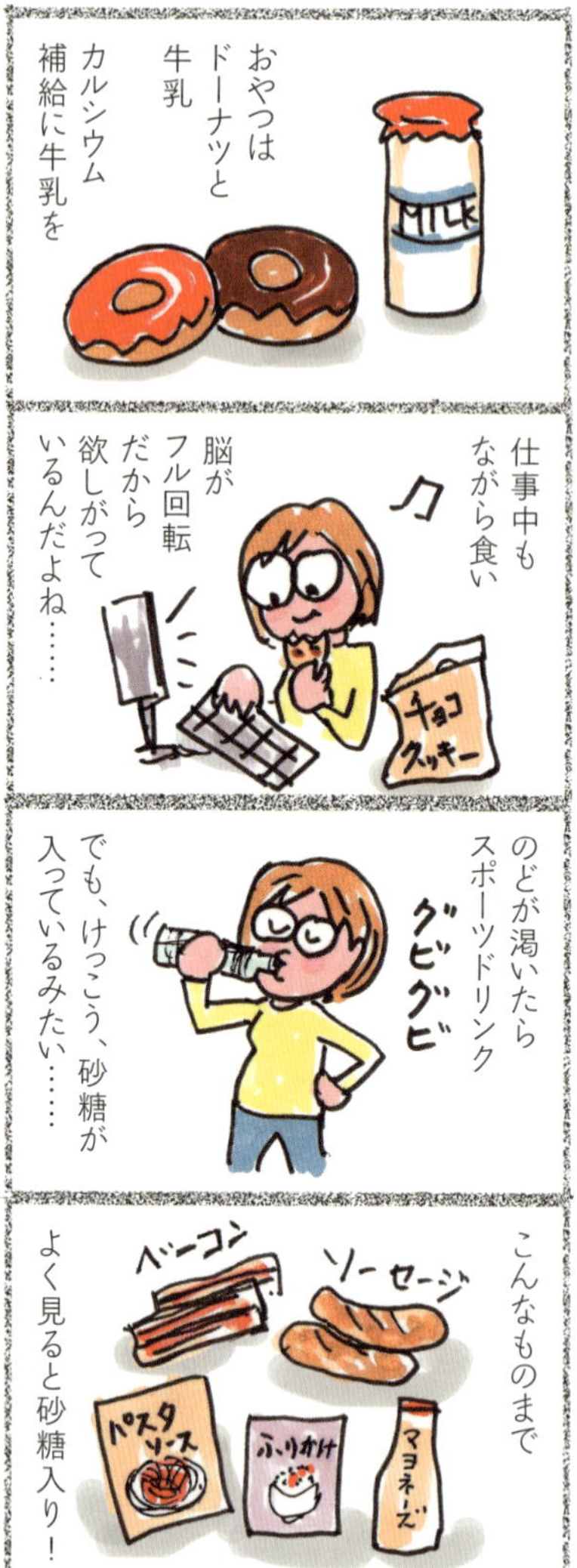
おやつはドーナツと牛乳
MILK
カルシウム補給に牛乳を
仕事中もながら食い
脳がフル回転だから欲しがっているんだよね……
チョコクッキー
のどが渇いたらスポーツドリンク
グビグビ
でも、けっこう、砂糖が入っているみたい……
こんなものまで
ベーコン
ソーセージ
パスタソース
ふりかけ
マヨネーズ
よく見ると砂糖入り!

〝カルシウム不足〟を招く黒幕「白砂糖」

食養では、基本的に砂糖は使いません。

私は子どもの頃から、「砂糖菓子」などはまったく口にしませんでした。

そんなわけで、甘いものを食べなくても全然つらくないのですが、多くの人は、砂糖が体に悪いと知っていても、食べたくなることがあるようですね。

砂糖、とくに「白砂糖」を使わないのには理由があります。

それは、カルシウムの摂取と関係があるからです。

日本人の体に合ったカルシウム源としては、例えば切り干し大根や海藻、ごま、小魚などがあります。これらを食べるときには、クエン酸を含む酢のものや梅干しなども添えると、体内にたくさんのカルシウムを吸収させることができます。

けれども、じつはせっせせっせとどんなにカルシウムを補っても、砂糖を摂りすぎてしまっては元の木阿弥《もくあみ》になります。

特に、お菓子などにふんだんに使われている白砂糖がいけません。

砂糖（しょ糖）が体内で分解されるときには、血中のph調整やカルシウムとリン濃度のバランスを保つために、体内のカルシウムが使われ、そして尿とともに排泄されてしまいます。この体内とは骨や歯、筋肉などです。これこそが、「大切な体のカルシウムが、食べた砂糖によって失われてしまう」仕組みです。

また、サトウキビなどからとれる砂糖の原料を精製した白砂糖は、その精製の過程でさまざまな化学薬品を大量に使い、本来サトウキビに含まれていたビタミンやミネラル等の栄養素も失われています。このようなものは、「食品」というよりは「化学薬品」と考えたほうがいいでしょう。

「脳のエネルギー源はブドウ糖のみ」ということで、「脳のエネルギー補給には砂糖を摂るとよい」と言う人もいますが、ご飯（お米）のような炭水化物をしっかり食べれば、ブドウ糖はちゃんと摂取できます。

糖尿病や肥満はもとより、しょ糖を分解するために必要なビタミンB1やカルシウムなどが不足することによる弊害、またアレルギー疾患にも関係があるなど、砂糖はいわば万病のもと。

砂糖を断つことで、かなりの体調不良が改善されるのではないでしょうか。

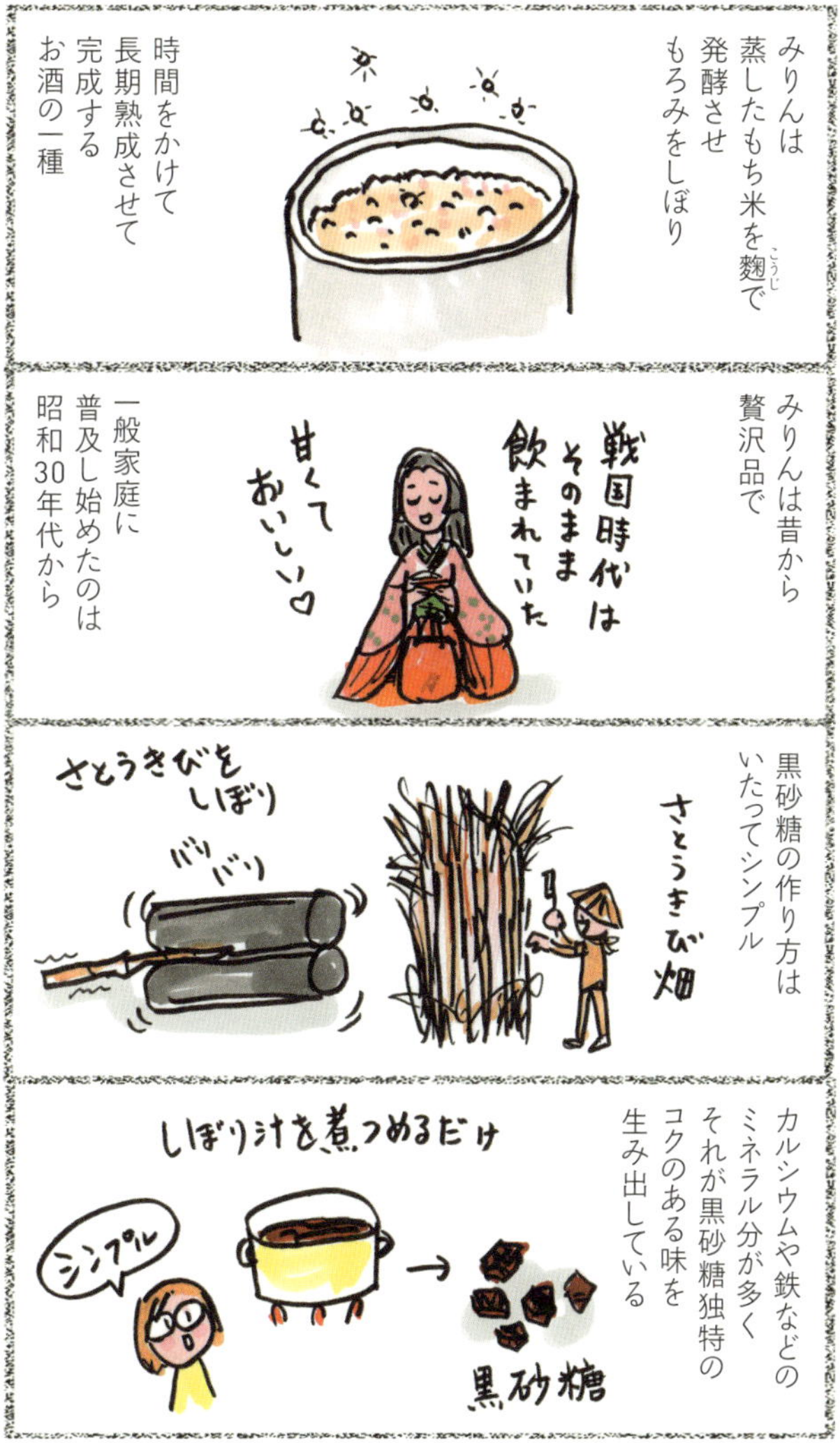

みりんは
蒸したもち米を麹《こうじ》で
発酵させ
もろみをしぼり
時間をかけて
長期熟成させて
完成する
お酒の一種
みりんは昔から
贅沢品で
戦国時代は
そのまま
飲まれていた
甘くて
おいしい♡
一般家庭に
普及し始めたのは
昭和30年代から
黒砂糖の作り方は
いたってシンプル
さとうきび畑
さとうきびを
しぼり
バリ
バリ
カルシウムや鉄などの
ミネラル分が多く
それが黒砂糖独特の
コクのある味を
生み出している
しぼり汁を煮つめるだけ
シンプル
黒砂糖

国産、天然の甘みを取り入れる

いきなり砂糖を断つのは難しいということもあるでしょう。そんなときは、「白

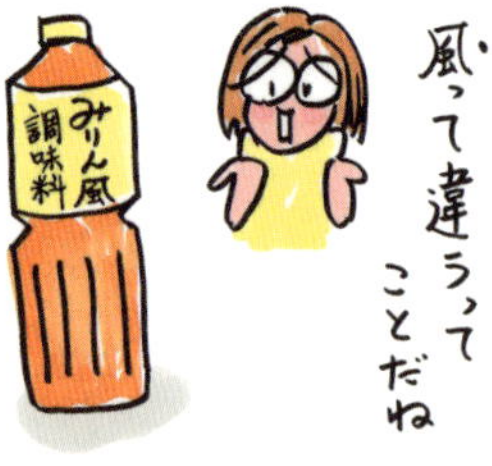

砂糖」の代わりに「黒砂糖」を使うといいですよ。

血糖値の上昇下降が激しい白砂糖と違い、黒砂糖のような精製されていない砂糖は、ゆっくりと消化されるので、血糖値の上昇下降もゆっくりです。

精製されていない黒砂糖には、カルシウムが、白砂糖の240倍も含まれています。

白砂糖が分解排出するときには、体内のカルシウムが消費されてしまいますが（111ページ参照）、黒砂糖は、失われるカルシウムをあらかじめ〝持参〟しているんですね。

白砂糖以外の甘味料として、ほかにも「きび砂糖」「はちみつ」「メープルシロップ」などがありますが、カルシウム含有量は黒砂糖がダントツです。

また、料理に甘みが欲しいときには、「日本酒」や「本みりん」を使いましょう。

ただし、みりんの風味に似せて旨味調味料や砂糖その他を加えた「みりん風調味料」なるものがありますが、これは本物のみりんとはまったく別ものなので、裏のラベルに注意して購入しましょう。

もうひとつ、「果物」で甘さを味わうという手もありますね。昔は、果物を「水菓子」といって、食事の後のデザートとして食べていました。季節の果物で、天

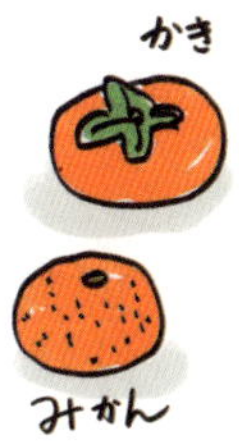

然の「甘さ」を味わいましょう。

果物は、日本で昔から食べられている柿、みかん、梨、ぶどう、いちじくなどの果物で、国産のものを選びましょう。ちなみに、今どきの果物は品種改良が重ねられた結果、昔に比べてかなり甘さが増しています。冷えを防止する意味も含め、共に食べ過ぎには注意したほうがよいでしょう。

18

毎日の食事に欠かせない旬の野菜とその効能

野菜類は、神様、いわば自然が与えてくれる、私たち動物の命を支える贈り物と考えましょう。人知の及ぶ範囲はしれたもので、深奥の作用は計り知れません。ですから、毎日の食事では、そのときの「旬」の野菜を摂りましょう。今は、ハウス栽培のおかげで、旬とは関係なく野菜が楽しめますが、ビニールハウスで外国から買った石油を燃やし、真冬に夏野菜を作るなんて不自然ですね。人も植物と同じく季節と共に生きているのです。

春

「春」の野菜は芽吹きの香り

昔から「春には苦みを盛れ」といわれます。この苦みが、体を冬から春へと目覚めさせてくれます。冬眠から目覚めた熊も、まず最初に、ふきのとうを食べて体をリセットするそうです。

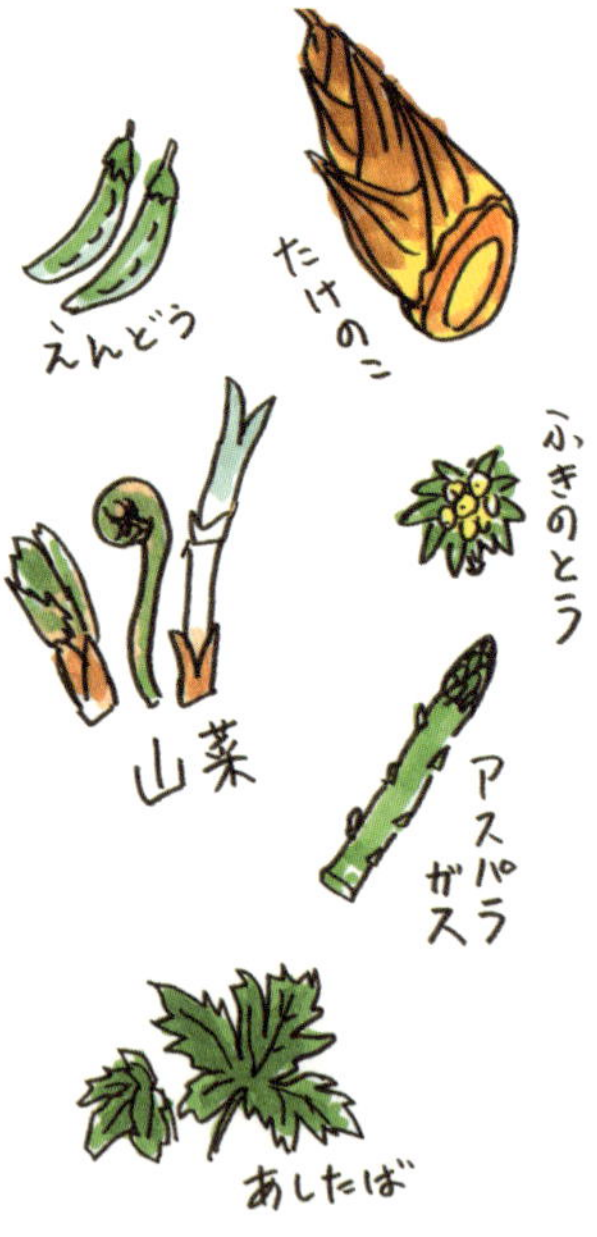
えんどう
たけのこ
ふきのとう
山菜
アスパラガス
あしたば

夏

「夏」の野菜は体を冷やしてくれる

夏野菜には、ほてった体を冷やしてくれる作用があります。

汗をかくことで不足しがちな水分とカリウムが豊富な野菜の登場です。

トマトやキュウリなど生で食べられるものも多く、熱に弱い酵素を摂りやすいのがうれしいですね。

そんな自然からのプレゼントをしっかりもらって、熱中症や夏バテ知らずで夏を乗り切りましょう。

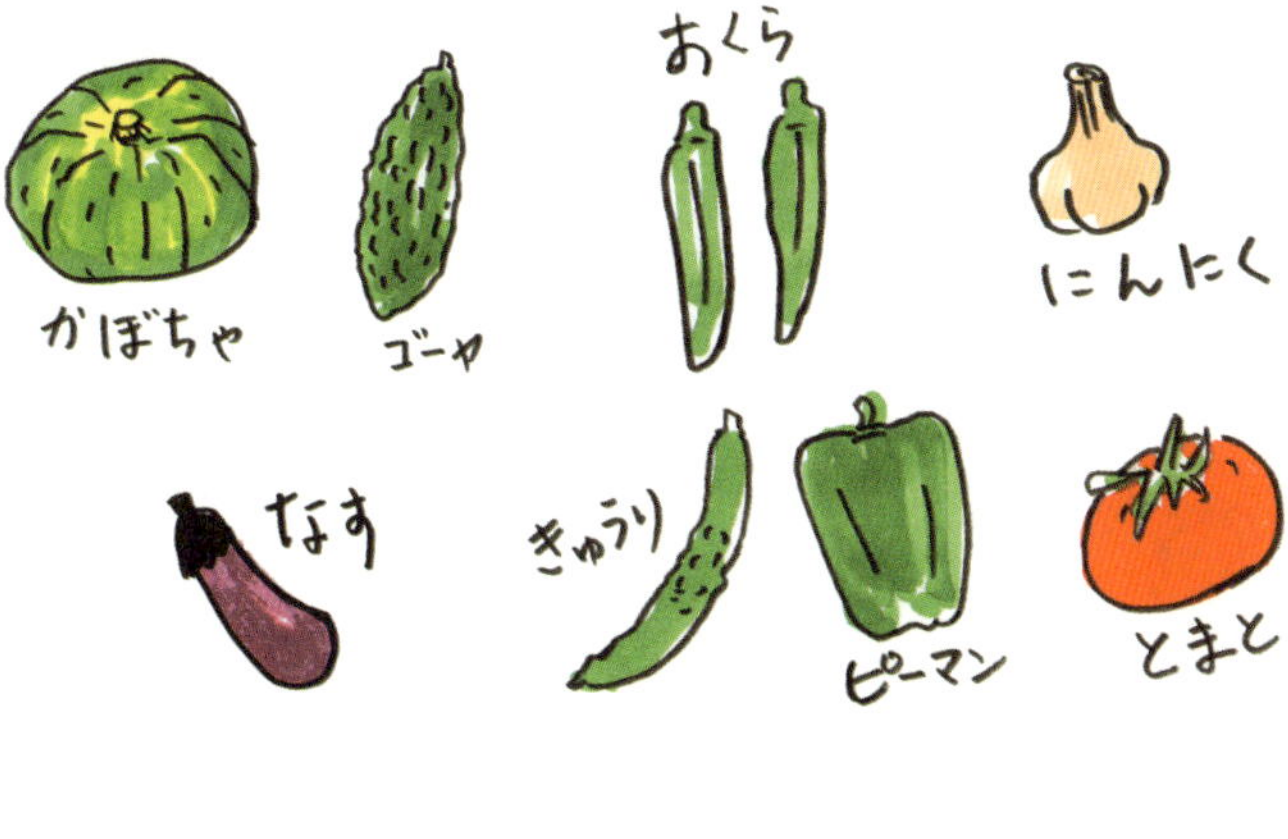

秋

「秋」の野菜は栄養素がみっちり

春から夏にかけて成長した植物が、子孫を残すために球根や実をつける秋。大地の恵みに舌鼓を打ちながら、寒い季節を乗り切るために必要な栄養素を、秋の野菜からはたくさん摂ることができます。

冬に備えるための体づくりだと考えて、日々の食事のメニューに秋の野菜を加えていきましょう。

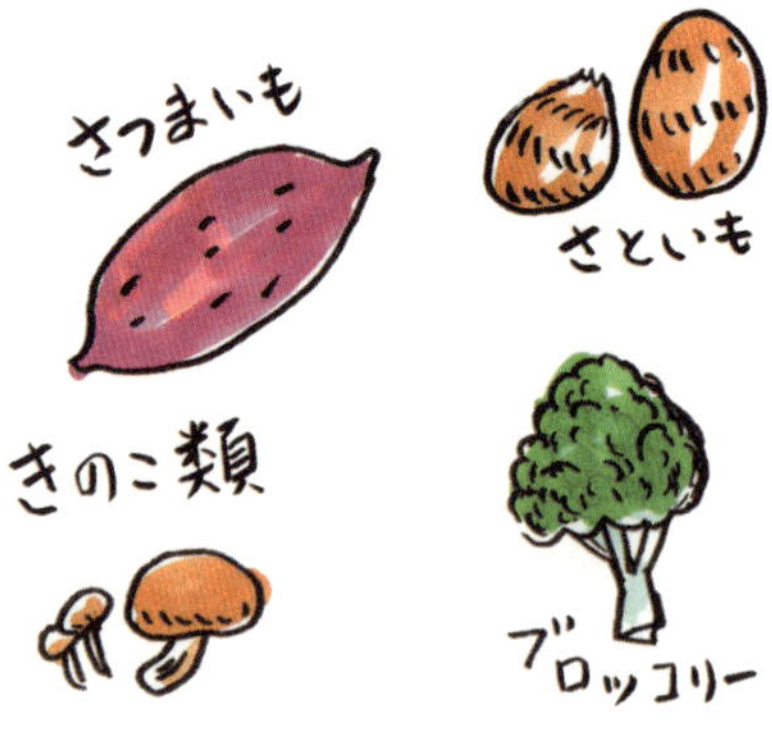

さつまいも
さといも
きのこ類
ブロッコリー

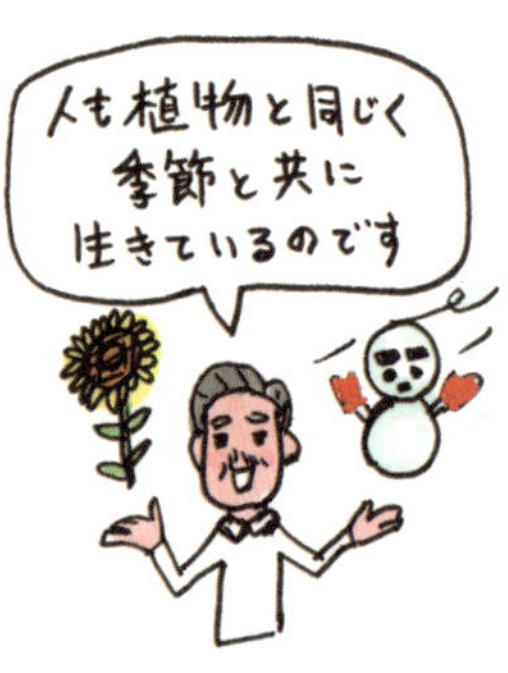

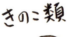

人も植物と同じく季節と共に生きているのです

冬

体を温めてくれる「冬」の野菜

冬野菜には、血のめぐりを良くして体を温め、抵抗力を高めてくれる作用があります。

特に地中に根をはる、ごぼう、にんじん、大根などの根菜類は、「温め効果」抜群。

ねぎやほうれん草、白菜などは、寒さにさらされると糖度が上昇して、ほんのり甘みが増し、いっそう美味しくいただけます。

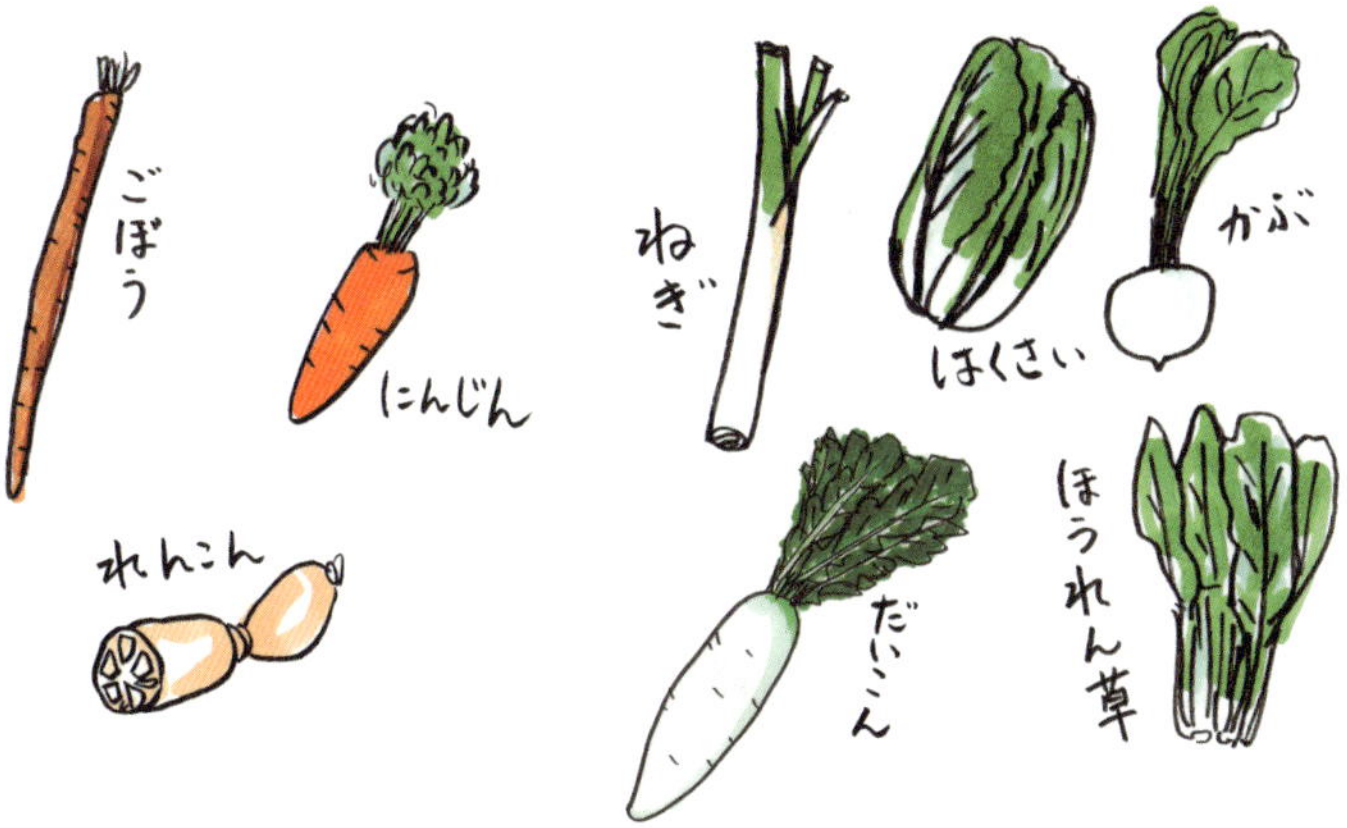
ごぼう
にんじん
ねぎ
はくさい
かぶ
ほうれん草
だいこん
れんこん

19

体を温めてくれる「根菜類」
血液をつくってくれる「緑の葉野菜」

大地の恵み「根菜類」の力

前項でもお伝えしましたが、その野菜の持つ力がもっとも豊かに得られるときに摂るのが私の食養の基本です。

とりわけ、根菜類と葉野菜はその効能を知っておいていただくといいでしょう。

太陽のエネルギーを地下で蓄える根菜類には、体を温める作用があります。地中で育つにんじん・ごぼう・れんこんなどは、保存性や、蓄えた養分などが、空中で育つなすやきゅうり、トマトなどとは異質のものです。とくに低体温の人や冷え性の人は、積極的に食べてほしいものです。

根菜類は秋から冬にかけて成熟して〝旬〟を迎え、それを食べて寒さに備える——まさに自然界のなせる業、人間の知恵ですね。東北の人々が寒い時季に「芋煮会」をやるのは、実に理にかなっているわけです。芋煮会なんて、沖縄ではまずやりませんから。ここでよく摂る根菜類4つの特徴についてお伝えしておきましょう。人間の浅い知見などをはるかに超えた野菜のエネルギーを信じましょう。

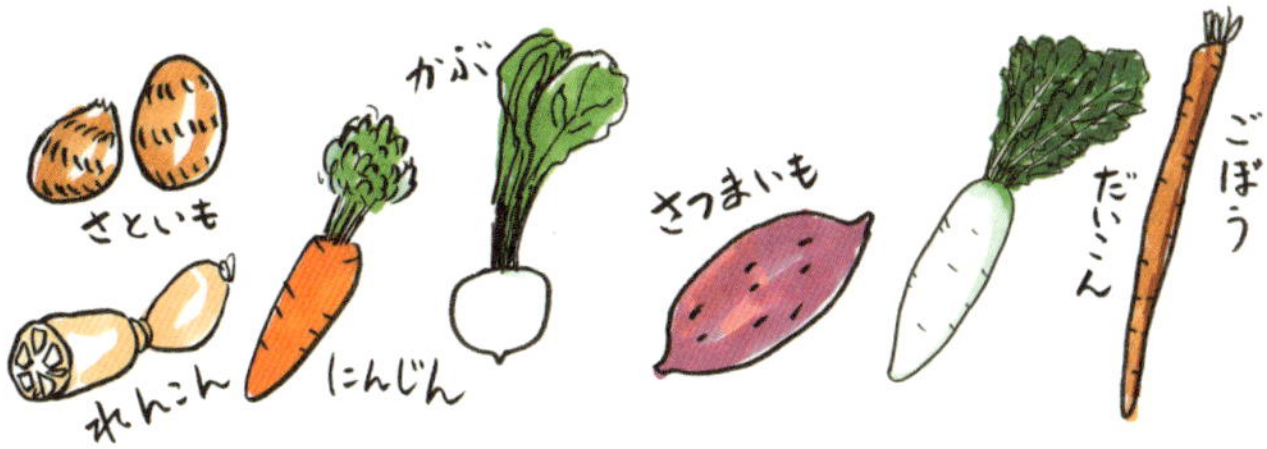

にんじん

ビタミンAを生成するカロチンを大量に含んでいます。カロチンは油に溶けることで吸収されやすくなるので、皮ごと炒めて、キンピラにして食べるのが最も効率のよい食べ方です。

ごぼう

カリウム、カルシウム、マグネシウムのほか、亜鉛、胴、マンガンなどのミネラルを含み、食物繊維も豊富。ごぼうも皮付きのまま、斜めに切ってから、細切りに。水にさらす必要はありません。

大根

煮て良し、生で良し、漬けて良し、干して良し。寒い時季には〝野菜の王様〟のような存在です。明治時代に消化酵素「ジアスターゼ」が発見される前から、大根おろしは消化によいことが知られていました。大根も皮をむかずに料理します。

レンコン

太陽からもっとも遠いところで蓄えられた成分は保存性が高く、生命力の強い分子です。粘膜を保護する機能（例えば胃炎）などの卓効があります。

肝臓にやさしい〈「キンピラごぼう」のつくり方〉

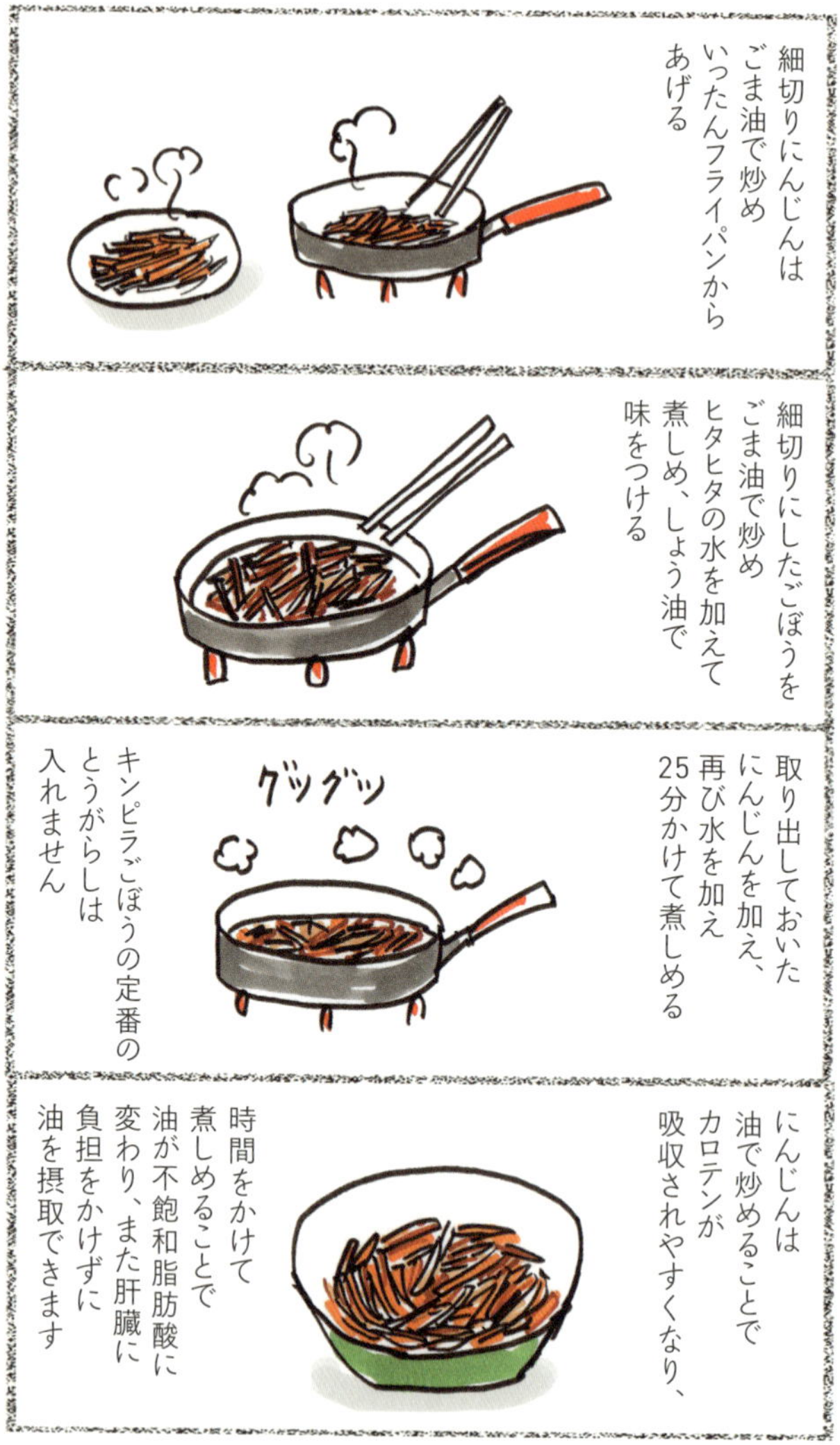
細切りにんじんは
ごま油で炒め
いったんフライパンから
あげる
細切りにしたごぼうを
ごま油で炒め
ヒタヒタの水を加えて
煮しめ、しょう油で
味をつける
取り出しておいた
にんじんを加え、
再び水を加え
25分かけて煮しめる
グツグツ
キンピラごぼうの定番の
とうがらしは
入れません
にんじんは
油で炒めることで
カロテンが
吸収されやすくなり、
時間をかけて
煮しめることで
油が不飽和脂肪酸に
変わり、また肝臓に
負担をかけずに
油を摂取できます

「不飽和脂肪酸」は消化吸収しやすい油脂です。

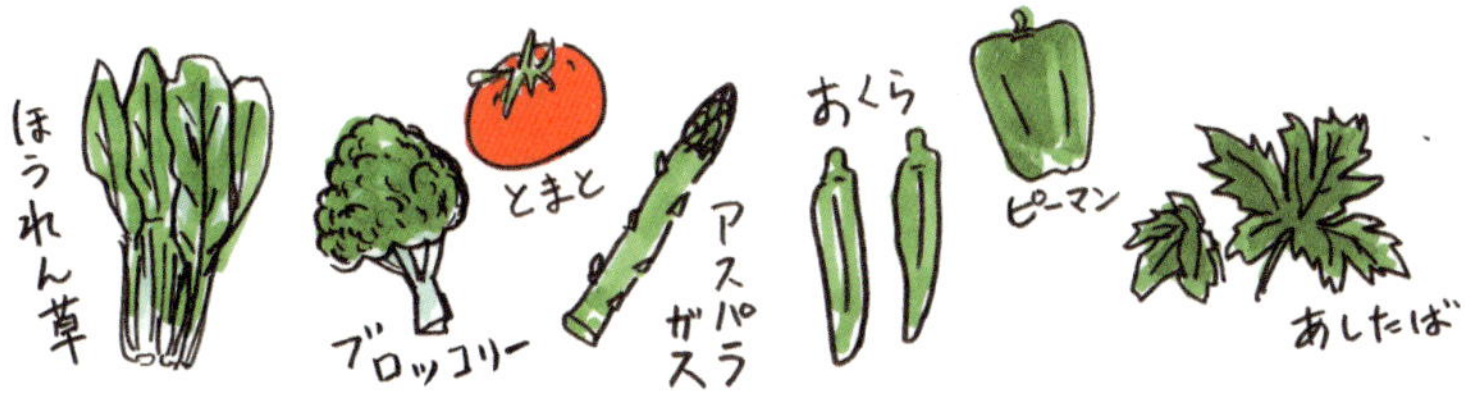

「緑の葉野菜」から「赤い血液」がつくられる

ふるさと村では、伊豆特産の明日葉《あしたば》をよく食べます。

「今日、葉を摘んでも明日には新しい葉が出てくる」というその名の由来通り、濃い緑色の生命力あふれる野菜です。

この明日葉やほうれん草、小松菜などの青菜類に代表される「緑の葉野菜」の緑色は、「葉緑素（クロロフィル）」の色です。

私たちは葉緑素によって生かされています。地球上の生命の大部分が、「緑」で生存しています。最大の動物といわれるアフリカ象、バッファロー、キリンなども、その頑丈な体を緑の野菜を摂ることでつくり、生命を維持しています。


この植物の葉緑素と私たちの赤血球（ヘモグロビン）は、分子構造がとても似ているのですが、実はその働きまでよく似ています。

葉緑素と人の血液の化学構造式はCとH・Oの配列がまったく同じで、核となる元素が血液はFe、葉緑素はMgと異なることがその理由です。

そのためか、葉緑素は「緑の血液」といわれるのですが、ちょっと驚いてしまうようなことが、私たちの体内で起こっています。

赤血球が、呼吸により体内に取り入れられた酸素を全身に運搬する役割を担っているとはみなさんご存じかもしれません。

なんとこの赤血球は、私たちが緑の野菜を食べることによって体内に摂り入れられた葉緑素を材料にして、つくられているのです。

多くの動物たちが「緑葉の植物」を食べて生きているのも、これで大いに納得できるのですが、「緑」の葉緑素から「赤」い血が生まれる——生命の不思議さを実感させられますね。

シンプルに素材そのものを味わう
〈緑の葉野菜の食べ方〉

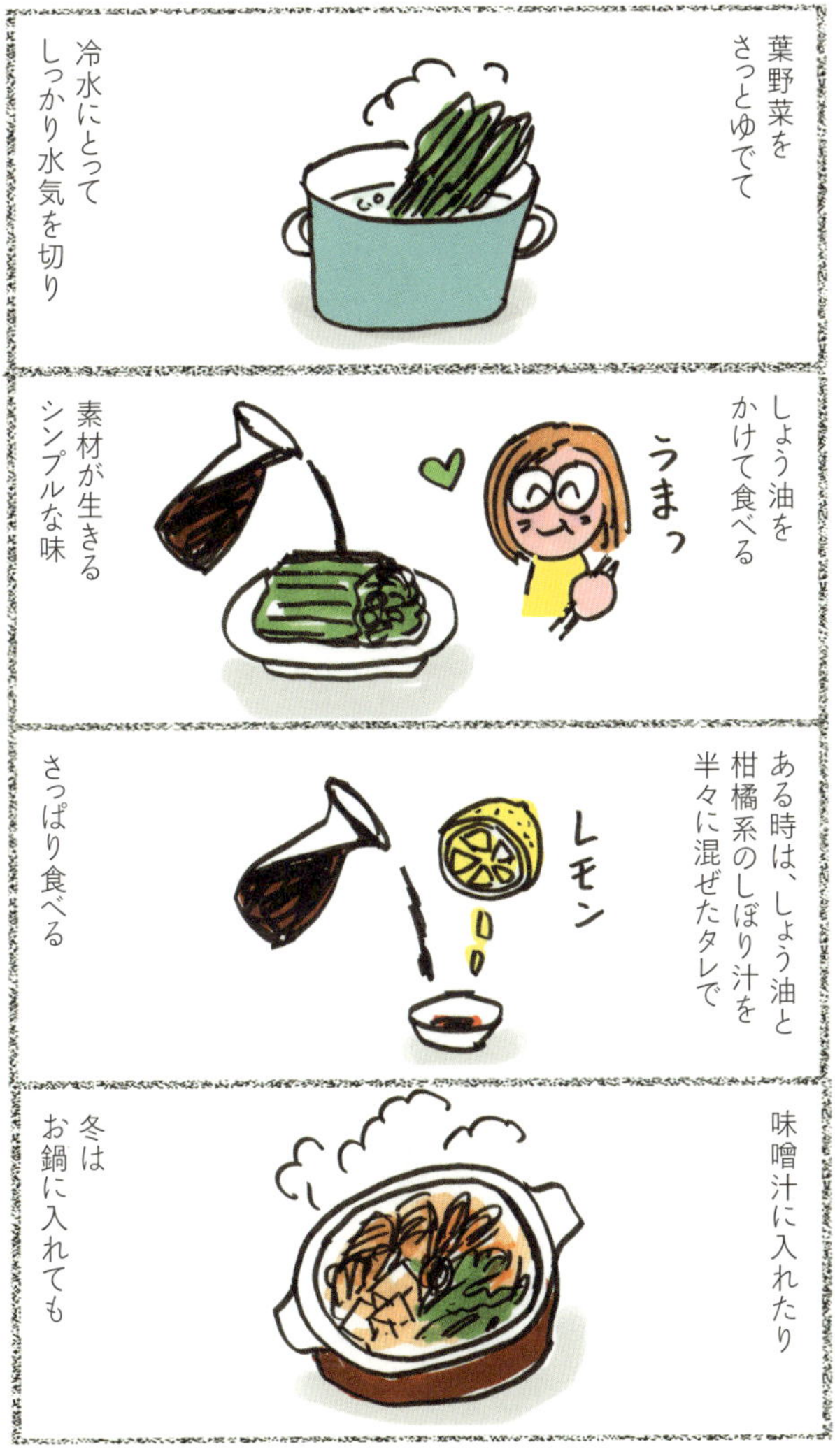

葉野菜を
さっとゆでて
冷水にとって
しっかり水気を切り
しょう油を
かけて食べる
うまっ
素材が生きる
シンプルな味
ある時は、しょう油と
柑橘系のしぼり汁を
半々に混ぜたタレで
レモン
さっぱり食べる
味噌汁に入れたり
冬は
お鍋に入れても

20

「朝の果物やシリアルは体にいい！」にひそむ落とし穴

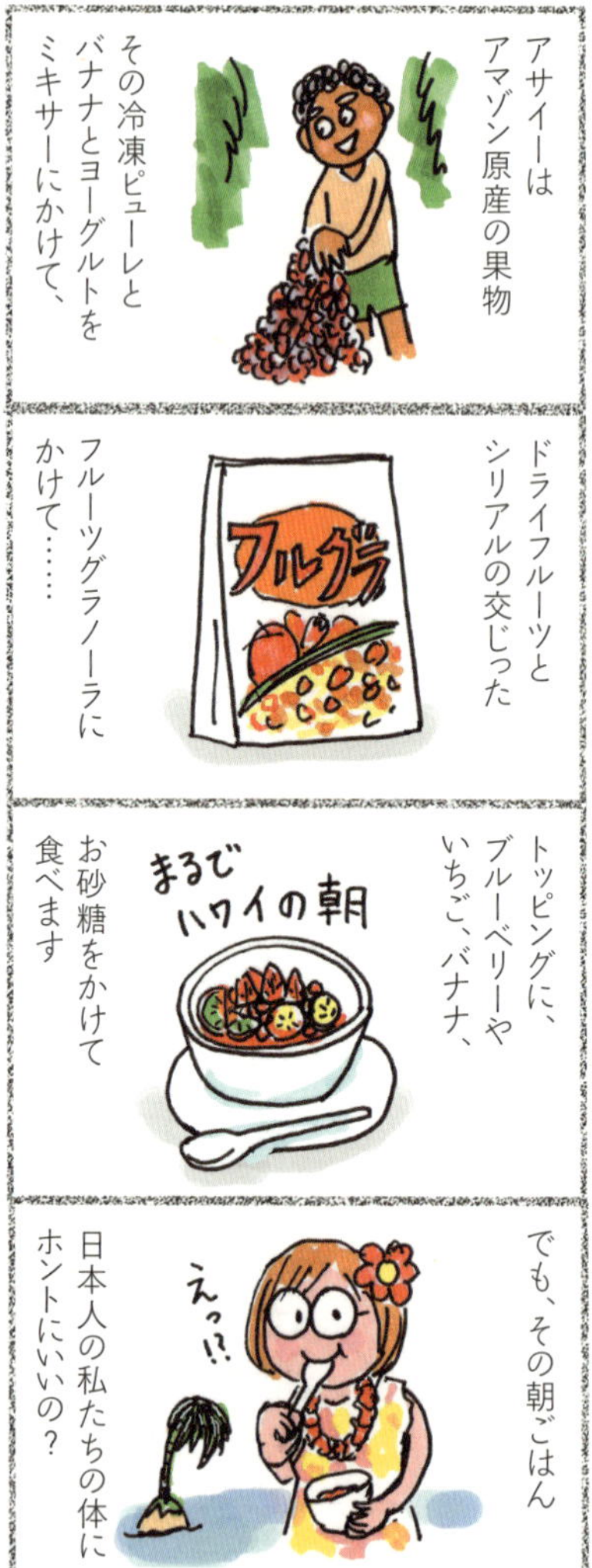
アサイーは
アマゾン原産の果物
その冷凍ピューレと
バナナとヨーグルトを
ミキサーにかけて、
ドライフルーツと
シリアルの交じった
フルーツグラノーラに
かけて……
フルグラ
トッピングに、
ブルーベリーや
いちご、バナナ、
お砂糖をかけて
食べます
まるで
ハワイの朝
でも、その朝ごはん
日本人の私たちの体に
ホントにいいの？
えっ⁉

おしゃれな「朝ごはん」……本当に体にいいかどうかは考えもの

「果物はビタミンたっぷりで体と美容にいい」からと、朝食に果物をたくさん摂る人も多いみたいですね。

実は果物は、「冷え性」を悪化させる食べ物なのです。
とくに女性には大敵です。

果物のほとんどは、暖かい南国で採れるもの。そういった食べ物には、「体を冷やす」働きがあります。緯度が南に行くほど主食が果物に変わります。

一方で、比較的寒い地域で採れる根菜類や一部の穀物には、体を温める作用があります。これはまさに、自然の摂理です。

ですから、バナナなど熱帯地域で育つ果物をはじめ農産物は、その地域に住む人々にとっては理にかなう「体に良いもの」であっても、日本人の体には必ずしも合っているわけではないということです。

私たちの体は長い時間をかけて、生まれ育った土、空気、水、季節に合った「食べ物」で命をつないできました。

食養では「身土不二（しんどふじ）」という言葉があります。
身土不二とは、「体（身）と環境（土）は切り離せない（不二）」という意味です。
日本人には「日本で採れた旬のもの」が、体に合うということです。

テレビや雑誌、インターネットなどで流れてくる情報やイメージにとらわれず、あくまで健康な人が、国産の果物をほどほどに楽しむくらいがよいでしょう。

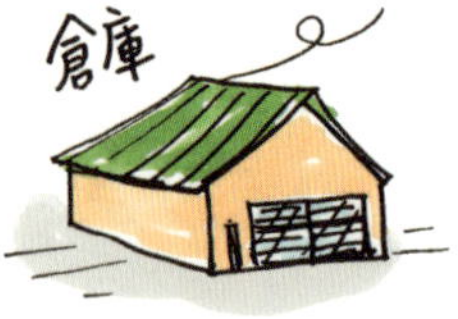

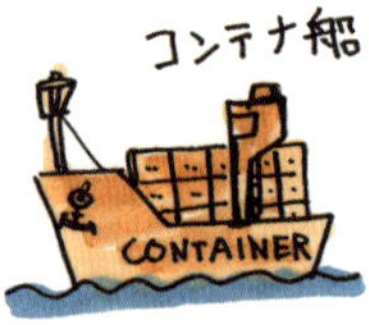

また、シリアルなどの穀物の加工商品の原料であるとうもろこしなどもほとんど外国産です。

もっとも外国産のものはみな良くないということではなく、「安全」に十分に配慮して作られ、保管され、運ばれているのなら、どこで作られていても、別にいいわけです。

しかし、長期間にわたる船での輸送や、ときには数年にもおよぶ倉庫での保管に耐えられるように、防カビ剤やガス燻蒸《くんじょう》、虫除けの農薬が大量に使われていることが多いのが現状です。

こうした収穫後の農産物に使用する農薬や添加物等は「ポストハーベスト」と呼ばれ、食をめぐる大きな問題のひとつになっています。

生産国によっては、薬剤の基準が明確に決まっていないので、なおさら注意が必要です。かつて中国から輸入されたほうれん草から、日本の規制値の何倍もの農薬が検出された例もあります。

（じつは家畜の飼料にも、ポストハーベストが使われています。「それなら国産の肉なら安心なのでは」と思われるかもしれませんが、日本で産まれ育つ家畜もその90％が〝輸入飼料育ち〟。考えてみたら、牧場にある大きなサイロで長期間保管されている飼料にカビも生えないなんて、おかしな話です）

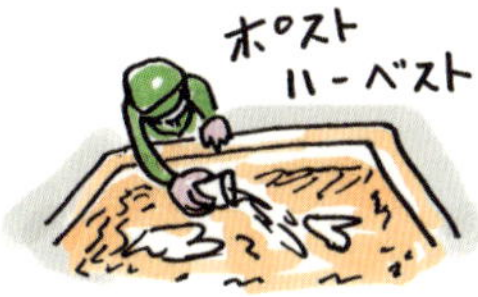

シリアルに入っているドライフルーツもほとんどが輸入品で、その多くは漂白剤や酸化防止剤などの添加物が使われていることも覚えておきましょう。

21

「海藻類」は日本人の体に不足しがちなアルカリ性成分を補ってくれる栄養食

ミネラルを多く含み、代謝を活発にしてくれる効果も

毎日の食事で何かしら海藻を摂るようにしてみてください。

もちろんふるさと村の食事では欠かしません。

生命の起源は〝海〟。人類も含むすべての生物の祖先は海の中で生きていました。

人間の血液のミネラルバランスが、海水のそれと酷似していることもその表れでしょう。

その海水の中で今も生きている海藻類は、まさに〝人間に必須のミネラルの宝庫〟。生命を保つために大切なものです。

そもそも、のりやわかめは、万葉集にも詠まれているくらい、歴史の長い食べ物です。

古来、海藻を食べる沿岸地域の住民に、高血圧、動脈硬化の患者が少なく、長生きする人が多いのは、海藻類が老化防止の働きをしているからといわれています。

のり、わかめ、こんぶ、ひじきのような海藻類に共通した最大の特長は、優れた強アルカリ性食品であること。土地柄アルカリ性成分が不足しがちな日本人にとって、欠かせない存在です。カルシウムをはじめ、カリウム、ナトリウム、鉄などのミネラルを多く含み、新陳代謝を活発にしてくれて、血液、体液を微弱アルカリ性に保ってくれています。

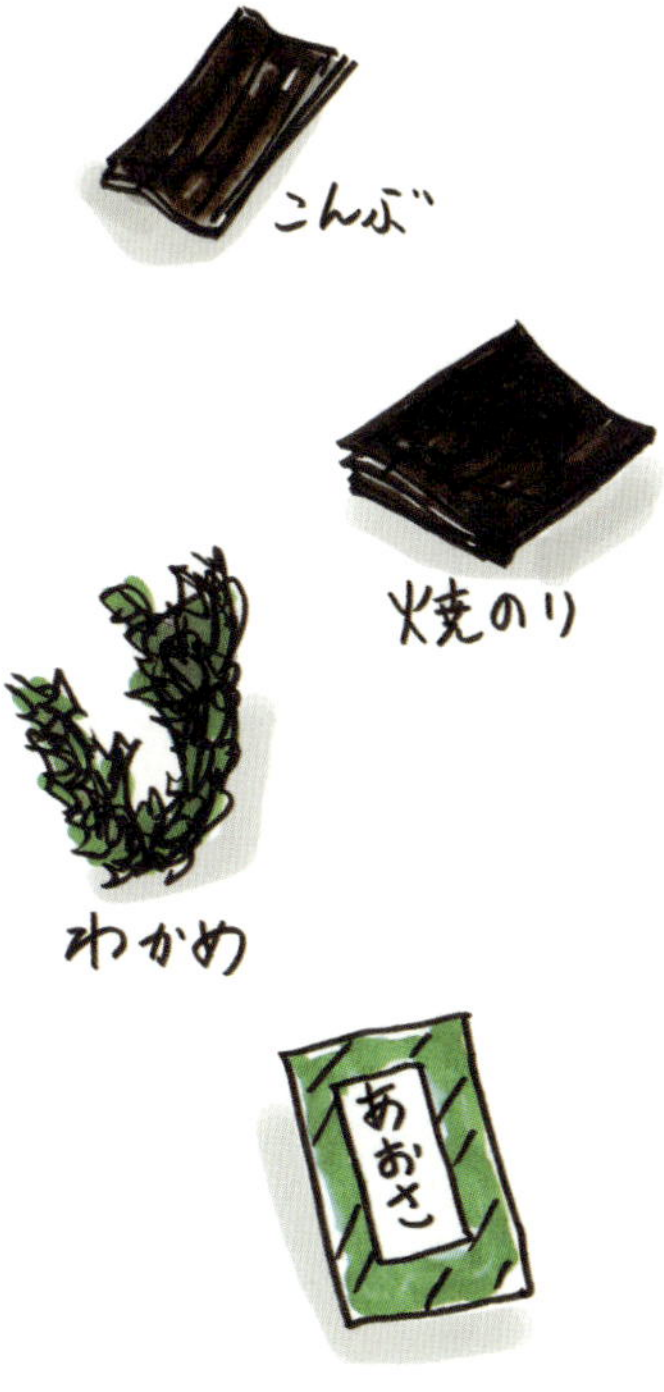

ふるさと村では、市販のカットわかめは使いません。三浦半島の網元から取り寄せている、太陽エネルギーを使った「天日干し棒わかめ」を使っています。毎日食べる味噌汁には、具はなんであれ、必ずわかめを入れています。

海藻類のなかでも「焼きのり」は、手軽に食べられる乾物ナンバーワンでしょう。「のり」はカルシウムやタンパク質、葉酸を多く含む、栄養価の高い食べ物です。

日本人の腸には、海藻を分解する酵素があることが発見されていますから利用しない手はありませんよ。

〈鉄分豊富な「ひじきの煮物」〉

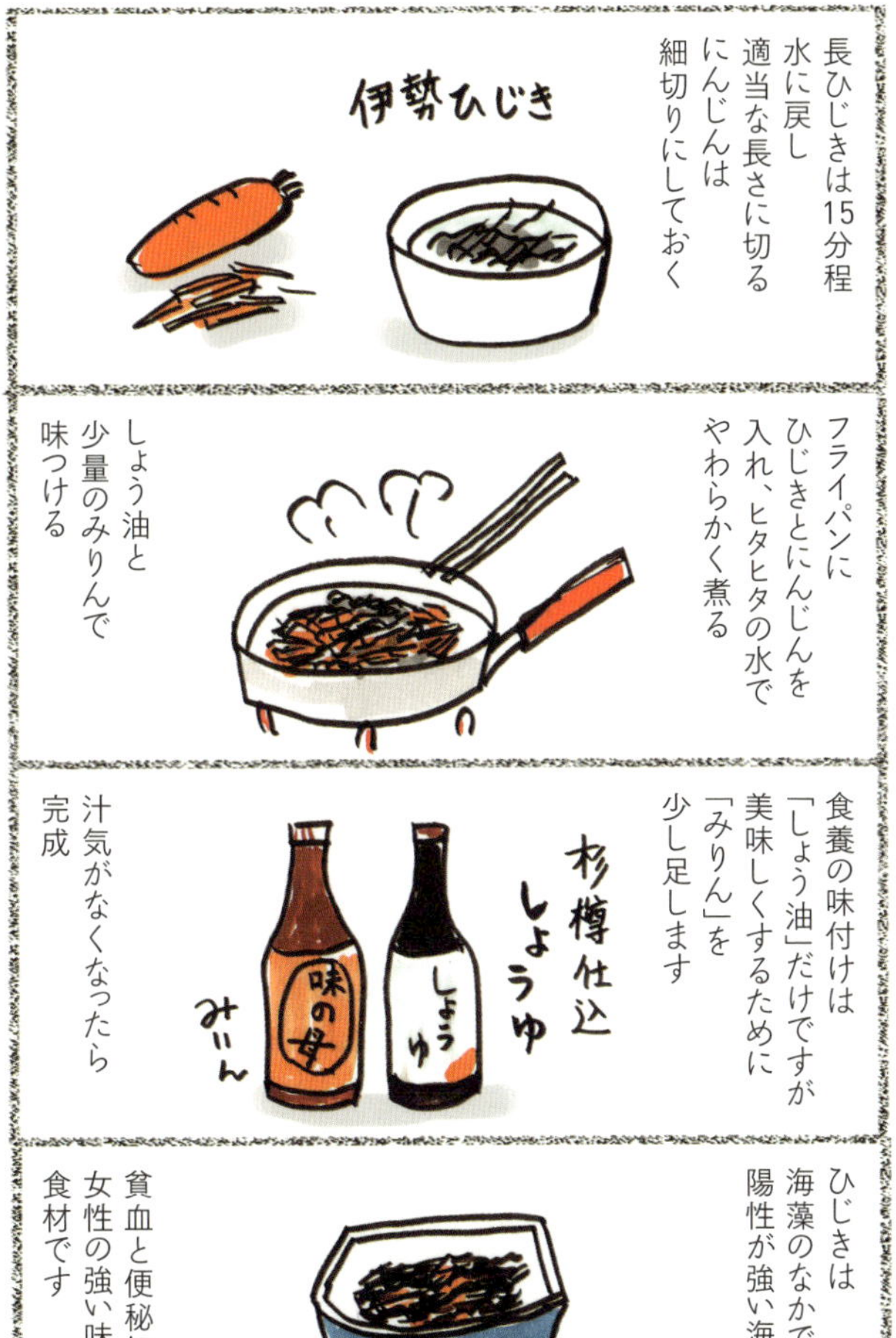
長ひじきは15分程
水に戻し
適当な長さに切る
にんじんは
細切りにしておく
伊勢ひじき
フライパンに
ひじきとにんじんを
入れ、ヒタヒタの水で
やわらかく煮る
しょう油と
少量のみりんで
味つける
食養の味付けは
「しょう油」だけですが
美味しくするために
「みりん」を
少し足します
杉樽仕込
しょうゆ
しょうゆ
味の母
みりん
汁気がなくなったら
完成
ひじきは
海藻のなかで最も
陽性が強い海藻
貧血と便秘に効く
女性の強い味方の
食材です

油で炒めないのが、ふるさと村流。
やわらかくて、コクのある旨味たっぷりの「ひじきの煮物」です。

22

長生きのもと「菌類（キノコ）」はシンプルに食す

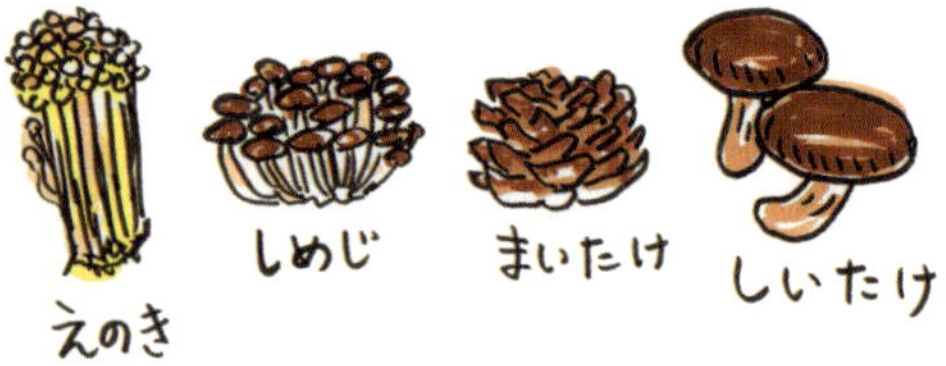

猿も大好物の菌類は良質なタンパク源

かれこれ40年以上も前になるでしょうか。長野県の山間の小さな集落を訪れる機会がありました。

山の中にある断崖絶壁の道の先、まさに秘境と呼べるようなところに、わずかな世帯が集まった村です。

そこでの暮らしは、林業としいたけ栽培が主な収入源という細々としたものでしたが、「主食の半分がしいたけ」という食生活にも驚きでした。

それも、主に炭火で焼くだけという調理法。しいたけの裏側に塩をなすりつけ、火であぶって、うっすらと汗をかいたようになった〝半生状態〟でいただくのです。これが実際、とてもおいしかった。私は今でも、ここで教わった「究極の焼き方」でしいたけを食べています。

「主食の半分がしいたけ」という粗食ですが、この小さな村のみなさんはとても健康で、長寿を誇っていました。

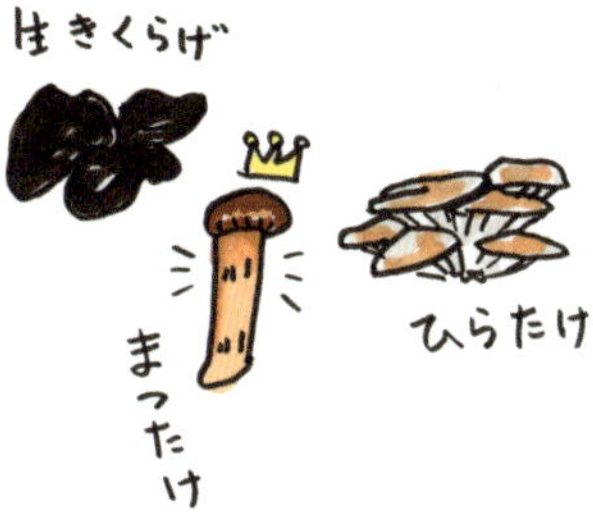

ちなみにその村では、山の中に原木を並べた「ホダ場」でしいたけを栽培しています。そのホダ場を見学させてもらったとき、真ん中だけくり抜かれ、ドーナツ状になったしいたけが地面のあちこちに散らばっているのを見かけました。

その〝犯人〟は、野生の猿でした。

彼らはしいたけの軸の部分だけ器用に食べ、残りは捨ててしまっていたのです。貴重な収入源を猿に荒らされた村の方たちには気の毒ですが、猿の器用さに感心した覚えがあります。

菌類は共通して食物繊維です。また植物性の良好なタンパク質の多いことも近年知られています。どんな料理にも合いますし、便秘症などにはすぐれた整腸剤にもなります。

菌類にはガンの抑止物質が含まれているといわれています。私は「しいたけの軸」のほうにも、それがたくさん含まれているのではないかと考えています。

野生の猿の「勘」は、私たち人間の比ではありませんからね。

〈究極のしいたけの食べ方〉

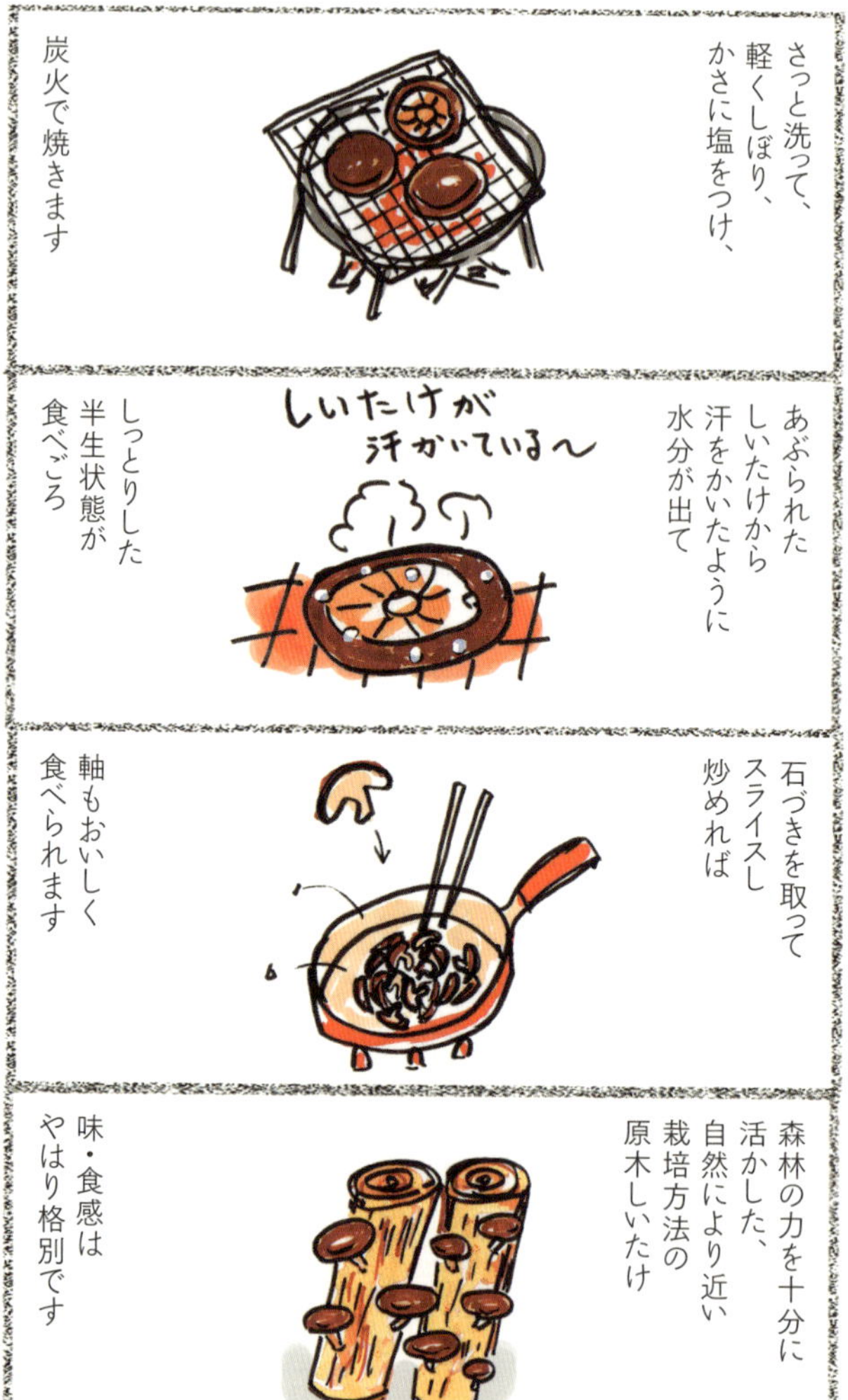
さっと洗って、軽くしぼり、かさに塩をつけ、
炭火で焼きます
あぶられたしいたけから汗をかいたように水分が出て
しいたけが汗かいている〜
しっとりした半生状態が食べごろ
石づきを取ってスライスし炒めれば
軸もおいしく食べられます
森林の力を十分に活かした、自然により近い栽培方法の原木しいたけ
味・食感はやはり格別です

ふるさと村でも、手のひらサイズのモノが採れます。

第2章 本来の「体の力」を目覚めさせる正しい食べ物とは？

23

先人の知恵が詰まった昔ながらの「乾物」「加工食品」

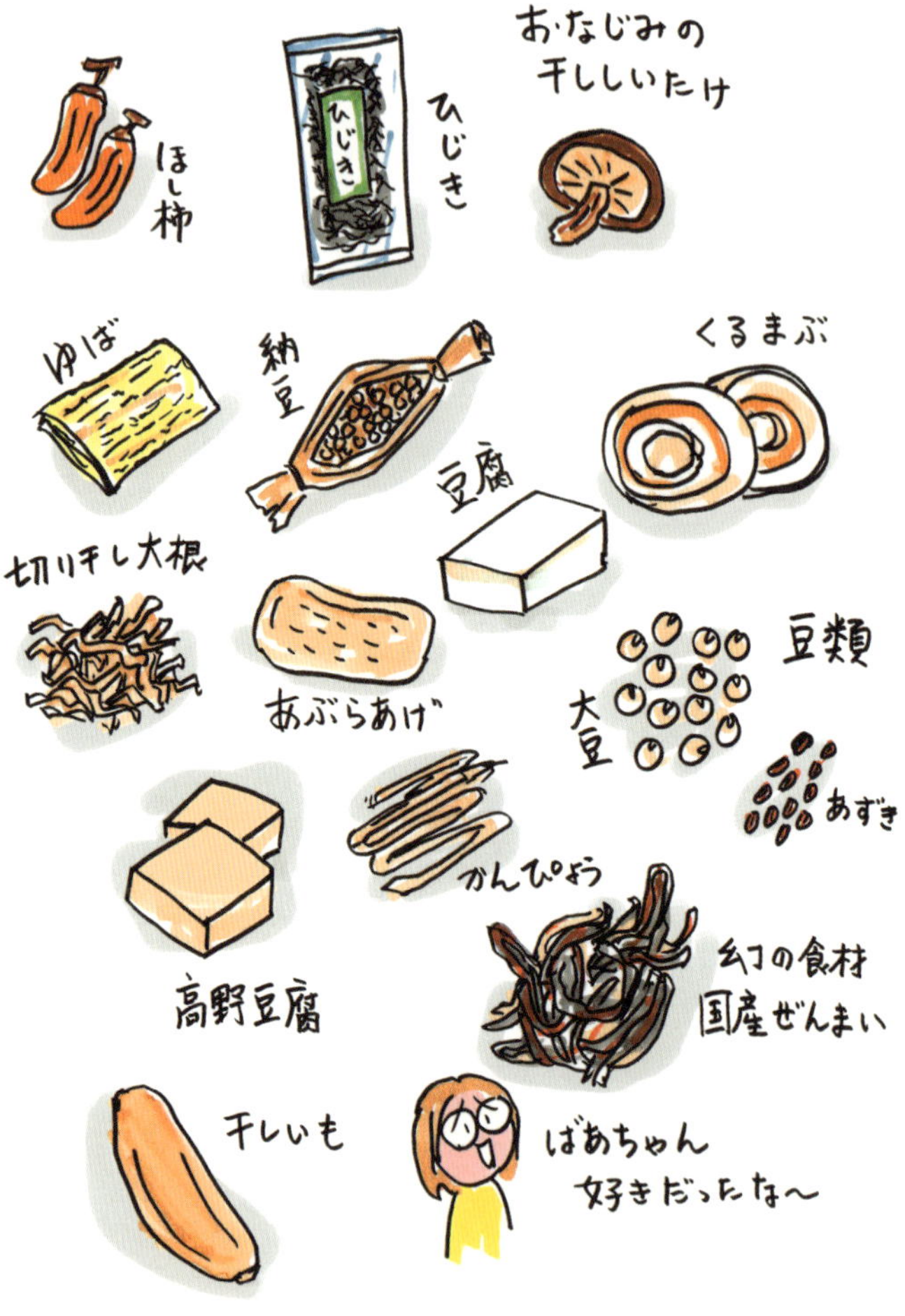

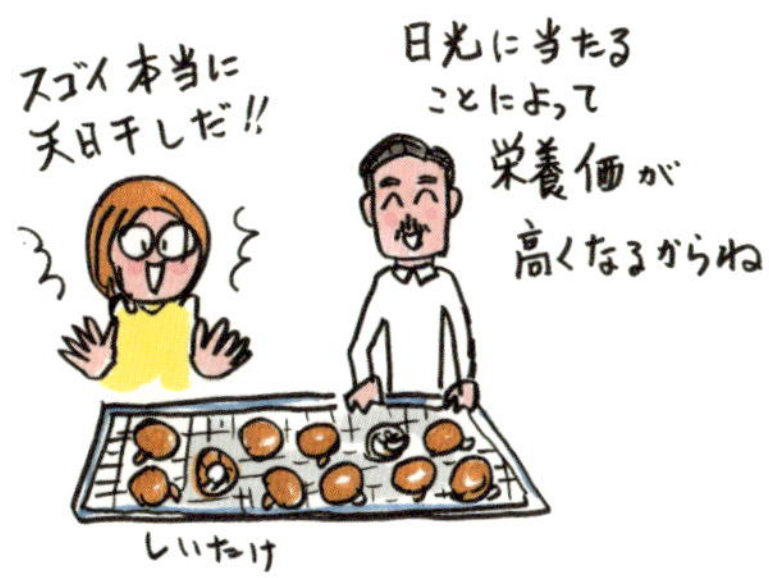
スゴイ本当に天日干しだ!!
日光に当たることによって栄養価が高くなるからね
しいたけ

製法に注意して毎日の食事に取り入れる

昔から日本人が食べてきた「乾物」は、地味な存在ですが、日本人の伝統と知恵がたくさん詰まっています。そしてこれらは「出汁」をとるのに欠かせません。日光にあたることによってビタミン類が生成され、乾燥によって、旨味と栄養が凝縮される――ふくよかな旨味に、栄養面・保存性にも優れた、健康食材の王様といえるでしょう。乾物は非常食にもなりますので、大いに利用してください。

ちなみに、乾燥しいたけは、生のものよりタンパク質は約6倍、カルシウムは3倍、ビタミン類は5～7倍に増えます。まさに、太陽の恵みといえます。

しかし、市販の「干ししいたけ」は、機械で乾燥させているだけなので、ビタミンの生成は期待できません。

市販品の「干ししいたけ」を買ってきたら、2～3時間でもいいので、天日干しをしてから使いましょう。ビタミンDの量が何倍にも増え、旨味も増します。

豆腐や油揚げ、納豆など大豆の加工食品も、日本の伝統的な食材ですが、今や原料の大豆のほとんどを輸入に頼っています。**できるだけ国産大豆を使った大豆製品を選び、また、昔ながらの製法を真面目に守っている、信頼のおける豆腐屋さんやメーカーから購入したいものです。**

出汁をとった後も活用する「ふるさと村の出汁」のとり方

ふるさと村では、干ししいたけと昆布で出汁をとります。

料理本のレシピには、沸騰する前に昆布を取り出すとありますが、私は、煮込んで、しっかり出汁をとります。昆布は毎日出汁に使うので、1年で相当な量を消費しています。

残った昆布は、ぬか床に入れます。そうして頃合いを見計らって取り出し、きざんで、酒のおつまみに……。出汁をとった後の干ししいたけは、スライスして、切り干し大根やひじきを煮るときに一緒に入れ、こちらも美味しく頂きます。

ちなみに「切り干し大根」の戻し汁も、甘みがあって大変美味しい出汁がとれますよ。

いまや、「再現できない味はない」といわれるくらい、どんな味でも人工的に作れる時代。もし、濃い人工の出汁に慣らされていて、天然の出汁が「物足りない」と思ったら、舌だけでなく、「五感」を使って味わってみてください。きっと美味しく感じられるはず。

体に良いものを食べて体質が変わると、自然に、カップラーメンやインスタントスープなどの人工的な味は刺激が強すぎて、食べられなくなります。

〈干ししいたけと昆布のお出汁〉

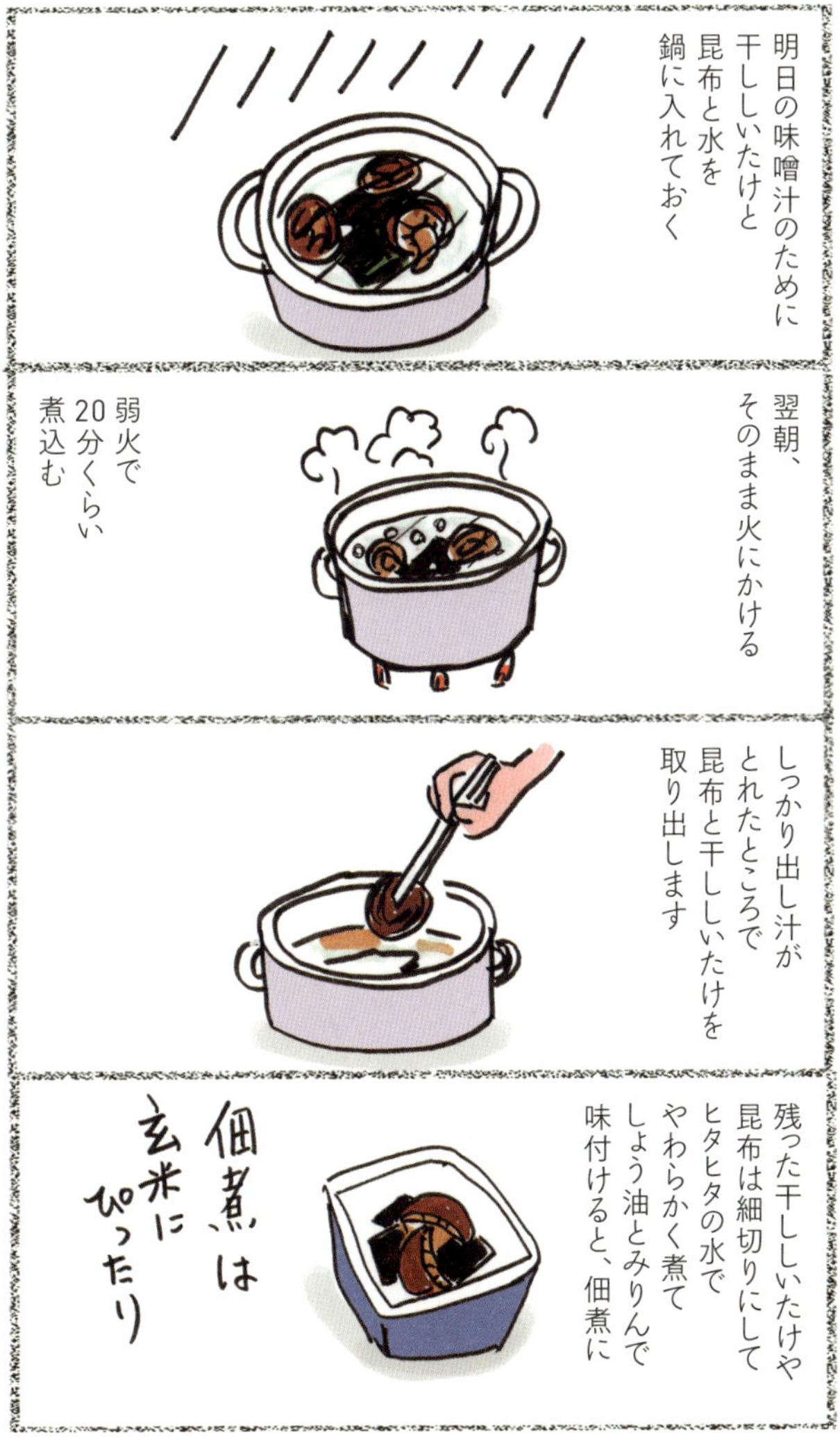
明日の味噌汁のために
干ししいたけと
昆布と水を
鍋に入れておく
翌朝、
そのまま火にかける
弱火で
20分くらい
煮込む
しっかり出し汁が
とれたところで
昆布と干ししいたけを
取り出します
残った干ししいたけや
昆布は細切りにして
ヒタヒタの水で
やわらかく煮て
しょう油とみりんで
味付けると、佃煮に
佃煮は
玄米に
ぴったり

24

「魚介類」はまるごと食べられるものを

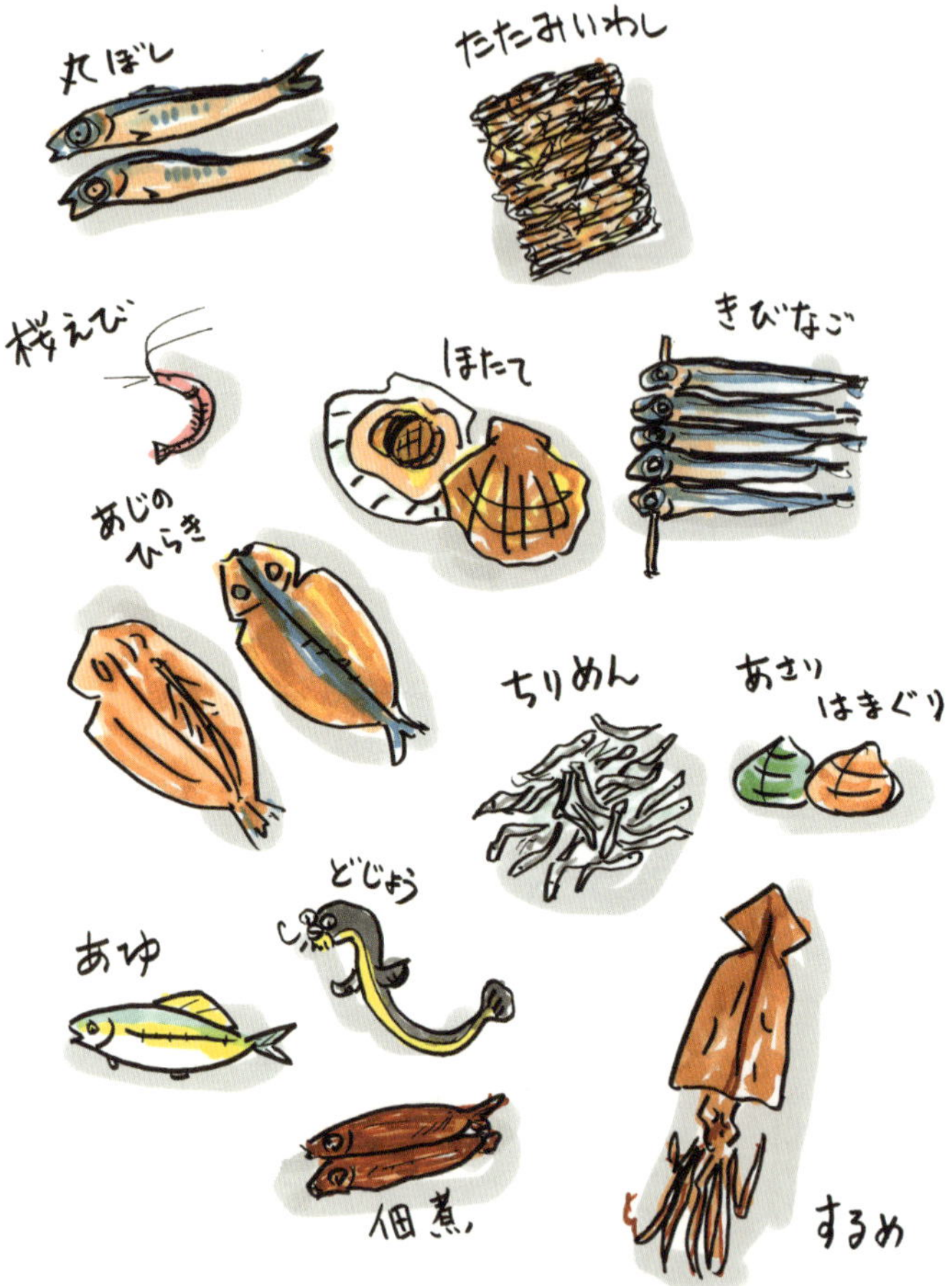

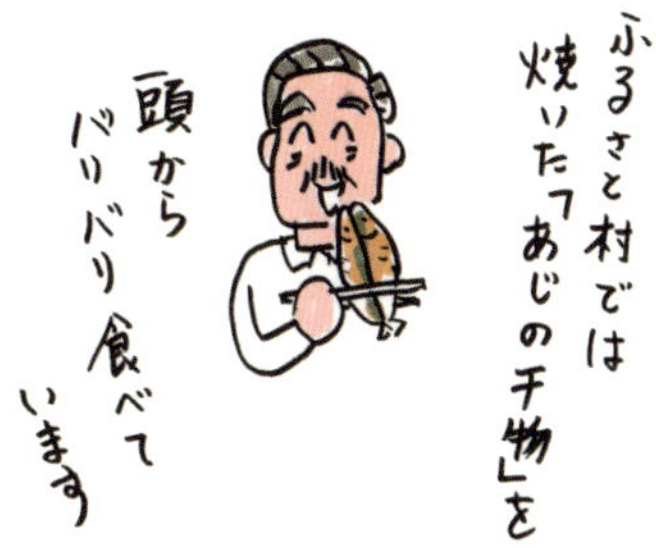
ふるさと村では
焼いた「あじの干物」を
頭から
バリバリ食べて
います

まるごと食べて、魚介類の内臓酵素をいただく

食養では、「魚介類」といえば、頭からしっぽまで食べられる小魚、貝類が中心です。

ふるさと村では、キビナゴの丸干しや、アジの開きなど、地元・松崎町の港にあがる魚の加工品を食べています。このように「地産地消」が中心ですが、信頼のおける北海道の網元から、ホタテなども取り寄せています。

生きているものはすべて、それぞれに「陰・陽」の調和が保たれています。一部分を食べるのではなく、全体をまるごと食べることによって、調和のとれた栄養が、しっかり摂れます。

これを食養では「一物全体食」といいます。

頭から尾まで、つまり内臓の酵素、ミネラルなどを全体食できる効用を食養の元祖、石塚左玄は説いてきました。

つまり、同じ魚でも、マグロの「トロ」しか食べないのと、イワシをまるごと食べるのとでは、「栄養の質」がまったく異なるということ。

まるごと食べられる魚は小さいものが中心で、「イワシ」や「アジ」などの庶民の魚は、高級魚の養殖にありがちな抗生物質などの薬剤の心配もありません。

頭からしっぽまですべて食べられる魚介類を食べましょう。

25

ふだん飲むお茶もひとつの「食材」と考える

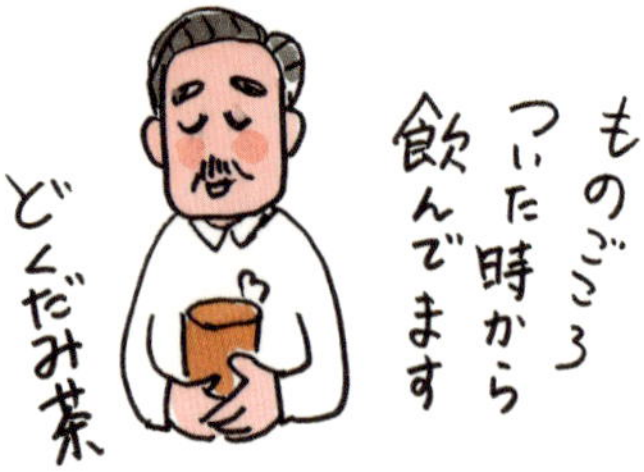
ものごころ
ついた時から
飲んでます
どくだみ茶

ふるさと村では、「ドクダミ茶」と「ビワ茶」を飲みます。お茶は嗜好品という考え方もありますが、食養のための立派なひとつの食材です。

平成のはじめ頃、私は茶の産地を見学し、消毒・防除の大量使用にビックリ。以来ふるさと村では市販品の緑茶は用いません。

とくに「ドクダミ」は、古くから生活の中に溶け込み、飲まれてきた生薬《しょうやく》のひとつです。十種類の効能があることから〝十薬〟という異名をとるドクダミの効能は、一般に毛細血管を強くし、冷え性の改善、アレルギー症状、便秘、肌荒れ、むくみなどを緩和するといわれています。お茶にすると、あのドクダミ独特の匂いはなくなり、大変おいしくいただけます。カフェインも入っていません。

また、ビワ茶も、ドクダミ茶のように煮出していれます。ビワの葉には、抗ガン作用があるといわれている「アミグダリン」という成分が含まれています。これは、アメリカをはじめ20ヵ国以上で、ガン治療薬として使われています。

自家製は難しくても、お茶を選ぶときは、産地と効能をよく調べて、できる限り昔ながらの製法を大切に守って作られているかを基準に選びましょう。

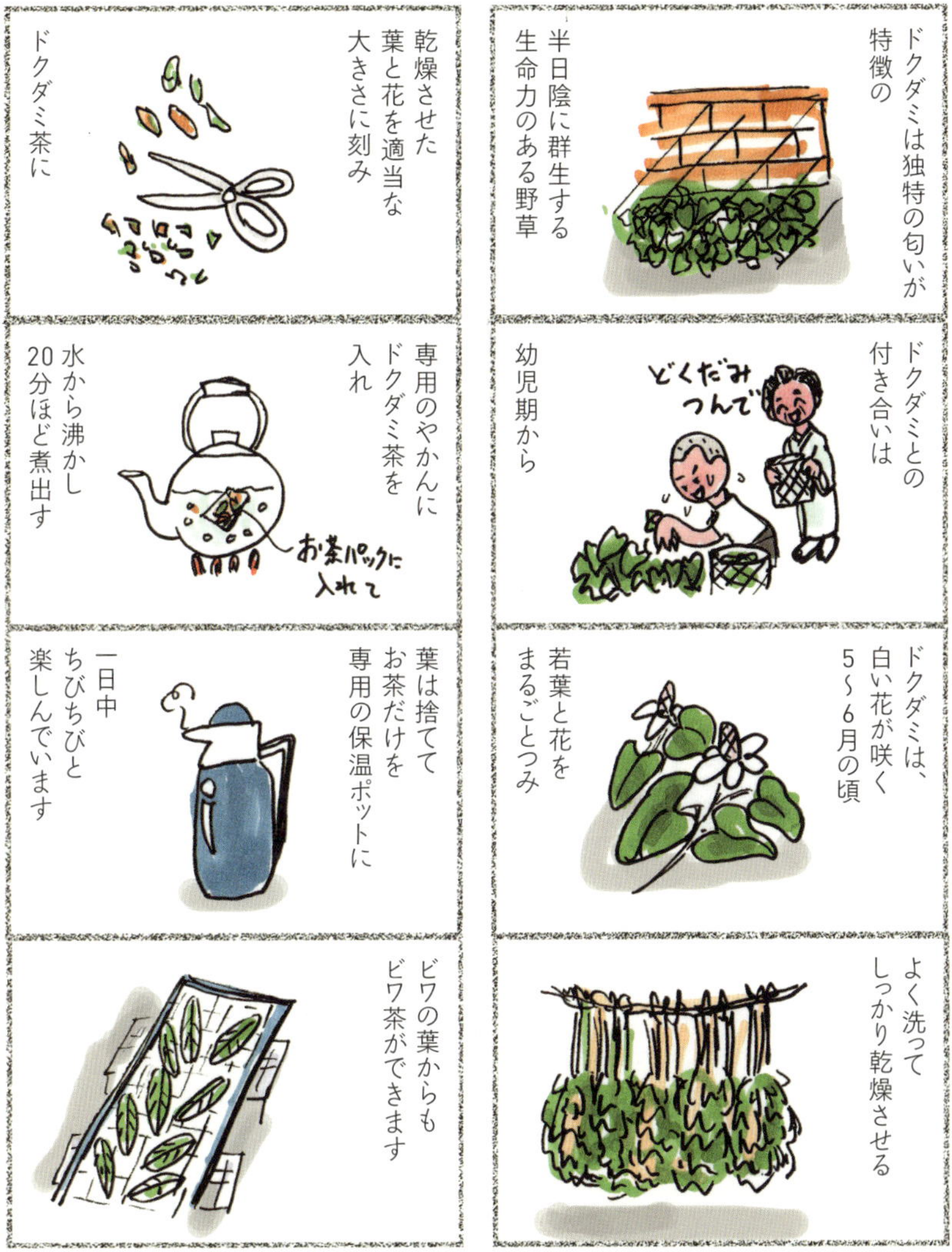
ドクダミは独特の匂いが
特徴の
半日陰に群生する
生命力のある野草
ドクダミとの
付き合いは
幼児期から
どくだみつんで
ドクダミは、
白い花が咲く
5～6月の頃
若葉と花を
まるごとつみ
よく洗って
しっかり乾燥させる
乾燥させた
葉と花を適当な
大きさに刻み
ドクダミ茶に
専用のやかんに
ドクダミ茶を
入れ
水から沸かし
20分ほど煮出す
お茶パックに入れて
葉は捨てて
お茶だけを
専用の保温ポットに
一日中
ちびちびと
楽しんでいます
ビワの葉からも
ビワ茶ができます

26

食を「楽しむ」ために、ふだんの食事で「健康貯金」を！

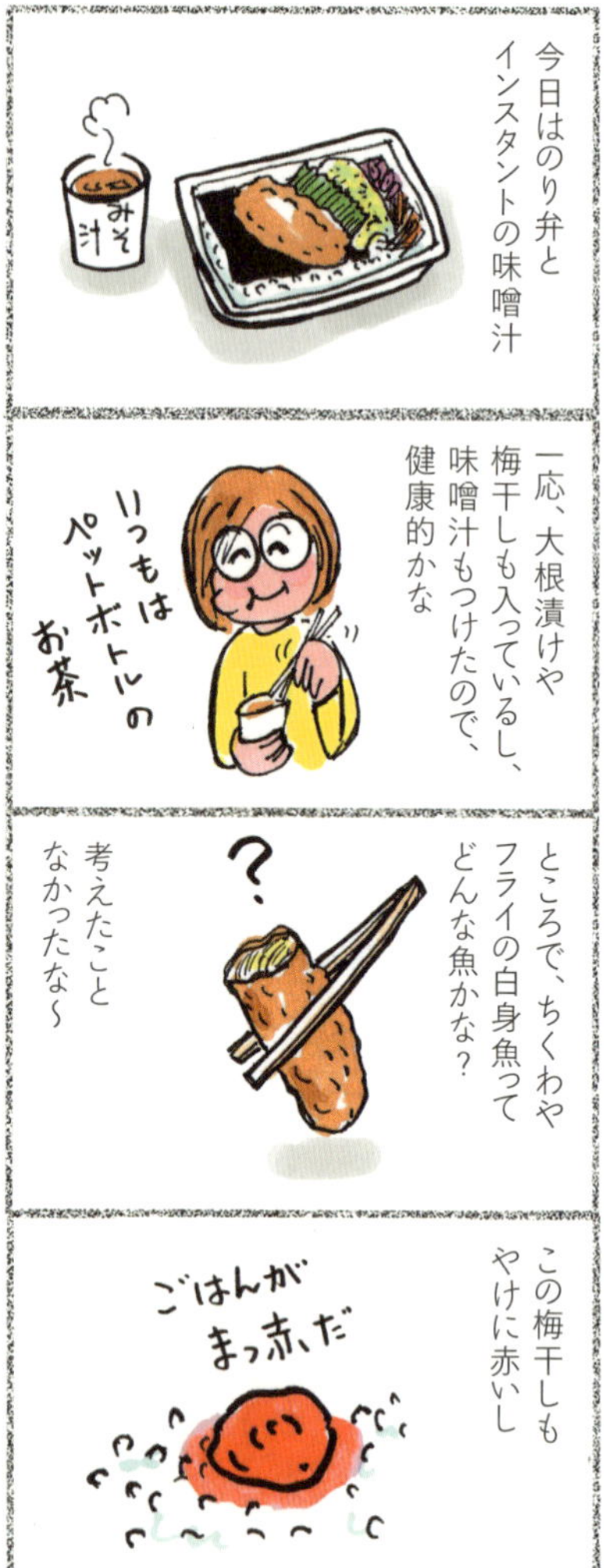

今日はのり弁と
インスタントの味噌汁
みそ汁
一応、大根漬けや梅干しも入っているし、味噌汁もつけたので、健康的かな
いつもはペットボトルのお茶
ところで、ちくわやフライの白身魚ってどんな魚かな？
考えたことなかったな〜
？
この梅干しもやけに赤いし
ごはんがまっ赤だ

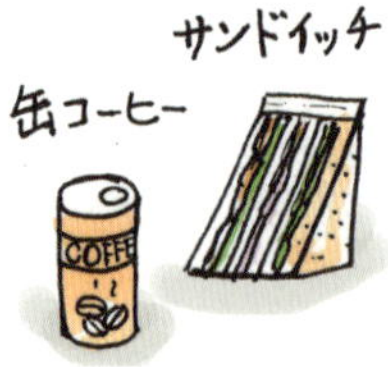

サンドイッチ
缶コーヒー
COFFEE

食品添加物とジャンクフードは貴重な体内酵素のムダ使い

「ワンコイン・ランチ」など五百円玉ひとつあれば食べられるような激安ランチは、少しでもお小遣いを節約したいときは非常にありがたい存在です。

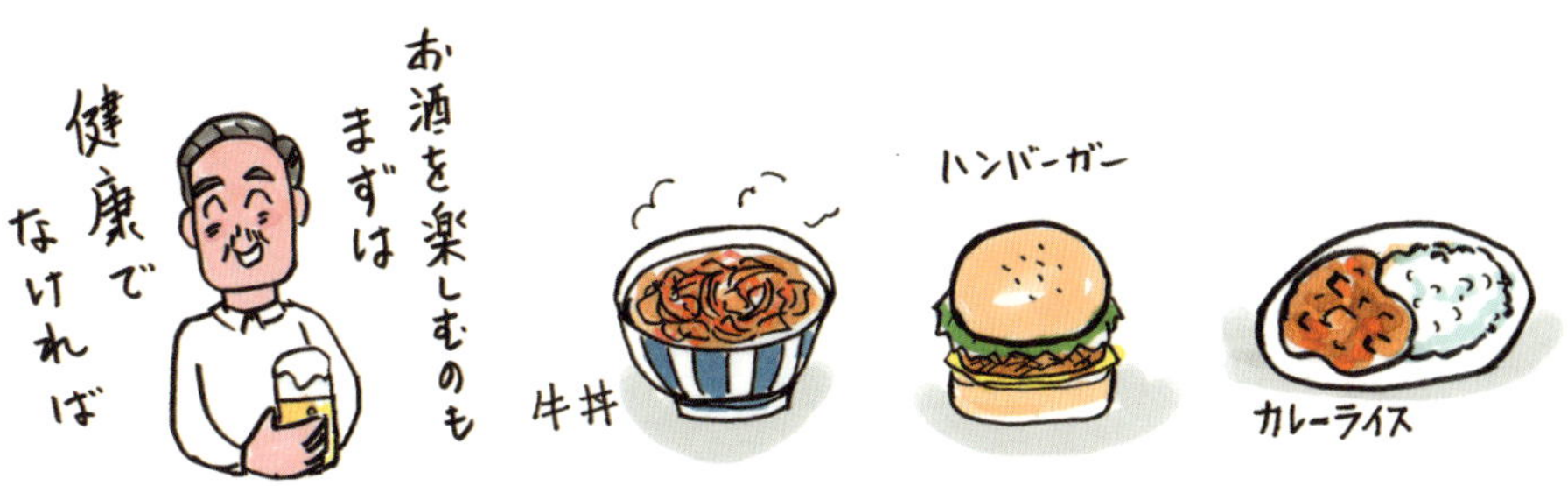
お酒を楽しむのも
まずは
健康でなければ
牛丼
ハンバーガー
カレーライス

でも、お金を節約したぶん、食品添加物がたくさん使われ、本来の製法で作られていない食品を摂ることで、私たちは酵素をムダ使いすることになり、大きな代償を払っているのです。

ふるさと村では、体調の悪い人でも、食べたい食品によっては、私もあまりうるさいことは言いません。

むしろ「食べたいものを食べたほうがいいですよ」と勧めることにしています。「死んでも健康が大事」なんて、人生つまらないですからね。

逆にいえば、「楽しみを残す」ために、普段の食生活が大事なのです。

だからこそ、酵素をムダ使いすることになるジャンクフードや食品添加物に気をつけて、「健康貯金」を減らさないようにしてください。**普段の正しい食生活で「健康貯金」をしておけば、少々「浪費」したって、大丈夫というわけ。**もちろん体に不調を感じていたり、体質改善をしたいと思っていたりするなら、なおさら気をつけてもらいたいものです。

私は、80歳を過ぎてから1日1食の生活ですが、基本の食事とは別に、夜はビールを楽しみます。それも毎日です。決して毎日お酒を飲むのが健康にいいとは思っていませんが、「私には必要なもの」と思っているんですね。だって、好きだからしょうがない。

甘味料のスクラロースは、農薬を研究している時に発見された物質だった。

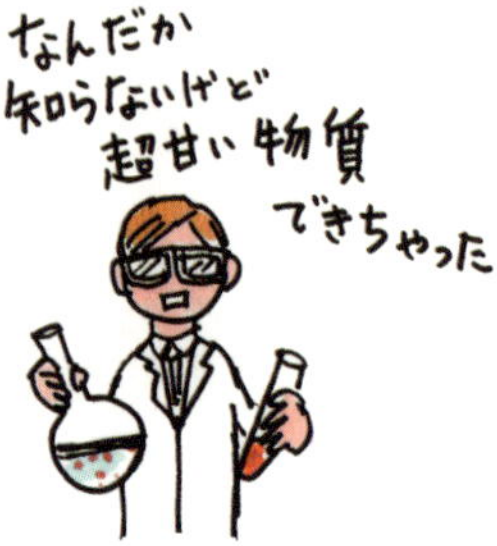

なんだか知らないけど超甘い物質できちゃった

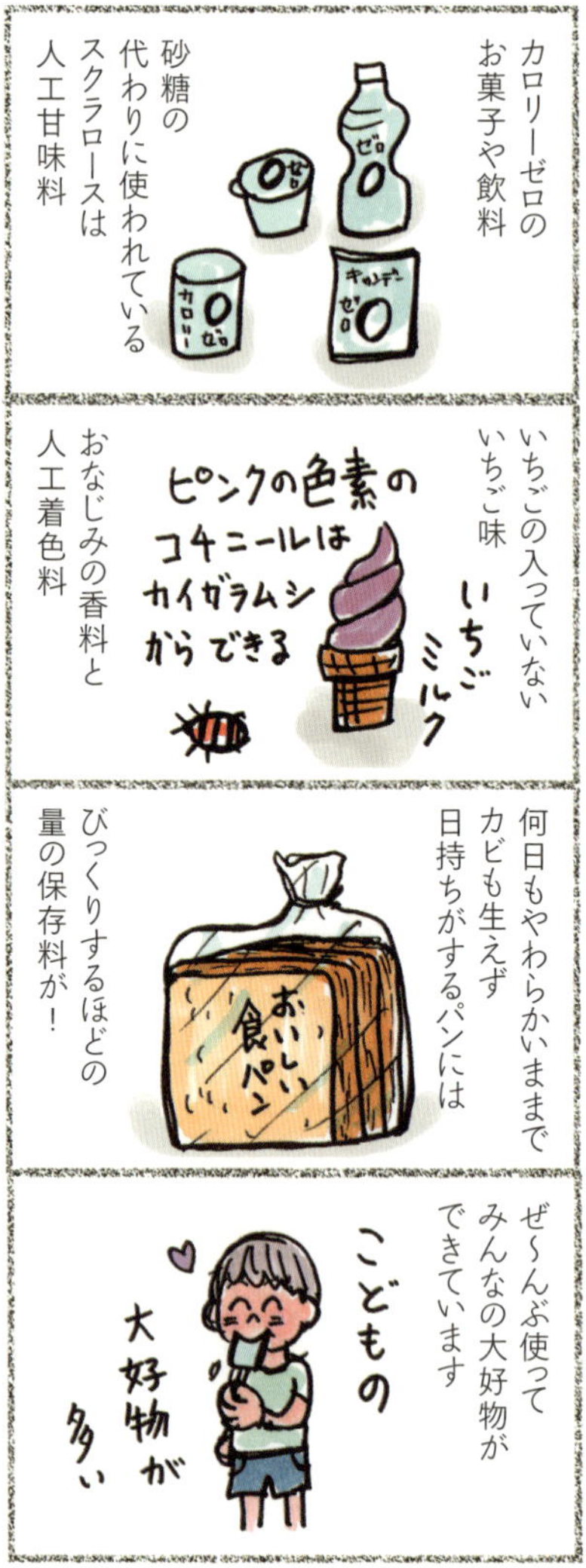

カロリーゼロのお菓子や飲料
砂糖の代わりに使われているスクラロースは人工甘味料
いちごの入っていないいちご味
おなじみの香料と人工着色料
ピンクの色素のコチニールはカイガラムシからできる
いちごミルク
何日もやわらかいままでカビも生えず日持ちがするパンには
びっくりするほどの量の保存料が！
おいしい食パン
ぜ〜んぶ使ってみんなの大好物ができています
こどもの大好物が多い

「なぜ？」「どうして？」口にする物の製法を気にする習慣が体を救う

伊豆に住まいを移して、私は無農薬で米を作り始めました。

そうして、副産物として手に入った「農薬に汚染されていない清浄な稲わら」を使って、納豆を造ったことがあります。

納豆菌は枯草菌《こそうきん》の仲間で、至るところにいるのですが、特に稲わらを好みます。

その稲わらに包まれた、昔ながらの納豆が売られているのをたまに見かけますが、

（参考） 食品添加物の分類

指定添加物	449品目 使用可能品目をリスト化
既存添加物	365品目 使用可能品目をリスト化
天然香料基原物質	約600品目例示
一般飲食物添加物	約100品目例示

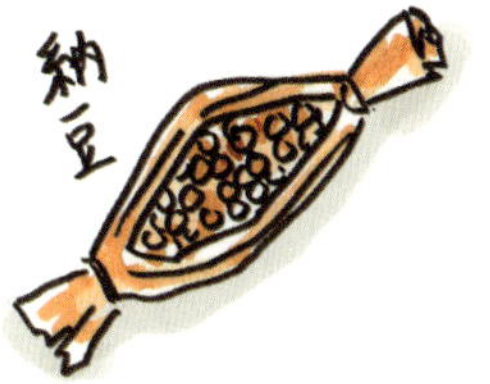

私が造ったものも、それと同じようなものと思ってください。

味噌造りの過程でやわらかくゆでた大豆をわらに包み、37度前後に保ちながら20時間ほどおけば、みごとな「納豆」のできあがり！　天然の納豆は、期待を裏切ることのない美味しさでしたが、6日目頃からアンモニア臭がして、あっという間に腐ってしまいました。

そのとき、確信したのです。市販の納豆の日持ちの良さは、保存料が使われているからこそだと。

食品添加物は、食品を加工しやすくしたり、色や匂いをつけたり、保存性を高めたりするために使われています。食品製造業者にはとても便利でありがたいものですが、こうした食品添加物には、発ガン性、臓器の機能障害、免疫力の低下、赤血球の減少、精巣や遺伝子、粘膜への影響等があるといわれています。

実際には、日本で規制されている食品添加物が、外国では規制されていない場合もあれば、その逆もあるということは、理解しておかなければなりません。

日本でもマウスなどの動物試験による結果、「人間が一度に摂取する量は微量だから、安全上問題はない」ということでお墨付きとされ、現在厚生労働省が許可している食品添加物は、なんと1500種類以上にも及んでいるといいます（そのなかには、書類に住所氏名を記入して印鑑を押さないと一般には買うことのできない「劇薬指定」の薬剤すら、多数含まれています）。

普通に生活していても、一人の日本人が年間に摂取する食品添加物は、平均4kgにもなるといわれています。たとえ一部は尿や便に混じって体外に排出されても、一部は排出しきれずに体内に残されてしまいます。それが「微量だから問題ない」といえる量なのかどうか。私には恐ろしい現実に思えます。

今を生きる私たちは、まず「何を食べたら健康に良いか」以前に、「何を食べないほうが健康に良いか」を考えるべきでしょう。

安価な食材を使った食事は、病気になる原因を貯金しているようなもの。お財布は痛まなくても、体は傷めてしまうのです。

添加物いっぱいの加工食品は極力避けたいものですが、現代の食生活にあって、一切口にしないというのも、現実には難しいかもしれません。

しかしせめて、購入するときにはパッケージを裏返して原材料表示を確かめ、できる限り添加物の少ないものを選ぶようにしましょう。

第3章

ふるさと村の食事で体と心の健康を取り戻した人たち

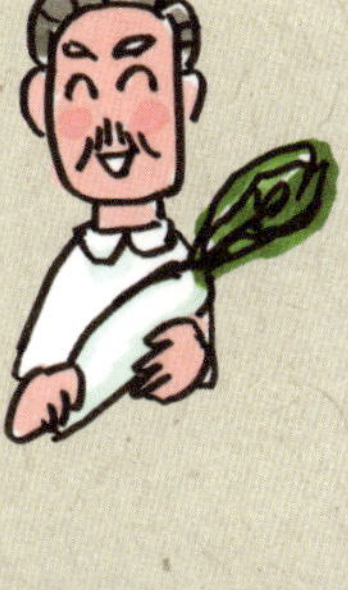

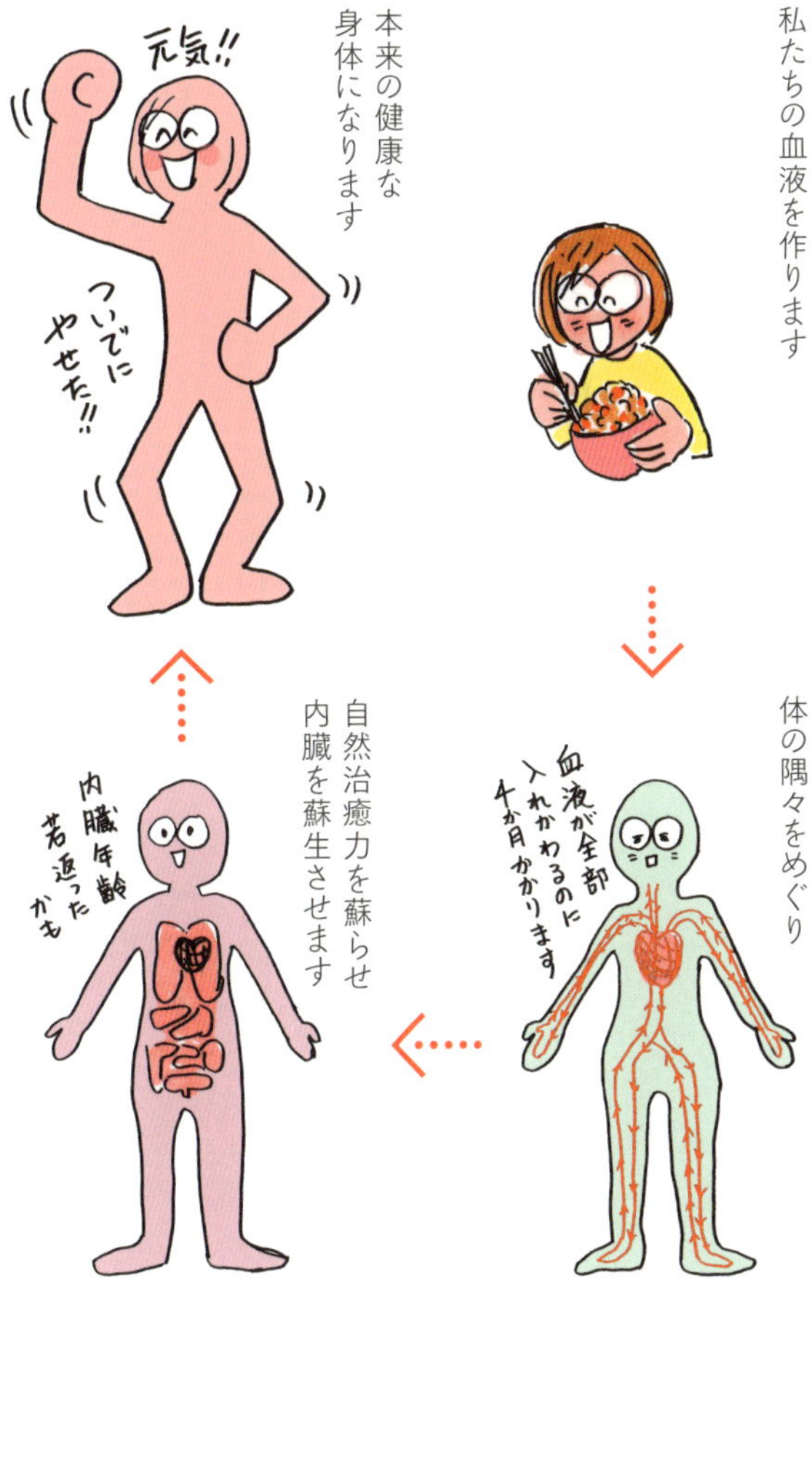
食べた物が、
私たちの血液を作ります
良い血液が
体の隅々をめぐり
血液が全部入れかわるのに4か月かかります
自然治癒力を蘇らせ
内臓を蘇生させます
内臓年齢若返ったかも
本来の健康な
身体になります
元気!!
ついでにやせた!!

27

すべての病気や不調は汚れてしまった血液から始まる

食べた物からしか体はつくられない

私たちの体は、食べた物でできています。正しい食べ物は健康な血液をつくってくれます。

一方で、血液を汚しやすい食べ物を食べれば、血液は酸化し、すべての病気の原因となります。

つまり、血液が健康になれば、私たち誰もが本来持っている「自然治癒力」が働いてくれるようになります。これが食養の考え方です。

完全無農薬、無添加の自給食材を中心とした玄米菜食、澄んだ空気、自然の湧き水。ふるさと村では、これらをもってして、血液の酸化を防ぎ、病気やアレルギーの体に、「健康」を取り戻すお手伝いをしています。

ふるさと村では、療養にいらした方の体の症状によって、塩分を控えたり、量を細かく計ったり、油の使い方を変えたり、惜しみなく手間をかけますが、**第2**

章までにお伝えしてきた体の自然治癒力を高める基本の食べ物を選ぶことが軸であることに変わりはありません。

すでにくり返しお伝えしましたが、主食は玄米のあずき飯。副食は、緑野菜（ほうれん草、小松菜など）で葉緑素を、海藻類（海苔、昆布、ひじき）で無機物を、根菜類からは大地の養分をいただきます。

これらの食事を支える食材は「ふるさと村」で作っている無農薬の米、季節の野菜、キノコ類、手造り味噌や自家製の乾物、漬け物に加え、鶏の有精卵、地元松崎町の地物の魚介類などです。

調味料も昔ながらの伝統的な製法のものを使います。塩は、塩田から作る天日塩。しょう油、みりん、油などは、昔ながらの製法を守っている老舗から取り寄せています。

私の食養理論を要約して種明かしをすれば、これらの食材を摂っていれば人間の健康は保障され、あまり余計な従属物は害こそあれ益なしと考えています。

このあとに一部ご紹介するレシピをよく見てみてください。この原則を破ってはおりません。

また、よく「玄米を食べると病気が治るのですか？」などと聞かれますが、それは違います。

玄米は確かに、大変すぐれた食品で、人が生きるための最良・最高の食材です。玄米には微量要素、ミネラル、ビタミンなどが豊富に含まれていますが、そういった分析結果にとどまらない神秘とも思える力を、私は50年間、あらゆる場面で体験してきました。

しかし、玄米を食べれば病気が治るというほど、単純なものではありませんし、よく噛まないと、その恩恵は得られません。

ふるさと村に「療養目的」で滞在していただく方でも、玄米が苦手なら、白米にも切り替えてもらいます。ただし、玄米でも白米でも、ひとくち70回ずつ噛んで食べてもらいます。

これさえ守れば、おかわりは自由。好きなだけ食べていいとしています。

なお、健康回復の目的で滞在している方は、ここで出されたもの以外は口にできないというルールもありますが、決してストイックな食事療法ではありません。体に本当に合った正しい食事であれば、無理なく体を変化させることができるということです。

最後に知っておいていただきたいことは、本来の体の力を呼び覚まし、体を変え、健康を目指すときにいちばん大切なことは、「心」だということです。

体の不調や体質、病気と向き合い、健康になろうとする、ご自分の意志です。

私は、そのご本人の意志が無事達成されるまでの〝手助け〟をするにすぎません。

また、私たち人間には、仕事や人間関係などによるストレスや悩みはつきものです。ふるさと村では、病気のことはもちろんですが、教育、仕事上の問題、人生のことなど、悩みごとにはなんでも相談に乗ります。

といっても、私やスタッフが、あれこれ根掘り葉掘り聞くことはありません。いらしたお客様の多くが、お茶の時間などにポツリポツリと自分の悩み、不安などを話し始められ、やがて話しているうちに、心と頭が整理され、絡み合っていた糸が、ゆっくりとほどけていくということも、たくさんありました。

ここからは、ふるさと村にいらして、強い意志で、食べることによって体を変えることに臨まれたみなさんのゴールまでの道のりをお伝えします。

その方々にご提供した献立もいくつかご紹介しながら、ふるさと村がどんなところかも知っていただきましょう。

28 拒食と過食の繰り返しによる「肥満」から脱し、本来の健康を取り戻したゆうこさんの場合

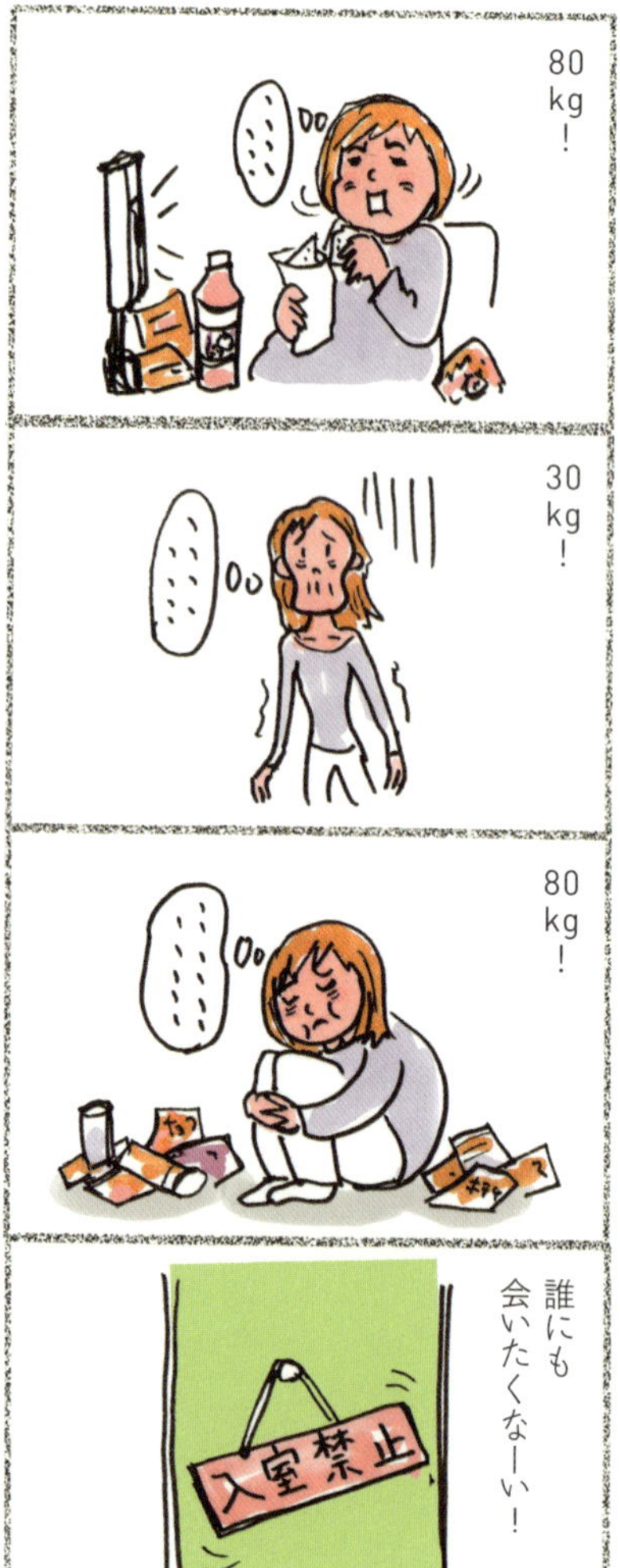

食養で、体だけでなく生活全体の改善を探る

「えっ、あなたが電話をくれたゆうこさんですか?」

初めてふるさと村を訪れたゆうこさん（仮名・22歳）を目の前にして、私はたい

そう驚きました。

電話では何度か話をしていましたが、力のない声の調子から、てっきり高齢の女性と思い込んでいたのです。

当時、ゆうこさんは22歳。拒食と過食を繰り返し、体重は80kgから30kgまでを行ったり来たり。ここ数年は引きこもり生活で、昼間は、部屋の前まで持ってきてもらった食事を食べ、深夜にコンビニで買ったお菓子を食べながら、ネットサーフィンに明け暮れる日々でした。

そのようななかで「ふるさと村」のホームページを見つけ、電話をかけてきてくれたのです。そうして私と何度か話をしているうちに、「ふるさと村に行ってみよう」と決心されたとのこと。

ふるさと村をたずねてきた当時のゆうこさんの体重は、80kgを超えていました。

ふるさと村に食養に訪れた方には、最初に体調についてのカウンセリングをします。「病気のもと」を探るためです。

病気の原因には、首から下の体部分が関わっているケースと、首から上の頭部分が関わっているケース、この二通りがあります。

首から上の部分には、「人間関係の悩み、仕事のストレス、不安、怒り」などの心のありようが反映されます。

一方、首から下の体は、食べ物でできていますから、その食べ物を変えると、体も変わってきます。これこそ「食養」の出番です。

「ゆうこさん、まずは食べ物を変えて、体を変えましょう」

ゆうこさんに私はそう提案しました。

では、ゆうこさんにやっていただいたことを紹介していきましょう。

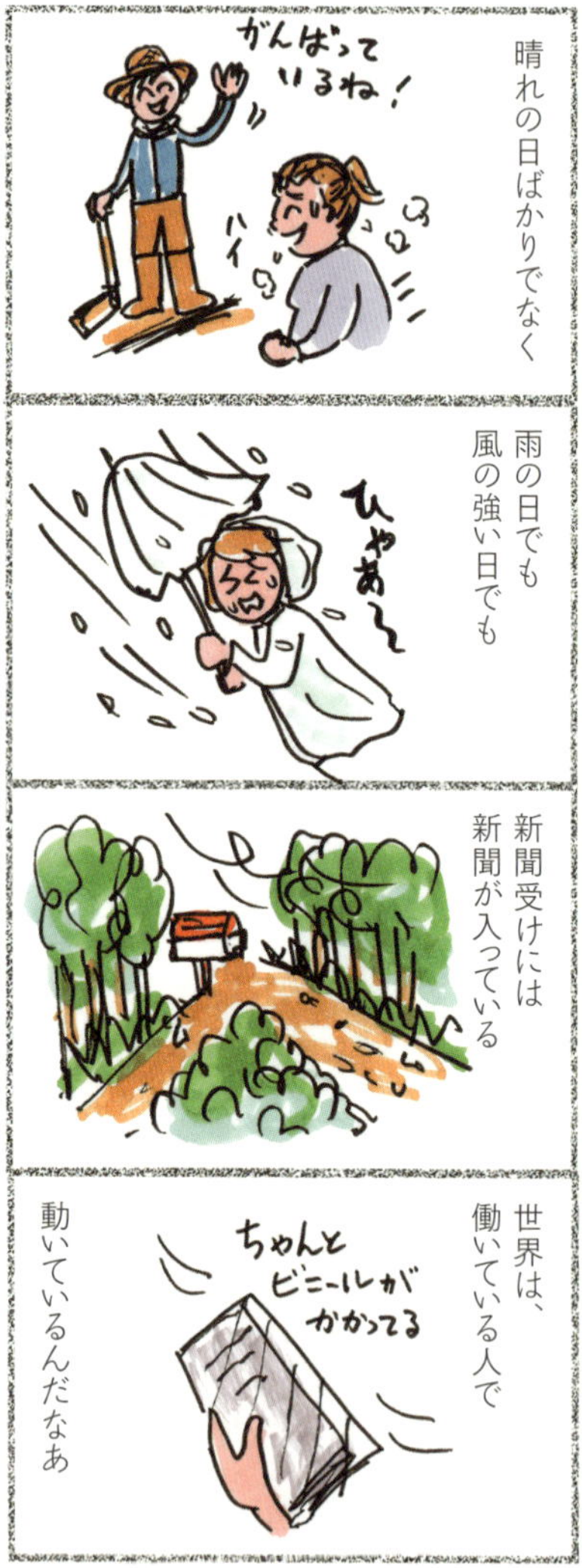
晴れの日ばかりでなく
がんばっているね！
ハイ
雨の日でも
風の強い日でも
ひゃあ〜
新聞受けには
新聞が入っている
世界は、
働いている人で
動いているんだなあ
ちゃんとビニールがかかってる

野菜の黒ゴマあえ

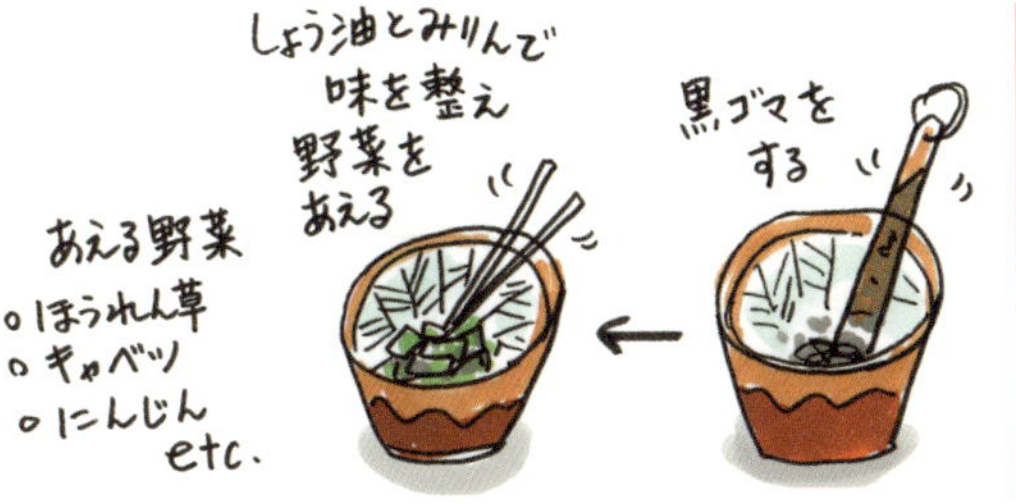
黒ゴマをする
しょう油とみりんで
味を整え
野菜を
あえる
あえる野菜
○ほうれん草
○キャベツ
○にんじん
etc.

味噌汁

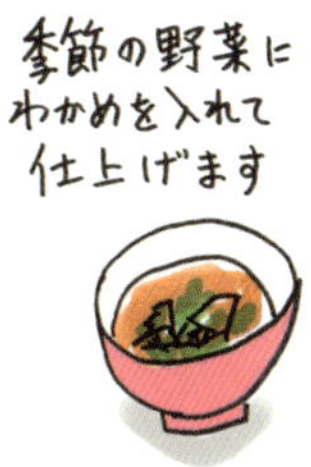
季節の野菜に
わかめを入れて
仕上げます

食養の効果を高める「適度な運動」と「便秘改善」

食養には、適度な運動も大切です。もちろん減量を課題としているゆうこさんにもやっていただきました。

といっても、ゆうこさんに課された運動はひとつだけ。山のふもとの新聞受けまで新聞を取りにいくのが彼女の〝仕事兼運動〟です。

毎日、往復4㎞、40分間のウォーキング。これさえ守れば、あとは自由に過ごせます。

ただし、山のなかにあるふるさと村には、コンビニはおろか、インターネット環境もなし。携帯すら圏外で、通じません。そんなわけで、夜は寝るしかすることがないのです。

そのおかげで、ゆうこさんの昼夜逆転の生活も、いつの間にか普通の生活に戻っていました。

また、ゆうこさんは便秘の症状も深刻でした。

ゆうこさんがふるさと村に来て3日目のこと。

「ちゃんと、お通じはありますか？」と私が聞くと、「まだないです。今日で2週間出ないんですが、大丈夫です。いつものことなんで」と、こともなげに答え

梅干し

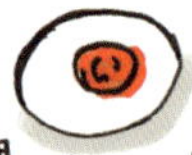
1日1個
朝は梅干しを!

きびなご

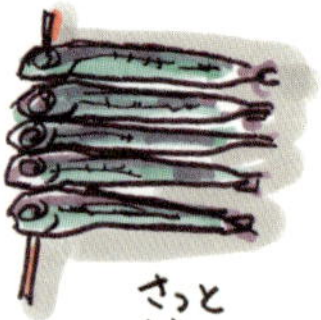
さっと
焼いて
まるごと食べる

ちぎりこんにゃく

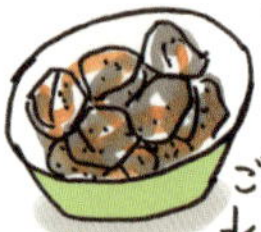
指先でちぎった
こんにゃくを
下ゆでし
ごま油で炒めて
水としょう油で煮しめる

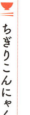

るではありませんか。

便秘とは、「本来体の外に出すべき毒素が体内に留まっている状態」を意味しますから、じつは深刻な問題です。「たかが便秘」とは、あなどれません。

ちなみに、「ヌーと一本で出る硬さ、トイレットペーパーが必要ないほどの、切れの良さ」が、「良いうんこ」です。

ゆうこさんには一度自分で浣腸をしてもらい、大腸にたまっていた古い便をしっかり取り除いてもらいました。その翌日から決まった時間に、しっかり排便があるようになりました。彼女にとっては生まれて初めての快便生活となりました。

	1日目	2日目	3日目
朝ごはん	あずき入り玄米ごはん 味噌汁 ひじきと油揚げの煮付け にんじんとごぼうの煮付け 青菜のおひたし ぬか漬け 梅干し	あずき入り玄米ごはん 味噌汁 納豆 青菜のおひたし 焼き海苔 ぬか漬け 梅干し	あずき入り玄米ごはん 味噌汁 ひじき、にんじんの油炒め 青菜のおひたし れんこんの煮付け ぬか漬け 梅干し
夕ごはん	あずき入り玄米ごはん 味噌汁 ちぎりこんにゃく 青菜のおひたし 大根おろしとおじゃこ ぬか漬け	あずき入り玄米ごはん 味噌汁 きびなごの干物 きんぴらごぼう 青菜の油炒め ぬか漬け	あずき入り玄米ごはん 味噌汁 にんじんとごぼうの煮付け 青菜のごまあえ わかめのサラダ ぬか漬け

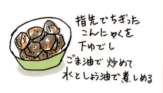

玄米むすびの油焼き

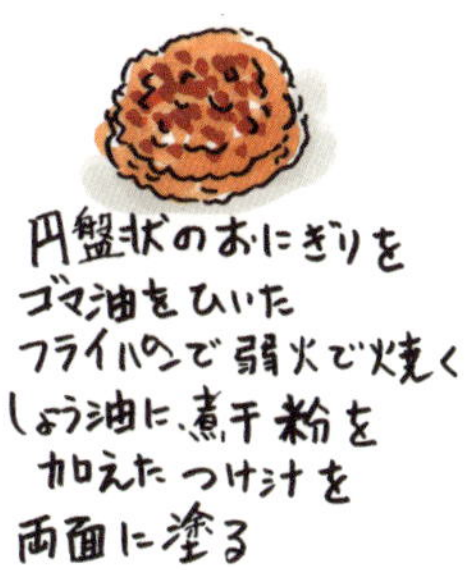
円盤状のおにぎりを
ゴマ油をひいた
フライパンで弱火で焼く
しょう油に煮干粉を
加えたつけ汁を
両面に塗る

こんにゃくの味噌煮

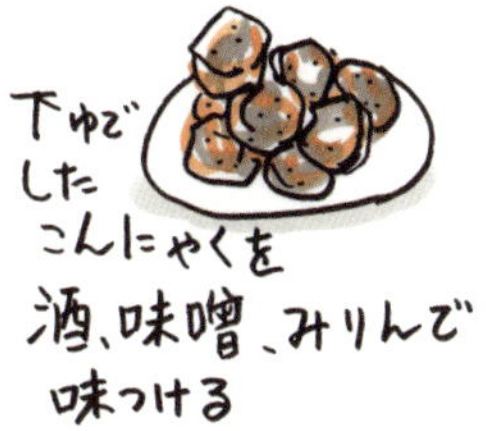
下ゆでした
こんにゃくを
酒、味噌、みりんで
味つける

160ページの下の表は、ゆうこさんの体を改善するために提供した、1日2食の基本の食事の一例です。

こうしてゆうこさんはふるさと村に滞在し始めて4ヵ月で、60kgまで体重を落としました。ストレスなしで20kg以上の減量に成功したのです。

そうして、心と体のバランスがとれてきたと同時に、何年も止まっていた生理が復活しました。快便のおかげで、肌も美しくなり、動きも軽やかになりました。

また、見た目の変化以上に性格がここまで変わるのかと思うほど、明るくなっていました。

目標の50kgまでもう一息ですが、心も体も軽くなり安定してきたので、ゆうこさんは自宅に戻ることに。自宅でも、「加工品は避ける食養の献立」「しっかり噛む」「適度な運動」を守って生活しました。

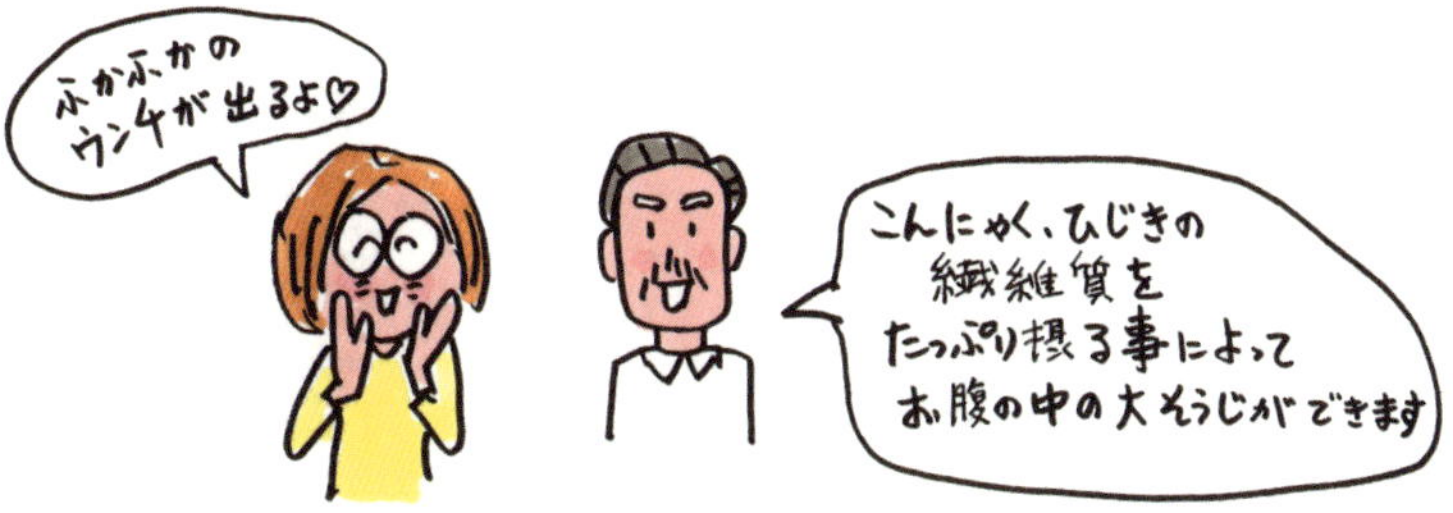
ふかふかのウンチが出るよ♡
こんにゃく、ひじきの繊維質をたっぷり摂る事によってお腹の中の大そうじができます

ヨモギの天ぷら

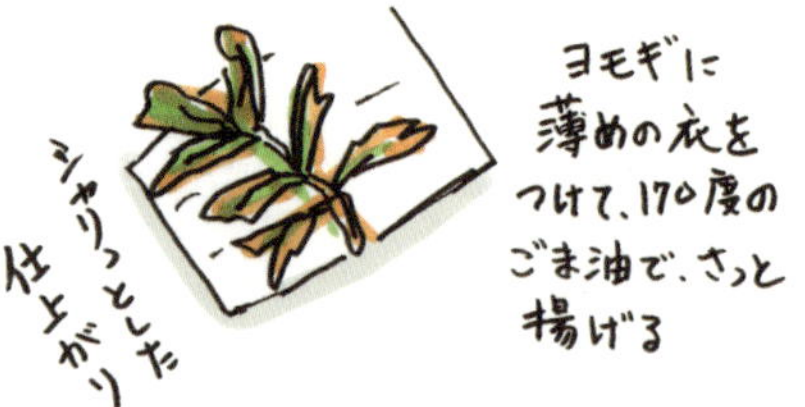
ヨモギに薄めの衣をつけて、170度のごま油で、さっと揚げる
シャリっとした仕上がり

なすのしぎ焼き

乱切りしたなすを多めのごま油で、炒め みりんで溶いた味噌で味つける

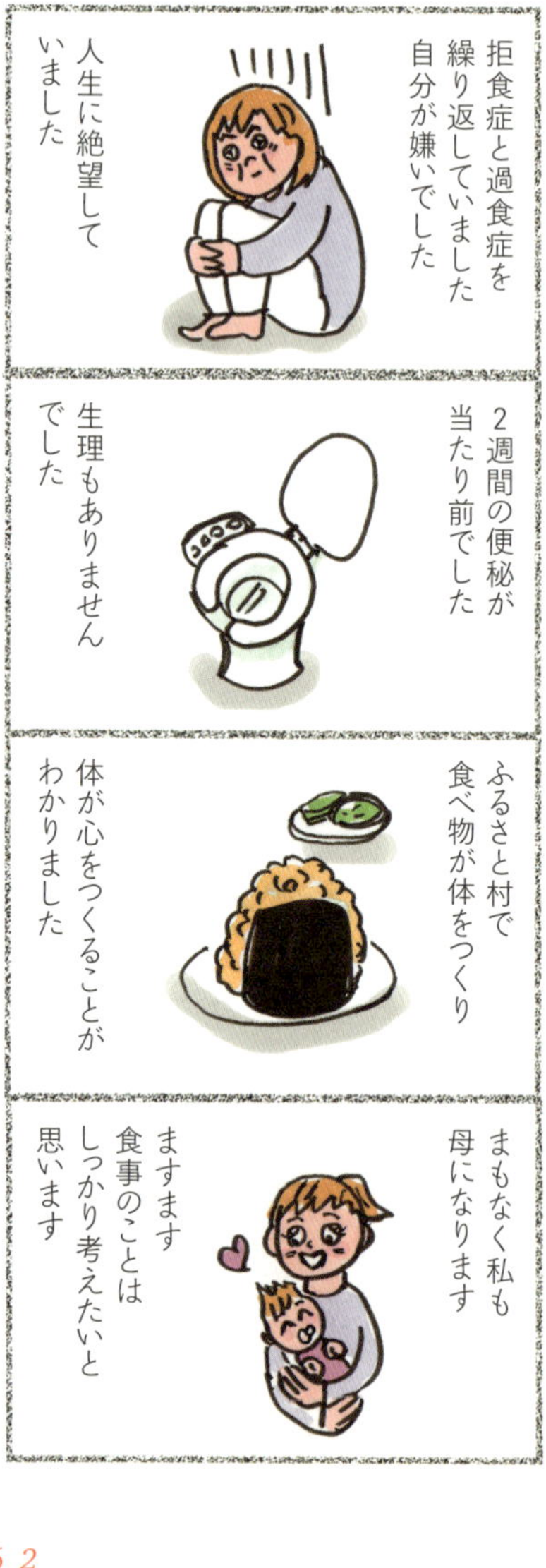
拒食症と過食症を繰り返していました
自分が嫌いでした
人生に絶望していました
2週間の便秘が当たり前でした
生理もありませんでした
ふるさと村で食べ物が体をつくり
体が心をつくることがわかりました
まもなく私も母になります
ますます食事のことはしっかり考えたいと思います

食事で「体」と「心」と「人生の健康」を取り戻すことに成功

ゆうこさんは、その後、仕事を見つけ、働き始め、恋をして、結婚。そして――、「龍三先生、私、赤ちゃんができました。今度、私、お母さんになります！」

春もまだ浅い頃でしたが、電話口の私も一気に春になったような喜びでいっぱいになりました。無月経だったあの子が、人生をあきらめていたあの子が、「お母さん」になるなんて！

ゆうこさんは、食事を変え、体を変えて、心を変えて、人生を変えたのです。

これからも人生いろいろあると思いますが、健康な体と心であればきっと乗り切れるはずです。

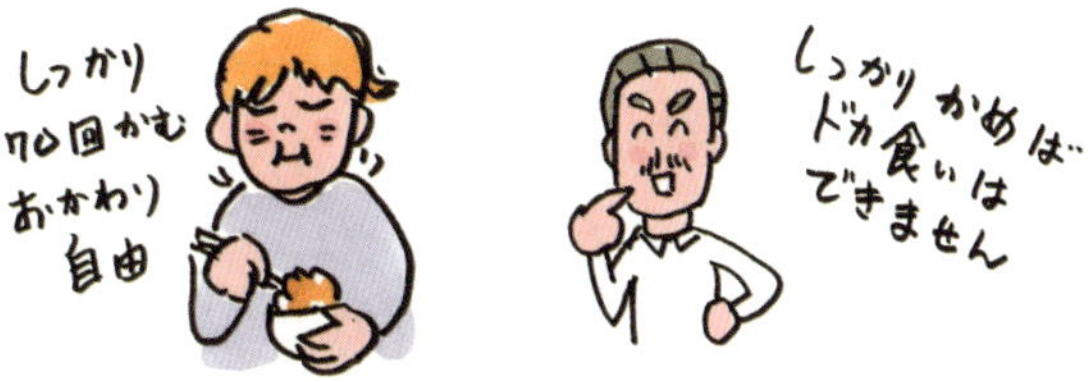
しっかり
70回かむ
おかわり
自由
しっかりかめば
ドカ食いは
できません

※ここに記載されているメニューは、一例であり、滞在者の陰陽の体質、性質、季節、食事の好みによっても、変わります。病気の快癒を保証するものではありません。
本書で病気毎の献立は過誤のないように作っていますが、私は基本食につきると考えています。

29

「アトピー」を食養と断食で克服した たまえさんの場合

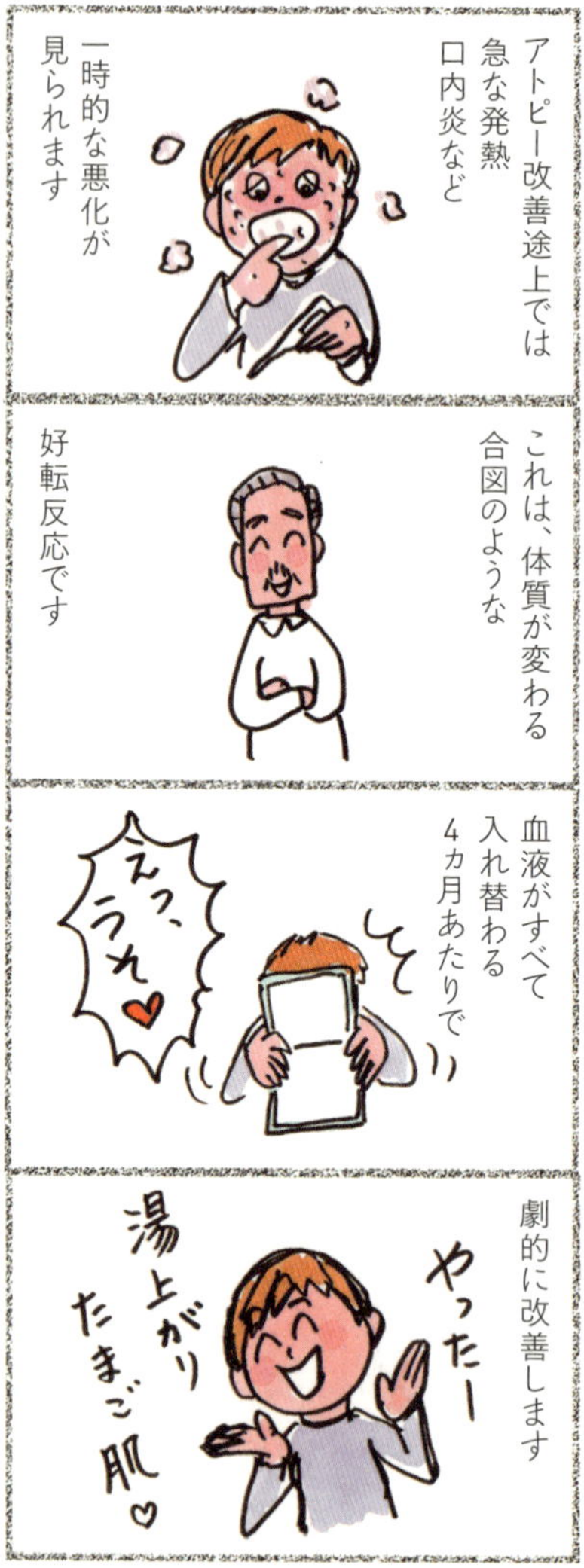
アトピー改善途上では
急な発熱
口内炎など
一時的な悪化が
見られます
これは、体質が変わる
合図のような
好転反応です
血液がすべて
入れ替わる
4カ月あたりで
えっ、うそ
劇的に改善します
やったー
湯上がり
たまご肌

つらいアトピーは「前向きな心」で挑むのがカギ

ふるさと村には、アトピー性皮膚炎に苦しむ方もたくさん訪れています。

たまえさん（仮名・28歳）は、子どもの頃からアトピーに悩まされ、病院を何軒

あずきの塩ゆで

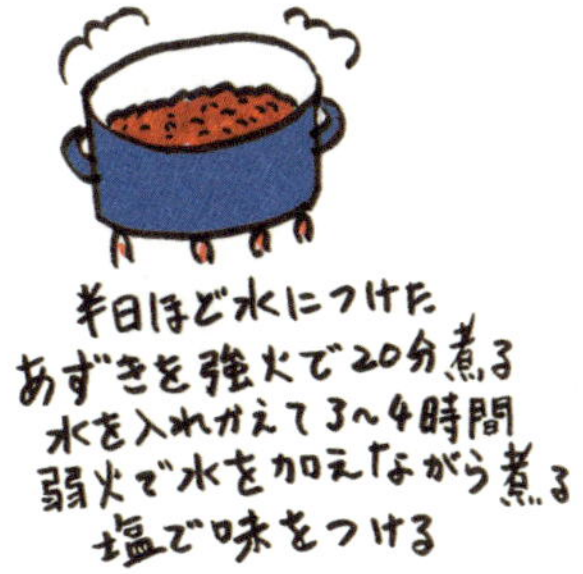
半日ほど水につけた
あずきを強火で20分煮る
水を入れかえて3〜4時間
弱火で水を加えながら煮る
塩で味をつける

ほうれん草ののりまき

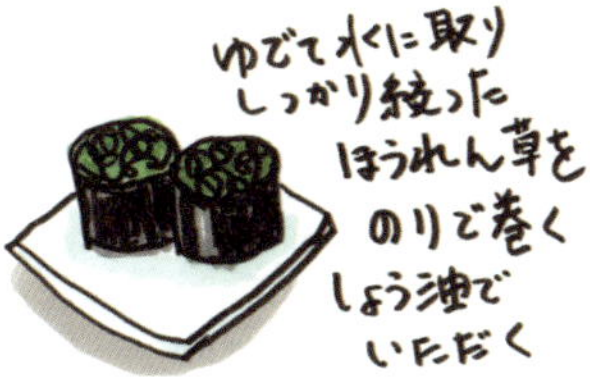
ゆでて水に取り
しっかり絞った
ほうれん草を
のりで巻く
しょう油で
いただく

もわたり歩いてきましたが、抜本的に完治するわけでもなく、一向に症状はおさまらないままでした。

そんなとき、〝アトピーに悩む仲間〟からふるさと村の話を聞いて、やってこられたたまえさん。仕事を持っているため、滞在予定は10日間の〝期間限定〟でした。

私は、体の症状のほかに、本人の「やる気」も考慮します。やる気まんまんのたまえさんにはまず、体をリセットするために、3日間の断食を行ってもらいました（45ページ参照）。

断食中は、ドクダミ茶のような野草茶か、白湯以外は、口にできません。ただし、日常生活は平常通りで、新聞の受け取りの40分の散歩（158ページ参照）はもちろん行います。適度な運動で汗を流すことにより、新陳代謝も活発になります。アトピー改善にはとても大切なことです。

入浴は、毎日ふるさと村の優しいやわらかな天然の湧き水を沸かしたお風呂につかります。とはいえ大切な角質を守るために、お風呂ではタオル、石けんは使用禁止です。断食中でも、たまえさんは観光に出かけるなど、伊豆を楽しみながら過ごしていました。

そうして3日間の断食明けには、たまえさんの場合は「玄米スープ」から回復

昆布と椎茸の煮つけ

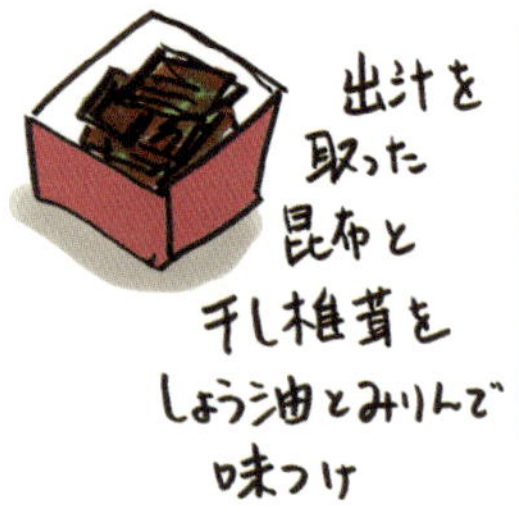
出汁を取った昆布と干し椎茸をしょう油とみりんで味つけ

わかめとネギのぬた

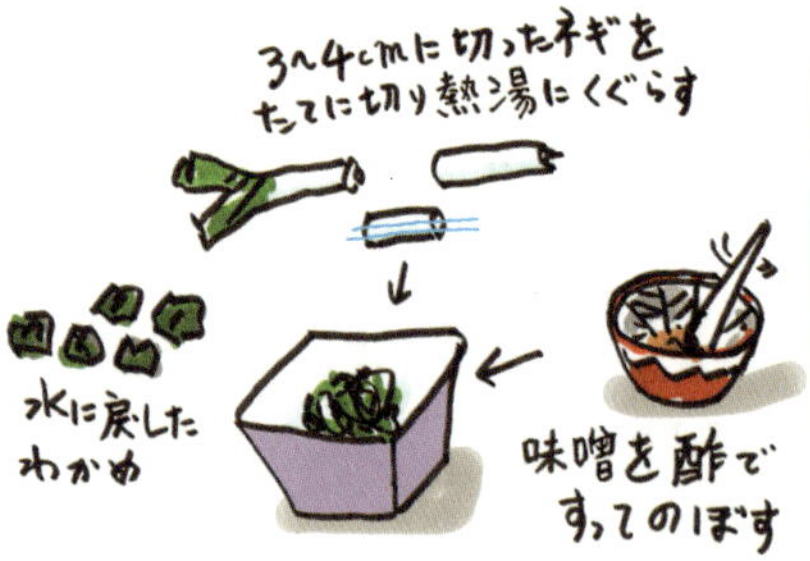
3~4cmに切ったネギをたてに切り熱湯にくぐらす
水に戻したわかめ
味噌を酢ですってのばす

食をスタート。ちなみに玄米スープの作り方は、玄米1カップをフライパンでキツネ色にあぶり、白く割れ始めたら、水・湯などを約1リットル入れて沸騰させます。約15~20分したら火からおろしてザルなどで漉《こ》します。500cc以下ぐらいの仕上がりが良いでしょう。濃淡にあまりこだわりません。

回復食後は食養の基本の食事を食べてもらいました。

たまえさんの滞在は10日間でしたが、肌の赤みも収まり、ひと皮むけたようになりました。

断食をやり通したことは、たまえさんには大きな自信にもつながったようです。滞在中、私から食養理論を学び、帰宅後も食材を取り寄せるなどして、しっかり「食養生活」を続けることを約束して帰宅されたたまえさん。その4ヵ月後には、物心ついたときからアトピーに苦しんでいたのが信じられないくらい、本来の美しい肌を取り戻しました。

正しい自然食による食事は、「本来の健康な血液」を作ります。「健康な血液」は自然治癒力を高めてくれ、副作用なしで、本来の「健康な体と皮膚」を取り戻してくれます。

血液の生存期間は120日と言われています。食事を変えて4ヵ月で血液が入

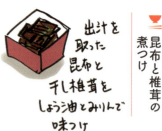

れ替わると考えることができます。

アトピーの改善には個人差がありますが、食養を始めてからおおむね3～4ヵ月くらいで、きれいな肌になります。

また、長年アトピーの治療に使っていたステロイドの薬害で、肝臓、腎臓の内臓系に支障をきたしている人も多いのですが、このような薬害の影響を強く受ければ受けるほど、改善にもその分、時間がかかります。

なお、乳児のアトピー患者さんの場合には、まず母親の食事を改善し、母乳の質を改善することで、赤ちゃんの体質改善をします。

まさに、〝食は生命〟。体と一直線につながっているんですね。

川のりのふりかけ

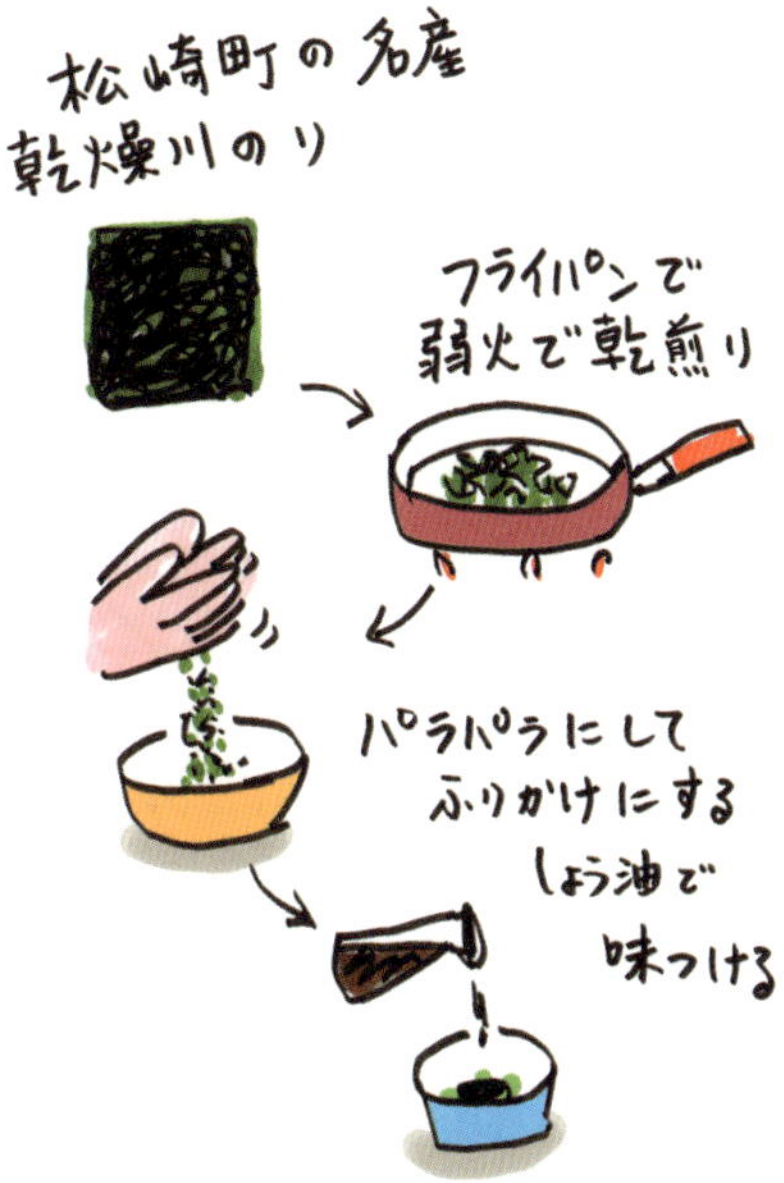
松崎町の名産
乾燥川のり
フライパンで
弱火で乾煎り
パラパラにして
ふりかけにする
しょう油で
味つける

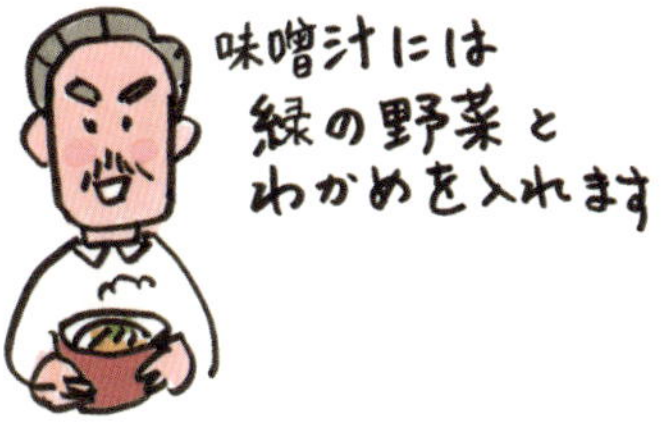
味噌汁には
緑の野菜と
わかめを入れます

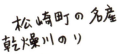

30 カルシウム不足による「リウマチ」を克服したようこさんの場合

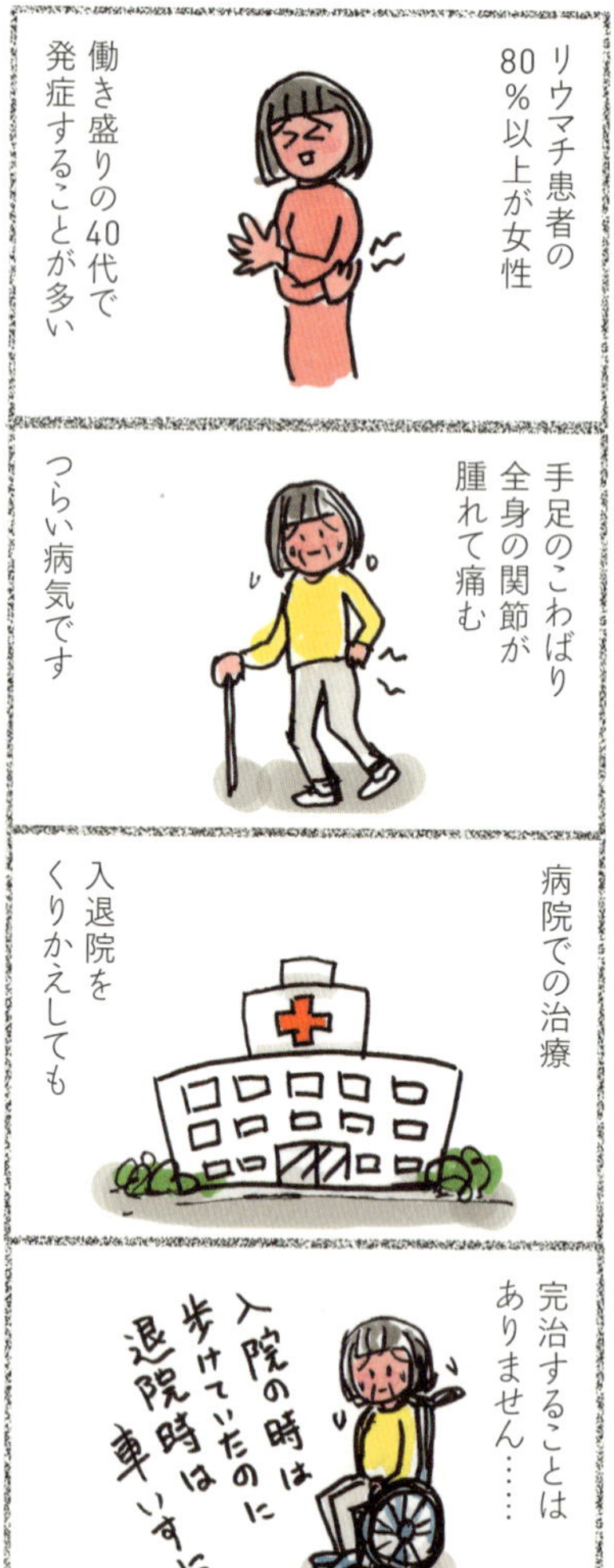
リウマチ患者の80％以上が女性
働き盛りの40代で発症することが多い
手足のこわばり全身の関節が腫れて痛む
つらい病気です
病院での治療
入退院をくりかえしても
完治することはありません……
入院の時は歩けていたのに退院時は車いすに…

カルシウム不足を徹底的に見直す食事を提案

現代医学では、リウマチの原因は、いまだ明確には解明されていません。病院でのリウマチ治療は、薬で痛みを抑える対処療法か、悪くなった関節部位を手術

煮干しのから揚げ

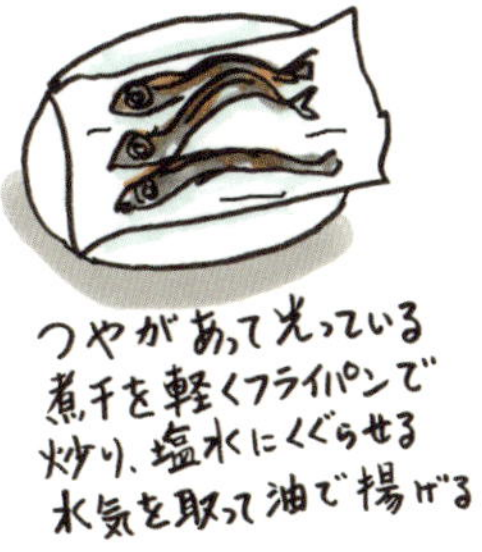
つやがあって光っている
煮干を軽くフライパンで
炒り、塩水にくぐらせる
水気を取って油で揚げる

桜えびと青菜の油炒め

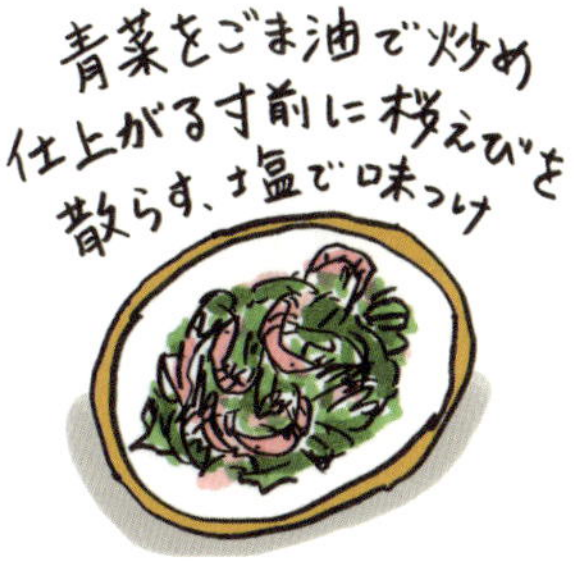
青菜をごま油で炒め
仕上がる寸前に桜えびを
散らす、塩で味つけ

で取り除くことくらいしか手立てがないのが、現実です。

ようこさん（仮名・58歳）も、慢性関節リウマチで10年間入退院を繰り返しながら、一向に良くなる兆しが見られませんでした。

関節の痛みに加え、両手の指先には硬化がみられ、膝の曲げ伸ばしもままならず、特に起床時の手足のこわばりと痛みに長年悩まされてきたようこさん。ふるさと村に到着したときにやっとの思いで車から降りてこられた姿は、痛々しいほどでした。

私がまず行ったカウンセリングにおいて、ようこさんは大の甘党で、日に和菓子を4～5個食べ、甘いお菓子を常備していないと落ち着かないという生活を送っていたことがわかりました。

ようこさんのリウマチの原因は、「白砂糖の摂取過剰による、カルシウム不足」と、明らかに見て取れました（110ページ参照）。

そこで私は、彼女のために、徹底的に糖分を断ち、カルシウムを多く摂れる食養メニューをつくりました。

カルシウム豊富な青菜や海藻、そしてカルシウムの吸収を助けるクエン酸を含む梅干しや酢のものを、常に食卓にのせるようにしました。

このような食事を続けるうちに、肥満気味だった体重も減少。関節痛が徐々に

椎茸と里芋の煮つけ

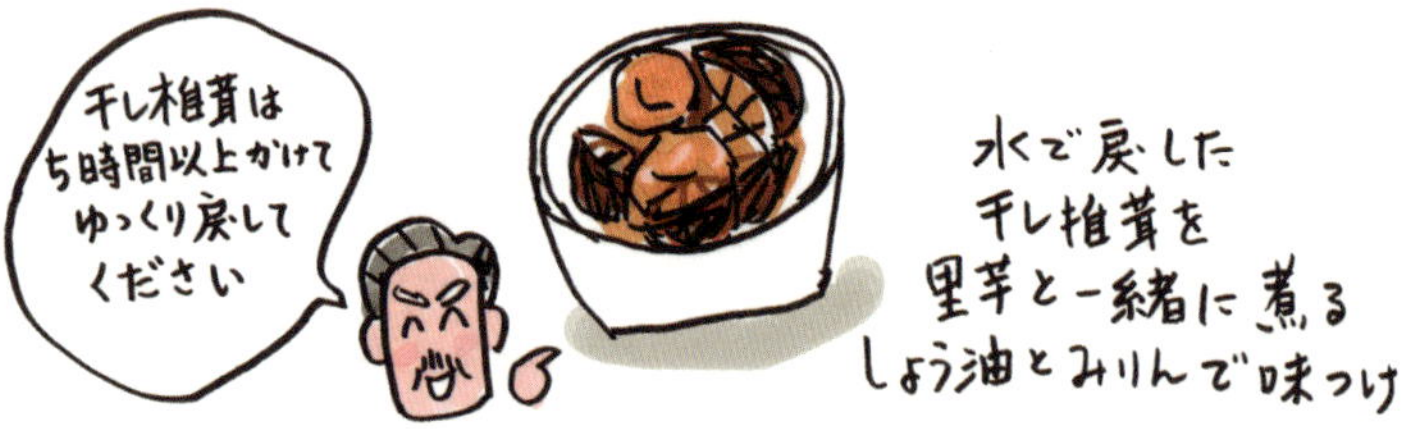
干し椎茸は
5時間以上かけて
ゆっくり戻して
ください
水で戻した
干し椎茸を
里芋と一緒に煮る
しょう油とみりんで味つけ

やわらいでいき、足腰が動くようになり、朝方のこわばりと痛みも次第に消えてゆきました。

さらに様子を見ながら、関節が固まらないように、慎重に軽い運動も始めてもらいました。

ようこさんの頑張りもあって、ふるさと村にいらしてから7ヵ月後――。

あれほど長年悩まされてきたリウマチからもすっかり解放され、晴れやかな顔で、足取りも軽くふるさと村をあとにするようこさんを、私も晴れ晴れとした気持ちで見送ったのでした。

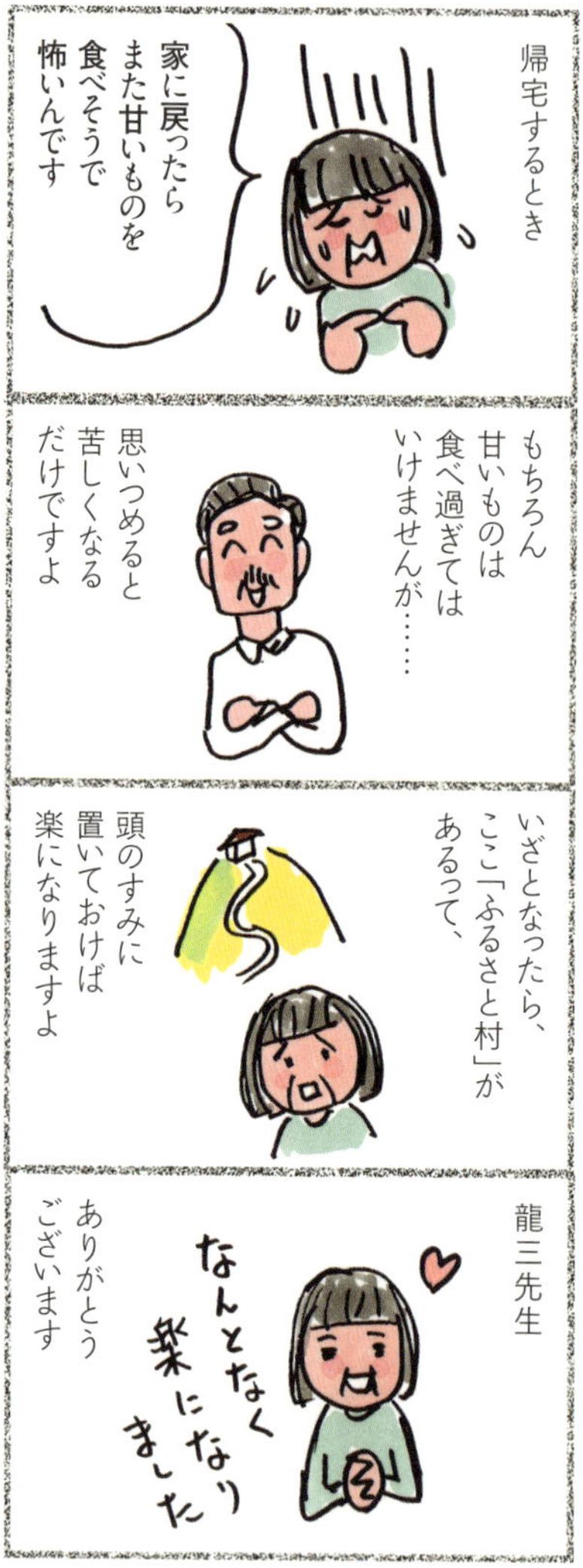
帰宅するとき
家に戻ったら
また甘いものを
食べそうで
怖いんです
もちろん
甘いものは
食べ過ぎては
いけませんが……
思いつめると
苦しくなる
だけですよ
いざとなったら、
ここ「ふるさと村」が
あるって、
頭のすみに
置いておけば
楽になりますよ
龍三先生
ありがとう
ございます
なんとなく
楽になり
ました

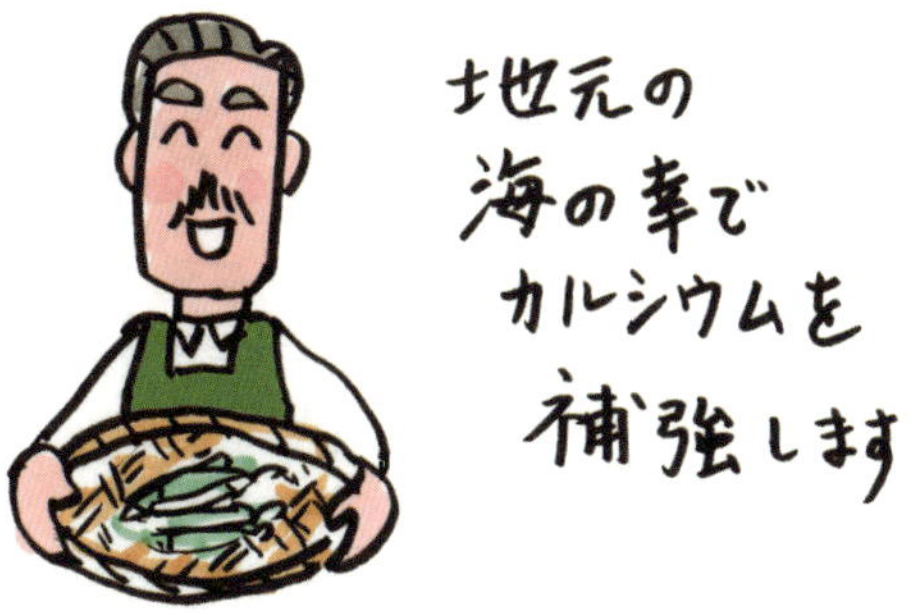
地元の
海の幸で
カルシウムを
補強します

31

「糖尿病」の失明による失意のどん底から、希望の光を見い出したゆうたさんの場合

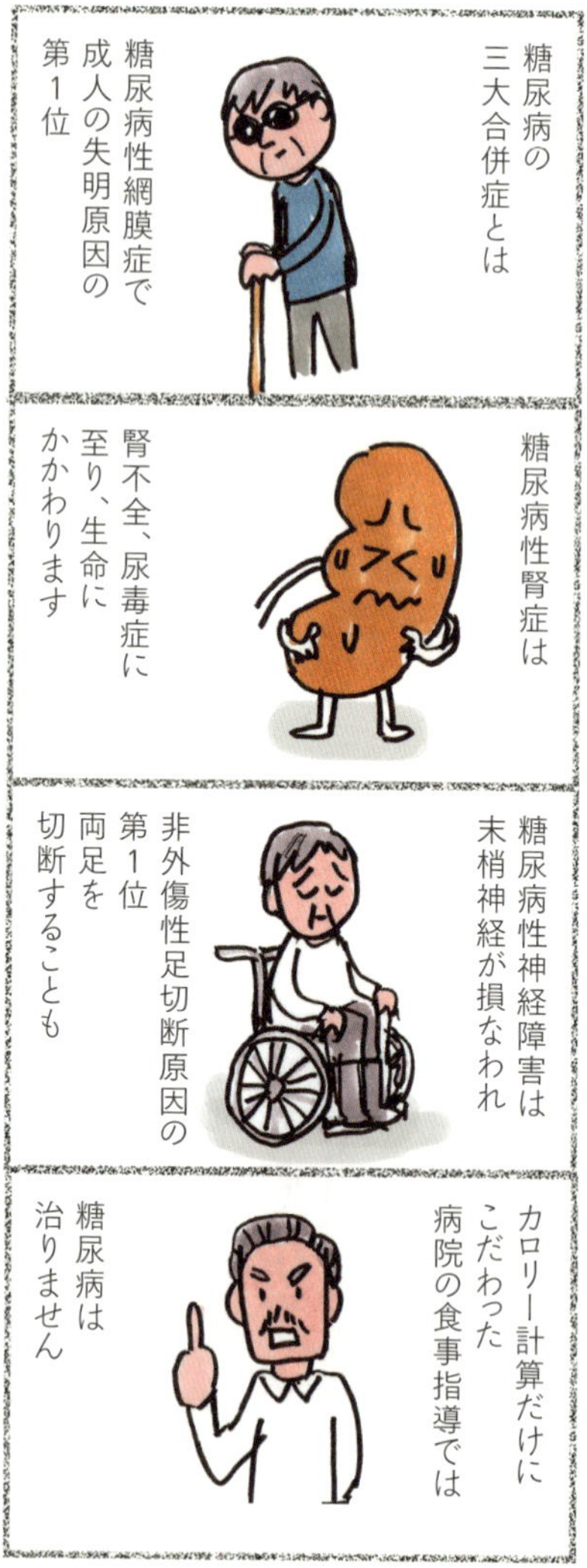
糖尿病の
三大合併症とは
糖尿病性網膜症で
成人の失明原因の
第1位
糖尿病性腎症は
腎不全、尿毒症に
至り、生命に
かかわります
糖尿病性神経障害は
末梢神経が損なわれ
非外傷性足切断原因の
第1位
両足を
切断することも
カロリー計算だけに
こだわった
病院の食事指導では
糖尿病は
治りません

偏った食習慣を食養で立て直す

「大丈夫、食べ物を変えて、良い血液にすれば、健康になりますよ」

糖尿病の合併症のひとつ、「糖尿病性網膜症」による突然の失明で、生きる希

キャベツの塩もみ

ひと口大に
ちぎった
キャベツを塩もみ

ねぎ、わかめ、キュウリのぬた

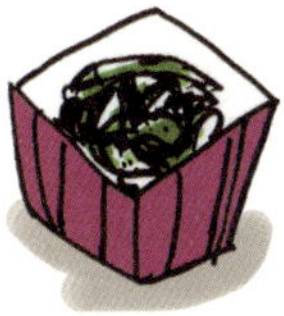
味噌、みりん
お酢を
混ぜた
たれで
あえる

望の光すらも見失っていたゆうたさん（仮名・50歳）に、私はこう声をかけて励ましました。

ゆうたさんは一代で会社を興し、仕事一筋の生活でした。多忙を極めるなかで、昼はどんぶり物をかきこみ、夜は接待をかねた会食で、脂肪たっぷりのステーキやマグロのトロをつまみながらお酒を飲むという食生活がたたり、ゆうたさんは糖尿病を患ってしまいます。

糖尿病患者はまれだった、戦前戦後の食糧難の時代。しかし飽食の現代では、糖尿病患者数は糖尿病予備軍含め２０５０万人、まさに国民病といえます。ゆうたさんもそんな一人でした。

ある日のこと、ゆうたさんは車の運転中、突然シャッターが降りるように目の前が真っ暗になり、何も見えなくなってしまいます。びっくりしたゆうたさんは、何が起こったのかわからぬまま、壁をこすりながらもなんとか車を止めることができ、幸い事故には至りませんでした。

しかし、ゆうたさんの視力は失われたまま、その日から失意の日々を送っていたのでした。

その後、奥さんの友人の紹介でふるさと村にいらっしゃったゆうたさんは、目が見えないこともあり、身の回りの世話をする奥さんと一緒に滞在されることに

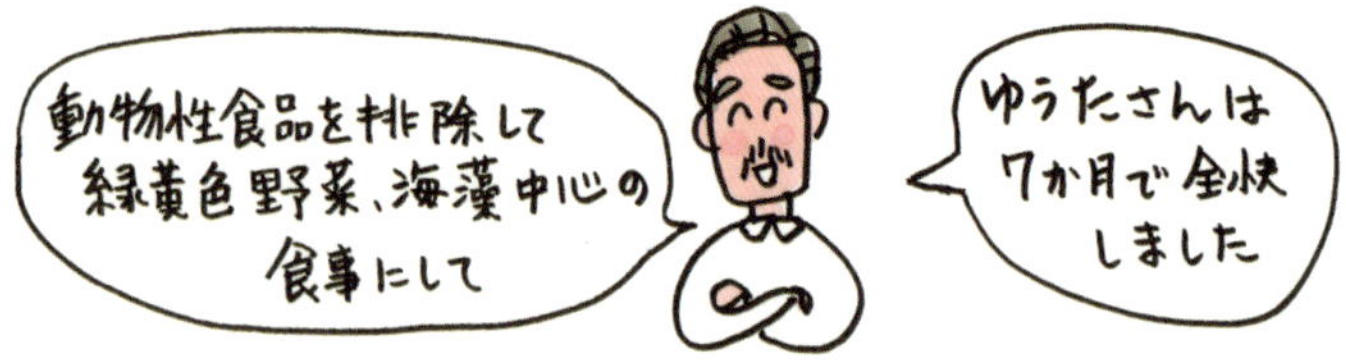
動物性食品を排除して緑黄色野菜、海藻中心の食事にして
ゆうたさんは7か月で全快しました

なりました。

食事は、玄米、季節の野菜、海藻、キノコ類、味噌、漬け物を基本に、その日のゆうたさんの体調に合わせて、献立を立てました。**動物性食品を除いた基本食に徹することが肝要です。**

失明して以来まったく体を動かしていなかったゆうたさんには、適度な運動も必要です。そこで、奥さんの付き添いで坂道を上ったり下ったりと歩いてもらいました。

ゆうたさんがふるさと村でそんな生活を始めてから、数ヵ月ほど経った、ある朝のことでした。

「お〜、うぉ〜、すご〜い！」

寝室から聞こえてくる、男の人の奇妙な叫び声に驚いた私は、慌ててその部屋に向かいました。するとゆうたさんが、窓の方向に向かって叫んでいるのです。

「光が、光が見える。先生、光が見えます！」

それはまさに、〝ひと筋の光〟を見つけた、喜びの叫びでした。

それからというもの、ゆうたさんは少しずつ目が見えるようになり、初めてふるさと村に来てから約７ヵ月後には、失明前のレベルまで視力が回復。仕事にも復帰しました。

適正体重になり、持病の糖尿病も、いつの間にか克服されていました。

糖尿病の患者さんの場合、ゆうたさんのように重症な方は、ふるさと村での食養や運動に真剣に取り組んだ結果、見事克服される方が多いのですが、一方で軽症の方は、指示通りの食養に徹し切れないために、なかなか改善しないことも多いのが実情です。

こうした深刻な病気であればあるほど、食養で治そうとするのであれば、中途半端な取り組みでは効果が出ません。本人の強い意志こそが大切なのです。

また現代医学の対症療法のように「一朝一夕に」などと考えずに、体質改善にはある程度の時間が必要なことは、言うまでもありません。

食養の基本食　鉄火味噌

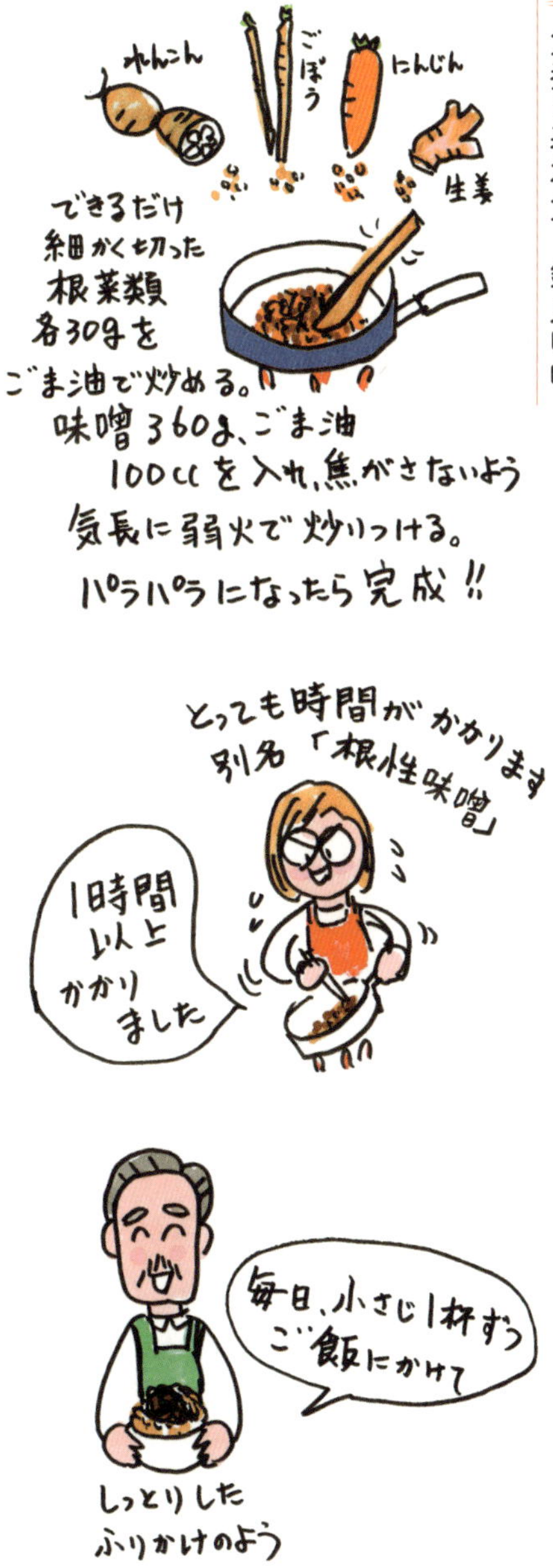
れんこん
ごぼう
にんじん
生姜
できるだけ細かく切った根菜類各30gをごま油で炒める。味噌360g、ごま油100ccを入れ、焦がさないよう気長に弱火で炒りつける。パラパラになったら完成!!
とっても時間がかかります
別名「根性味噌」
1時間以上かかりました
毎日、小さじ1杯ずつご飯にかけて
しっとりしたふりかけのよう

32

「乳ガン」に打ち勝ち、仕事に復帰したくにこさんの場合

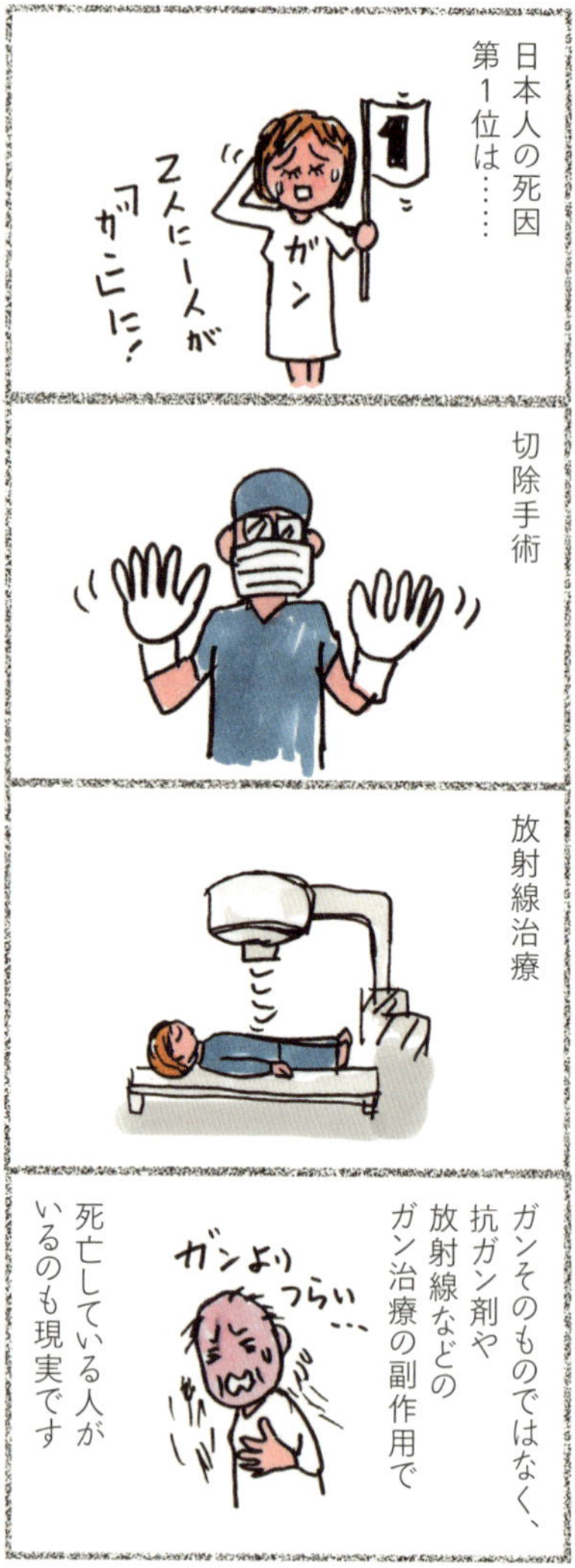

食事による体質改善で自然治癒力を取り戻す

くにこさん（仮名・42歳）はビジネスパーソンです。「乳ガン」と診断されたときは、まさに青天の霹靂《へきれき》でした。念のため……と、名だたる大病院で診察を受け

青菜の生姜あえ

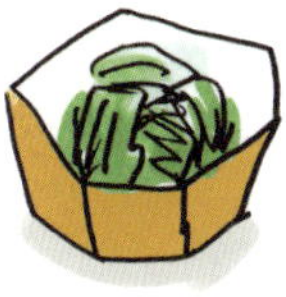
さっと茹でた
青菜を水に取り
絞って水を切る
おろし生姜としょう油で
あえる

ぬか漬け

少量でも毎食

ても、結果は同じでした。

やがてふるさと村の食養の話を聞いて、相談にやってきたくにこさんの悩みは、「今の治療をそのまま続けるか」それとも「食養による治療をやってみるか」でした。誰しもが悩む問題でしょう。

私自身は現代医学を信用していませんが、それを他人に押しつける立場ではありません。くにこさんの納得がいく方法として、「担当医に聞いて、今の治療を数ヵ月やめても、ガンの進行にそれほど影響はないと言われたら、ここ（ふるさと村）にきて食養をやってみたら？」と提案しました。

くにこさんは、すぐに主治医に「今の治療をいったんやめて、自分が納得いく食養で体を立て直したい」と話して許可をもらい「ふるさと村」で療養に専念することを決心しました。

乳ガンの原因の一つに、脂肪分に偏った食事も挙げられます。くにこさんの趣味は、食べ歩き。また、野菜は苦手で、肉中心の食生活を送っていました。

しかしふるさと村の基本食は、野菜中心の献立です。味付けもしょう油や味噌が中心。彼女の心の中では、体のためとはいえ、何ヵ月もこういう食事に耐えられるのか、心配していたそうです。

ふるさと村で食べる無農薬の有機野菜、あずき玄米を、しっかり嚙んで食べて、適量で満腹感を感じるようになりました。そうしているうちに、今まで、気がつ

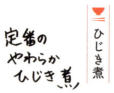

野菜サラダのたれ

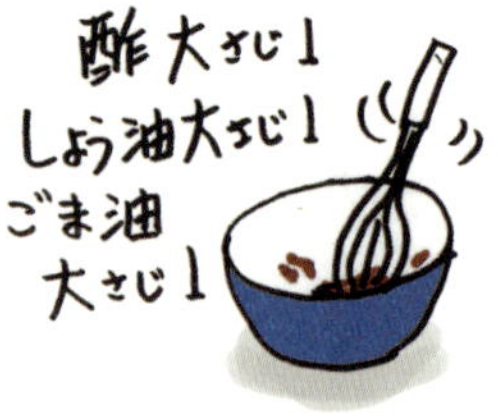
酢大さじ1
しょう油大さじ1
ごま油大さじ1

ひじき煮

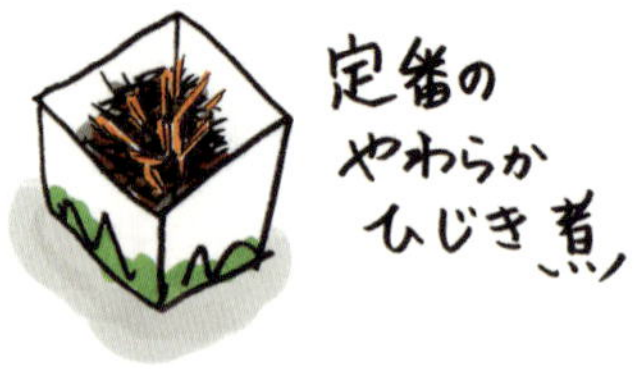
定番のやわらかひじき煮

かなかった野菜や玄米の旨みや甘みを感じ取れるようになっていきました。と同時に、体質が変わっていくことも実感。不思議と今まで好物だった肉や加工食品、お菓子などを、食べたいと思わなくなってきました。

そうして3ヵ月後——。

いつの間にか、くにこさんの胸のしこりは消えていました。

「もしや」と思い、東京に急ぎ戻り、病院で再検査をしたところ、乳ガンは消えていました。ガンの診断を下した2つの大病院も「ガンが消えた」と判断するしかありませんでした。

ガンが消えた理由ははっきりとはわかりませんし、誰でも食養をやれば、必ず効果があるとは、決して言いきることはできません。

ただ、食養により、くにこさんの体が変わり、自然治癒力が上がったことに起因していることは確かでしょう。

くにこさんは、その後も「ふるさと村ごはん」で健康を維持し、現在では仕事にも復帰、以前のように仕事を楽しむ人生を満喫しています。

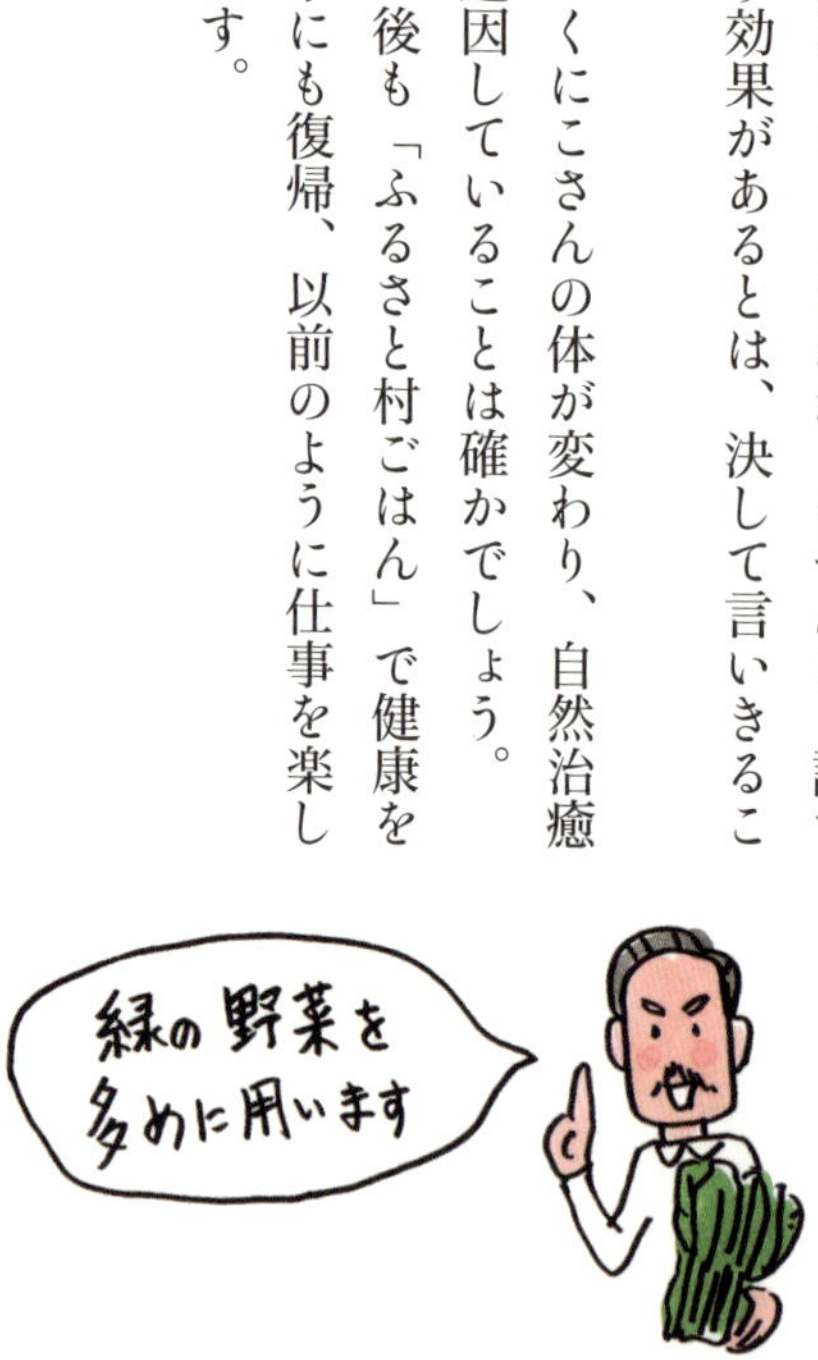

おじゃこ入り納豆

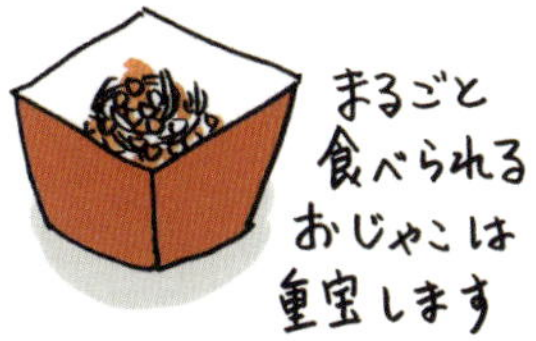
まるごと食べられるおじゃこは重宝します

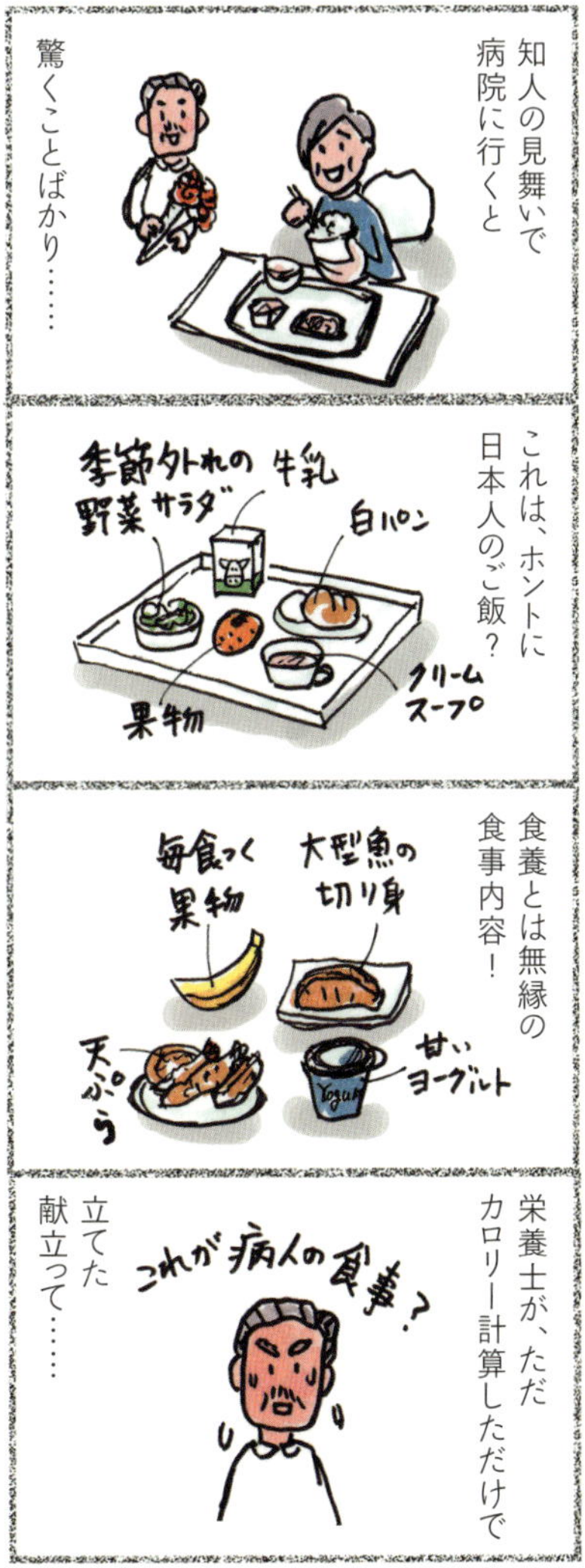
知人の見舞いで病院に行くと
驚くことばかり……
これは、ホントに日本人のご飯？
季節外れの野菜サラダ
牛乳
白パン
クリームスープ
果物
食養とは無縁の食事内容！
大型魚の切り身
毎食つく果物
天ぷら
甘いヨーグルト
栄養士が、ただカロリー計算しただけで
立てた献立って……
これが病人の食事？

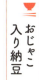

33

入院生活を乗り越えたれいこさんの場合

手術後の回復食の献立——脳腫瘍回復・れいこさんの場合

例を挙げればきりがありませんが、ある脳腫瘍の手術をされた方の術後回復を助けるために、主治医の方の了承を得て、食事をすべて「食養」に切り替える手助けをしたこともあります(この先生は、食養に理解を示し、病室への食事の持ち込みを快く許可してくれました)。

これは、手術後の弱っている体の治癒力を高める

	朝ごはん	夕ごはん
1日目	玄米ペーストの海苔巻き 味噌汁 きんぴらごぼう ひじき煮 青菜のおひたし ぬか漬け	玄米ペーストの海苔巻き 味噌汁 きんぴらごぼう ひじき煮 わかめと青菜の酢の物 ぬか漬け
2日目	玄米ペーストの海苔巻き 味噌汁 れんこんの油炒め 青菜のごまあえ ねぎ、わかめ、しらすのあえ物 ぬか漬け	玄米ペーストの海苔巻き 味噌汁 ひじき煮 大根、にんじんの煮付け 青菜の海苔巻き ぬか漬け
3日目	玄米ペーストの海苔巻き 味噌汁 鉄火味噌	玄米ペーストの海苔巻き 味噌汁 大根菜の油炒め

「食養弁当」メニュー。スタッフと手分けして配達しました。玄米ペーストや根菜を多く取り入れています。

ひじき煮
切り干し大根
ぬか漬け

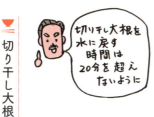

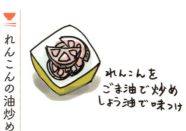

しいたけ、里芋の煮付け
わかめの酢の物
ぬか漬け

切り干し大根

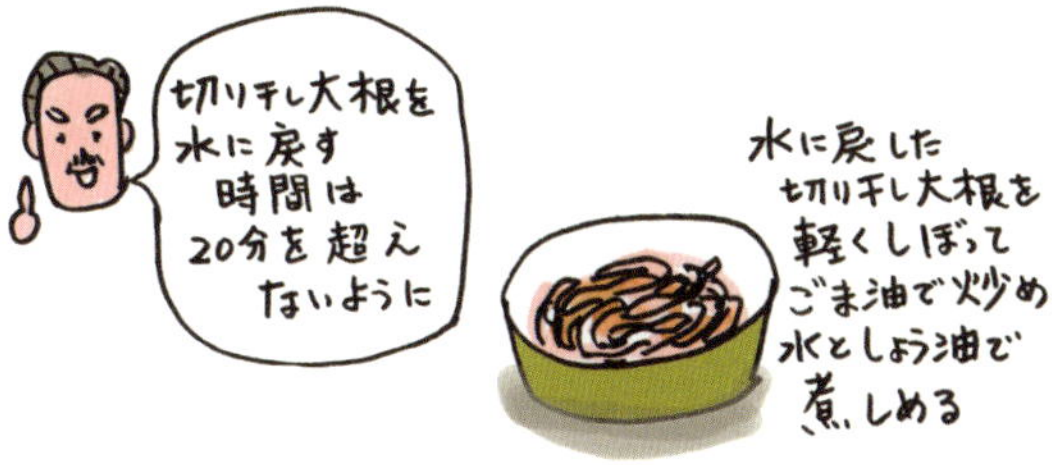
切り干し大根を水に戻す時間は20分を超えないように
水に戻した切り干し大根を軽くしぼってごま油で炒め水としょう油で煮しめる

ふるさと村オリジナル玄米ペーストの海苔巻き

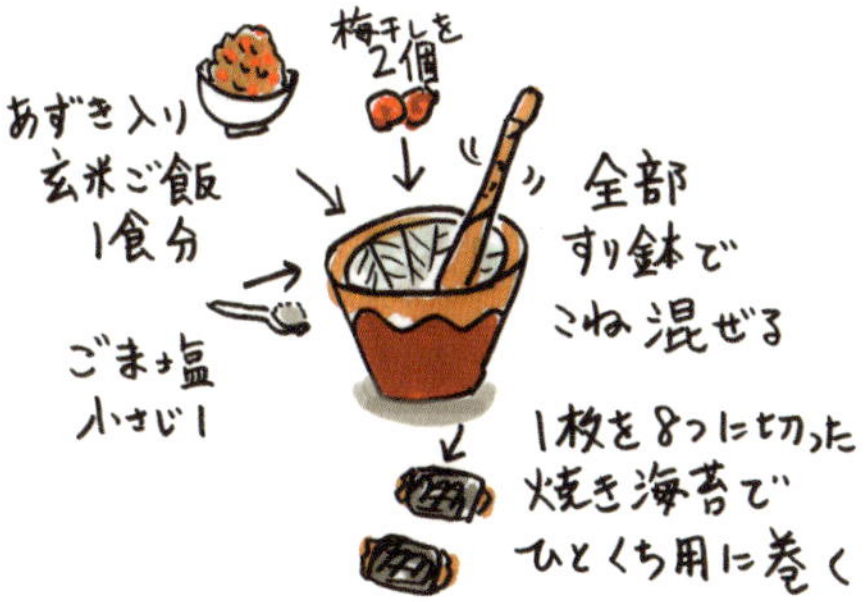
梅干しを2個
あずき入り玄米ご飯1食分
全部すり鉢でこね混ぜる
ごま塩小さじ1
1枚を8つに切った焼き海苔でひとくち用に巻く

れんこんの油炒め

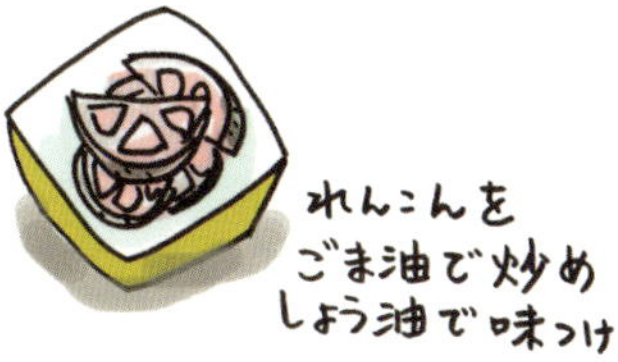
れんこんをごま油で炒めしょう油で味つけ

大根菜の油炒め

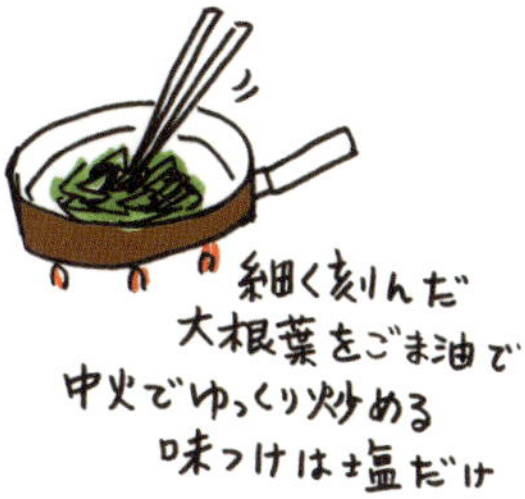
細く刻んだ大根菜をごま油で中火でゆっくり炒める味つけは塩だけ

34

水も飲めず、闘病で弱り切った体を克服した、やすこさんの場合

弱った体を助ける食養献立——ガン闘病・やすこさんの場合

ガン治療の闘病は非常に厳しいものです。長い治療を続けるほど、体力は失われ、本来持っている体の治癒力も弱くなってしまいます。

ふるさと村にいらしたやすこさんも、長い闘病生活のなかで疲れ果て、口からの食事をしばらく摂ってはいませんでした。やすこさんは水を飲んでもピューと吐き出してしまうほどでしたが、玄米をキツネ色に炒り、それをおかゆに炊き上げて裏ごしした消化の良い究極の養生食「玄米クリーム」をとても美味しそうに食べてくれたのでした。

これは弱り切った体を助ける献立です。

ある日の献立

主菜	副菜
玄米クリーム とろろ汁	葛湯 豆腐の甘酢あんかけ すじこの大根おろし けんちん汁 鉄火味噌 煮込みうどん 青菜のおひたし おでん(大根、こんにゃく、昆布) 卵焼き 焼き海苔 生牡蠣 ドジョウの佃煮

体が弱っているやすこさんに合わせ、消化と食べやすさ優先。好みに応じて、副菜を2～3品の中から選びました。

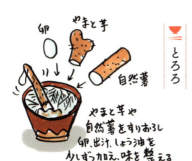

とろろ

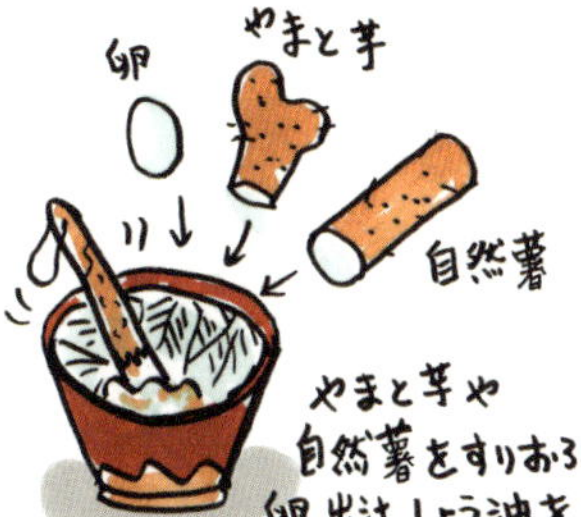
卵
やまと芋
自然薯

やまと芋や
自然薯をすりおろし
卵、出汁、しょう油を
少しずつ加え、味を整える

ドジョウの佃煮

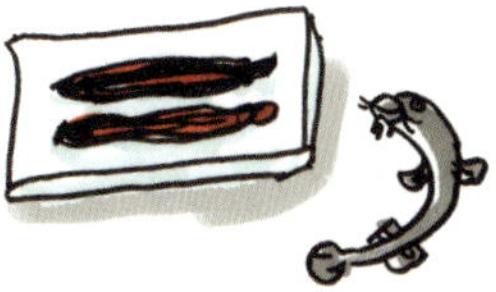

熱湯から1分ほど
茹でたドジョウをザルに
あげ、しょう油(2)酒(1)
水(2)で煮汁が
なくなるまで煮しめる

究極の養生食　玄米クリーム

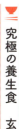

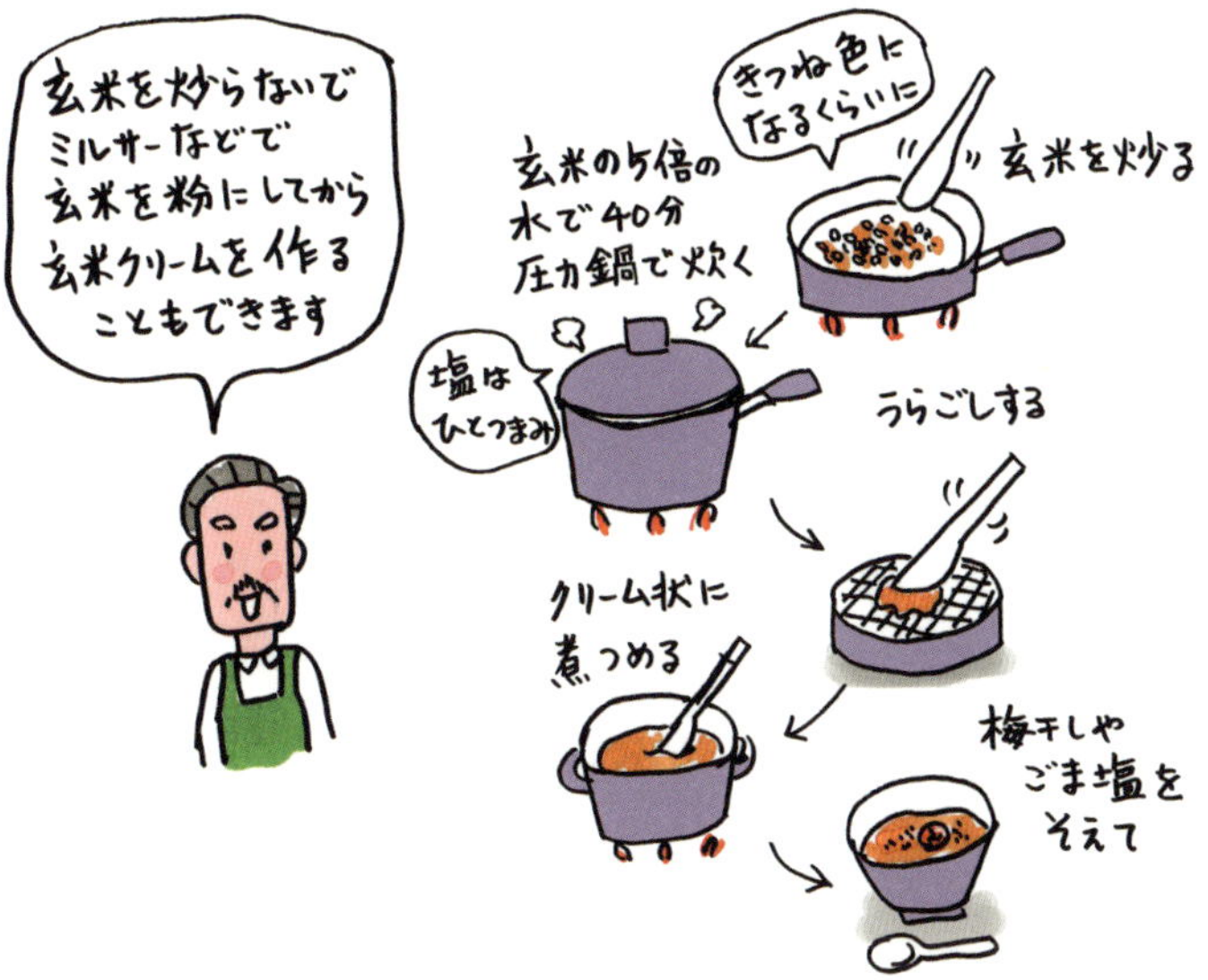
玄米を炒らないで
ミルサーなどで
玄米を粉にしてから
玄米クリームを作る
こともできます
きつね色に
なるくらいに
玄米を炒る
玄米の5倍の
水で40分
圧力鍋で炊く
塩は
ひとつまみ
うらごしする
クリーム状に
煮つめる
梅干しや
ごま塩を
そえて

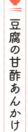

豆腐の甘酢あんかけ

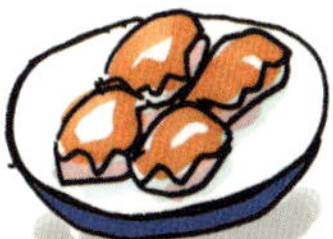

もめん豆腐を水切りし
サイコロ状に切る
みりん1、しょう油1、水1
お酢0.5を加熱し
豆腐にかける

けんちん汁

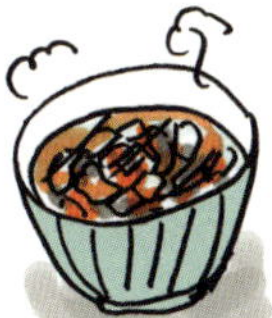

こんにゃく、根菜類
(大根、にんじん、ごぼう)など
ごま油で炒め、出汁
しょう油、みりん、酒で調味
仕上げにくずした豆腐を
入れる

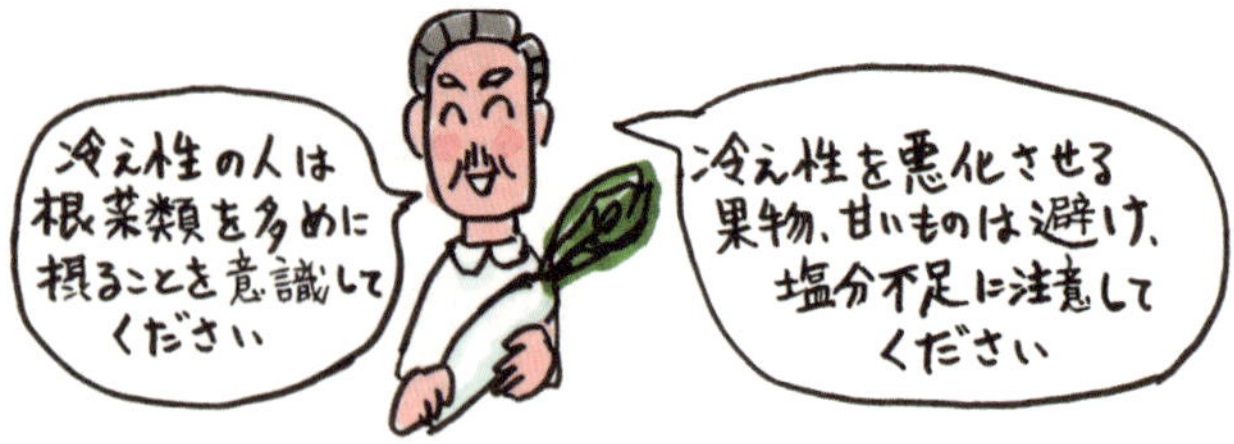
冷え性を悪化させる果物、甘いものは避け、塩分不足に注意してください
冷え性の人は根菜類を多めに摂ることを意識してください

35

冷えは、万病のもと

低体温がさまざまな病気を引き寄せる

これまでたくさんの方たちから病気についてご相談を受けてきました。抱えている不調、病の種類はそれぞれでも、みなさんには例外なく、あるひとつの共通点があります。

それは、「低体温であること」です。

相談にいらっしゃる方に限らず、近年、日本人の平均体温が下がってきているといわれています。

日本人の平均体温は、かつては36・5～37度でした。ところが、都内のある大学で10年間講座を持たせていただいたご縁で、若い学生の方たちに体温を測ってもらったところ、35度台の方が続出していました。

「本当に低体温の人が増えているのだなあ」とあらためて

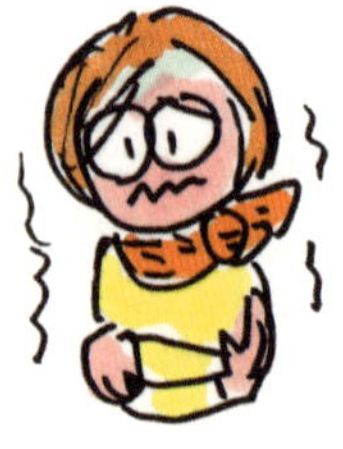

根菜類たっぷりの筑前煮

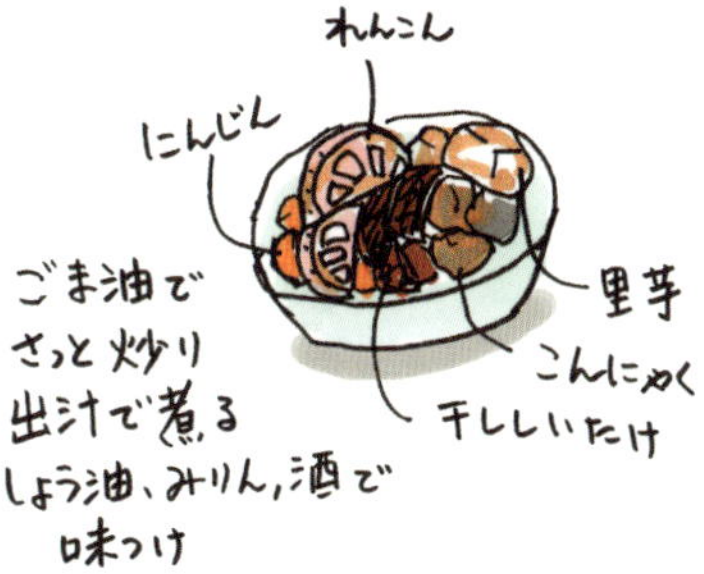
れんこん
にんじん
ごま油で
さっと炒り
出汁で煮る
しょう油、みりん、酒で
味つけ
里芋
こんにゃく
干ししいたけ

ふろふき大根

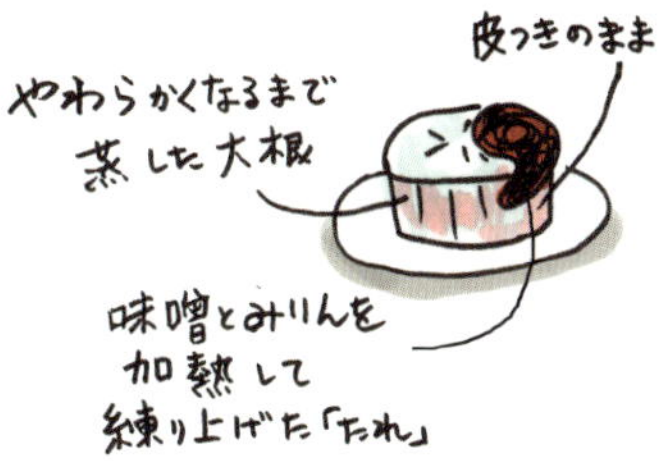
皮つきのまま
やわらかくなるまで
蒸した大根
味噌とみりんを
加熱して
練り上げた「たれ」

痛感したものです。

ちなみに、体温が1度下がると、体を健全に保つために働いている「酵素」の働きが半分になり、免疫力はなんと、4分の1にまで低下します。またガン細胞は、体温が35度以下になると、繁殖しやすくなります。

仮に今は健康だと思っていても、「低体温」を放っておくと、将来的にさまざまな病気にかかるリスクが高くなるといえるでしょう。

低体温の方は、体を温める効果のある根菜類を意識して多めに摂るようにし、海藻類と塩分不足に充分留意しましょう。

玄米かあずき玄米を主食に、海藻の入った味噌汁、副菜には、根菜類（大根、ごぼう、にんじん、生姜、れんこんなど）を。

また、毎食、たくあんかぬか漬けなどの、漬け物を少々食べましょう。

逆に、牛乳や乳製品、果物、白砂糖の入った食品は避け、冬場には体を冷やす夏野菜は食べないことです。

かぼちゃの生姜焼き

5ミリに薄切りにした
かぼちゃを油で
蒸し焼きにする
火が通ったら、すりおろした
生姜と塩で味をつける

ふるさと村で療養されている低体温の方に、お風呂あがりに生姜湯を飲んでいただいています。生姜は、漢方薬の約7割に含まれる、薬効成分の高い食材です。

なお、生姜湯の作り方は体質によって多少異なります。

○陰性体質（やせ型で、青白い顔のタイプ）の人

……生姜のすりおろし（小さじ山盛り1）、ねぎを6〜7センチ刻んだもの、黒砂糖（小さじ山盛り1）を加えて、お湯を注ぐ。

○陽性体質（太りぎみで、赤ら顔のタイプ）の人

……生姜のすりおろし（小さじ山盛り1）、ねぎを6〜7センチ刻んだもの、味噌を（小さじ山盛り1）を加えて、お湯を注ぐ。

飲んだら、即、ふとんの中に入って休みます。こうして体温を上げることで、免疫力アップにもつながります。

なお、これは風邪の引き始めにもやってみてください。

風邪を引いたら、ぬるめの風呂に、時間をかけてゆっくり入り、額が汗ばむようになったら生姜湯を浴槽の中で飲みます。風呂から出たら、すぐに寝床に直行。おふとんのなかで温かくして休みましょう。

反応の良い人は、20~30分くらいで体が熱くなり、汗をかきます。

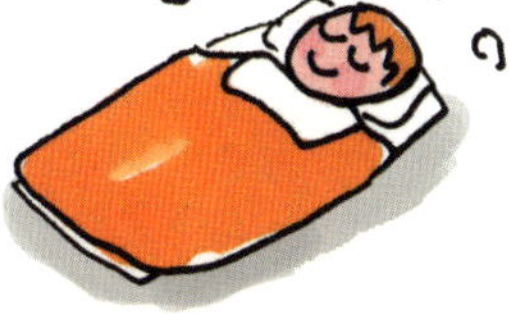

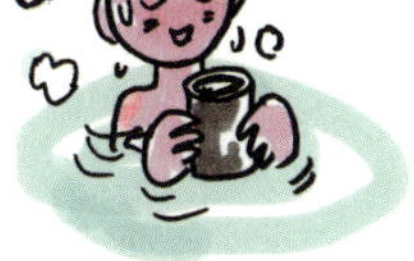

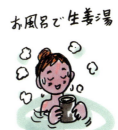

36

食べる楽しみを味わい尽くす、10日に一度の「ごほうびディナー」

自分を喜ばせるための「食」を忘れないこと

「ふるさと村」では、長期滞在者でご希望の方には、10日に一度「なんでも好きな食事デー」があります。

これは食事制限をしている人も例外ではありません。ふだんは、肉や油を使わない食養料理が中心ですが、この日ばかりは、そういうものでもリクエストできるのです。

ふだんきちんとした食生活を送っていれば、少々羽目をはずしてもいいとしています。

「天ぷら」「すき焼き」「お刺身」「カレーライス」「鶏肉・豚肉・牛肉」、それに、「スイーツ」まで、なんでもOKですが、街のレストランに行って食事をするわけではありません。

ここにも、ふるさと村ならではのレシピがあります。その一部をご紹介しましょう。

〈ふるさと村の特製カレー〉

ふるさと村のカレーライスには、市販のルーは使いません。ごま油で小麦粉（ふるさと村産）を炒め、カレー粉（粉末）を入れて、ルーから作ります。

具材は定番のジャガイモ、玉ねぎ、人参、豚肉。具材は炒めずにそのまま煮込こみ、すりおろしたニンニク、ルーを入れて仕上げます。ご飯は、無農薬の精米したての白米でいただきます。つけあわせには、自家製のたくあんやぬか漬け。これがまたカレーによく合うんですね。

〈ふるさと村の黒糖あんころもち〉

ふるさと村の「あんこ」は、黒砂糖で味付けした、深みのあるおいしい「あんこ」。カルシウムがたっぷり含まれている黒砂糖であれば、体内のカルシウムが奪われる心配もありません。甘いあんこに、つきたての餅。これは絶品！　甘いものを楽しむときはしっかり楽しまなくちゃ！

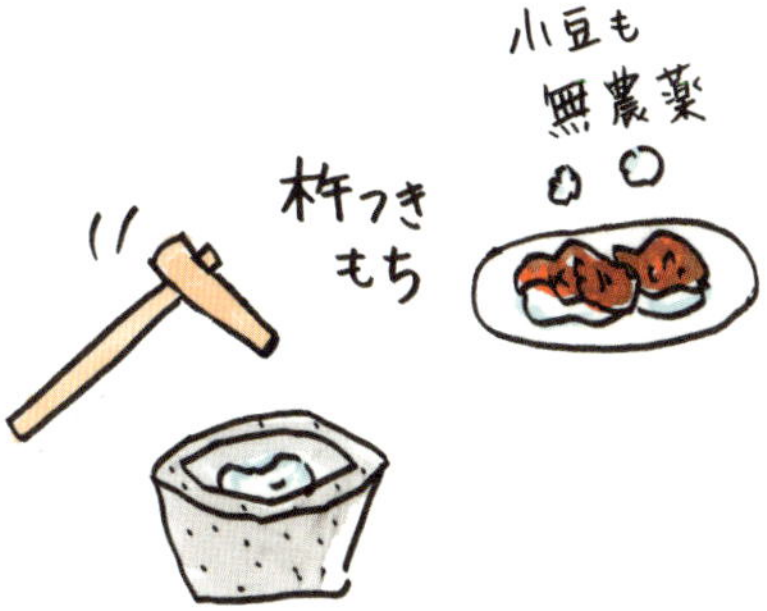
杵つき
もち
小豆も
無農薬

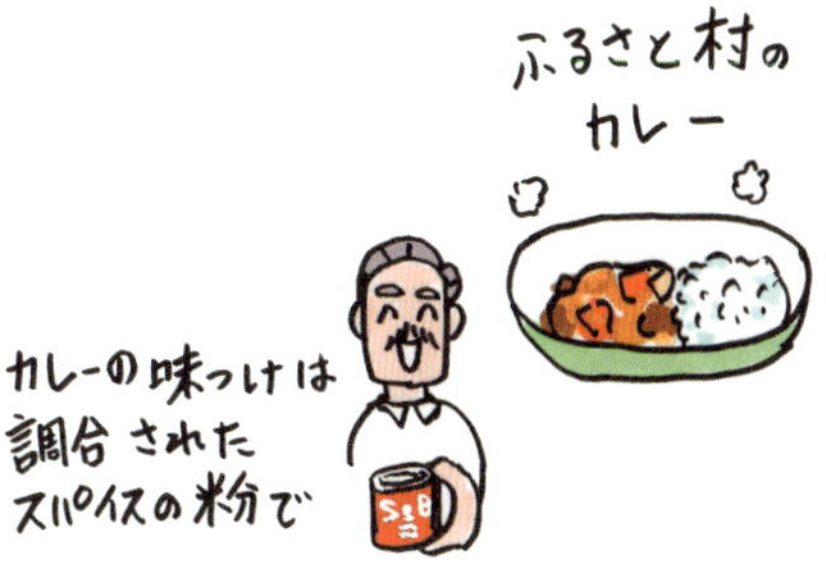
ふるさと村の
カレー
カレーの味つけは
調合された
スパイスの粉で

ふるさと村式 自家製味噌のつくりかた

START!

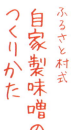

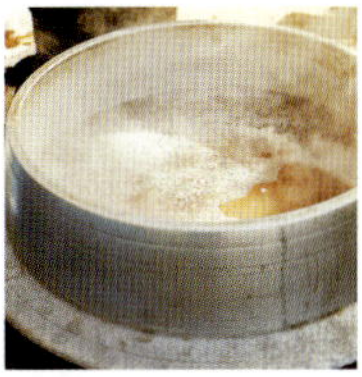

自家製の大豆を前の日から水に浸して煮る

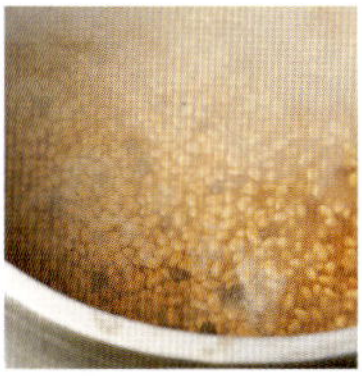

煮る時間は、大釜と薪で６時間ほど

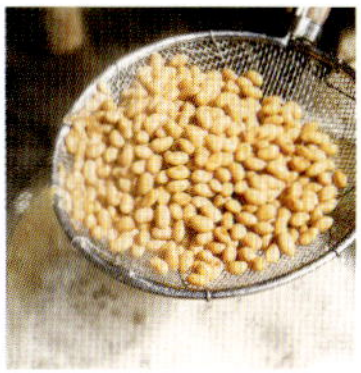

大釜から石臼に大豆を入れる

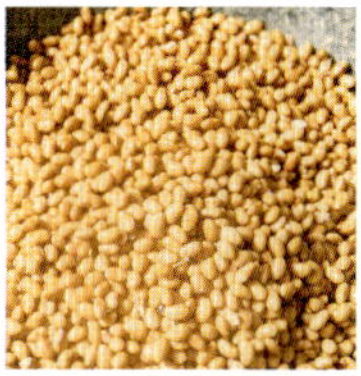

大豆は指で簡単につぶれるくらいのやわらかさ

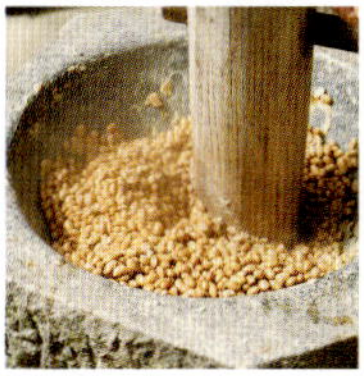

石臼に入れた大豆を杵ですりつぶしていく

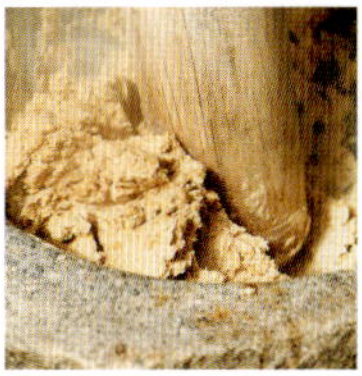

ヨイショ、ヨイショ！
なかなかの重労働

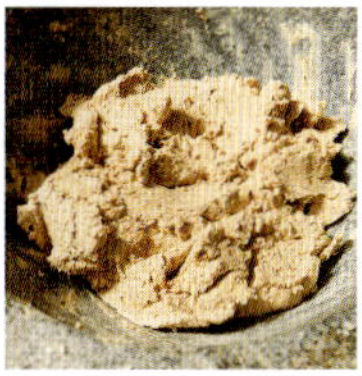

すりつぶした大豆はこんな感じに

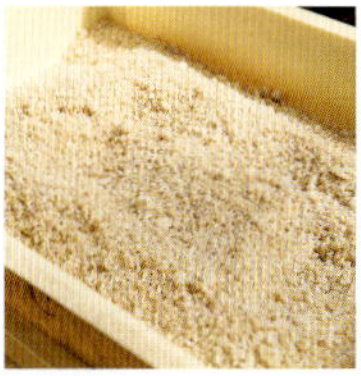

手作りの「麹」登場

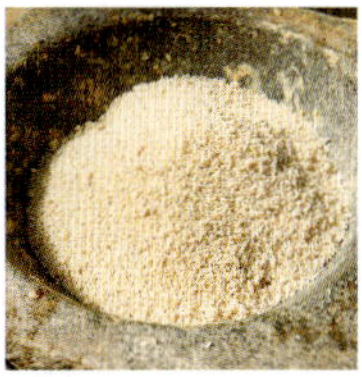

すりつぶした大豆に麹と塩を加える

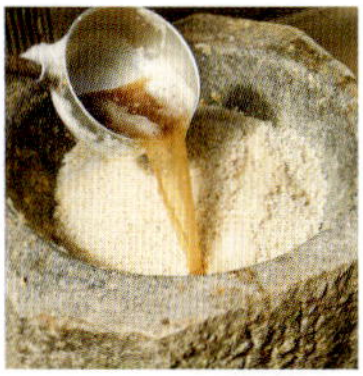

大豆の煮汁も加えて……

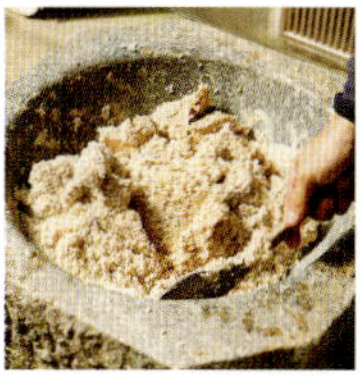

よく混ぜて……

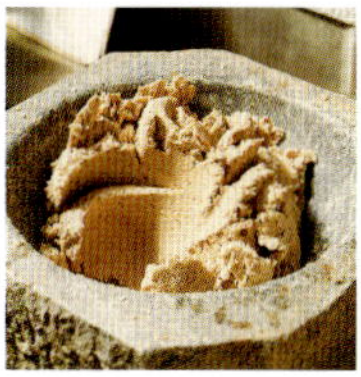

全体をまとめる

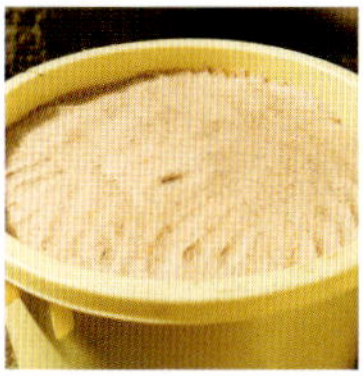

石臼から容器に移し、詰め込む。よーく手でならして……

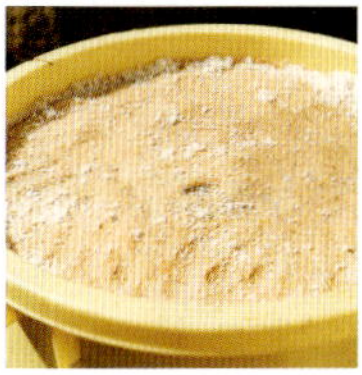

上に塩をふりかける

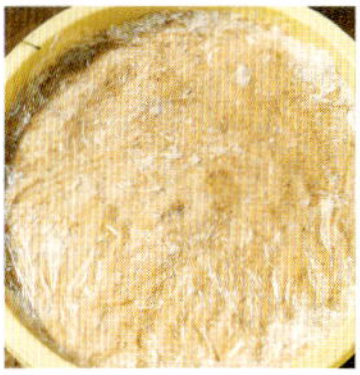

空気が入らないようにラップで密閉して、冷暗所でじっくり発酵

GOAL!

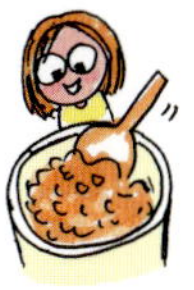

6カ月ほどで
味噌のできあがり！
食べ頃は1年後……

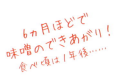

食養の本拠地 ふるさと村を ご案内

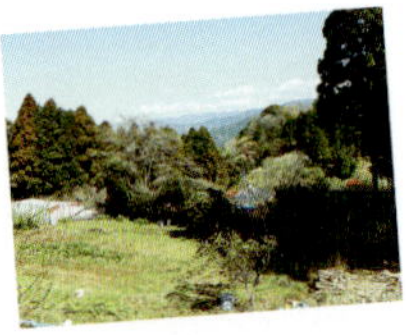

山と畑に囲まれた頂付近から
「自然食養学会」の山の庵を望む

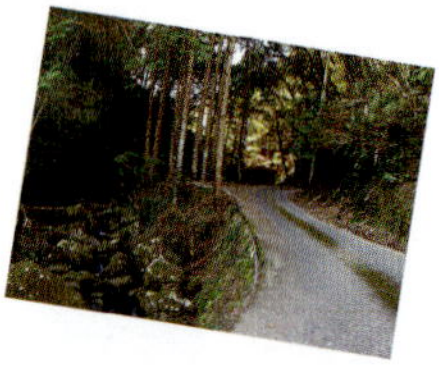

ふるさと村に続く道は、
清流を見ながら上る険しい山道

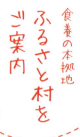

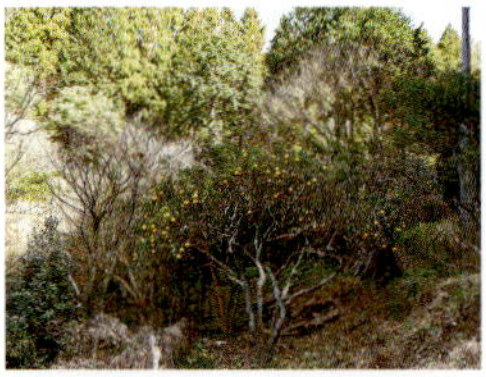

無農薬の甘夏みかんの木。
自家製マーマレードに加工も

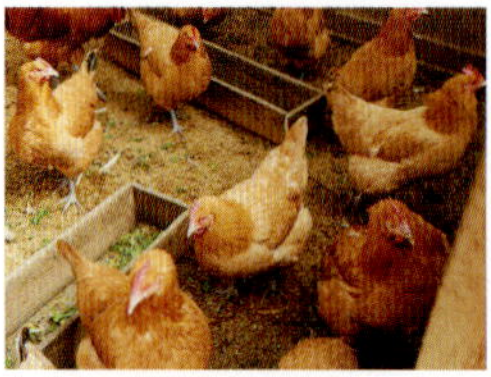

自然のエサを食べて育つ鶏
(名古屋コーチン)。堆肥もつくる

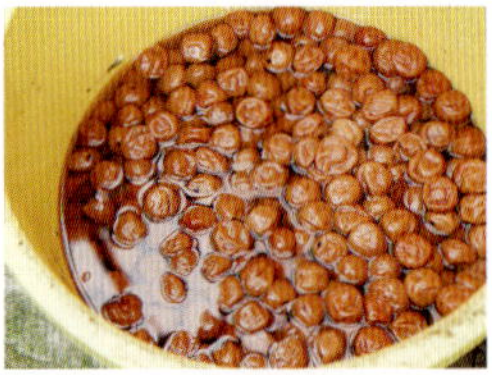

食養に欠かせない
自家製の梅干し

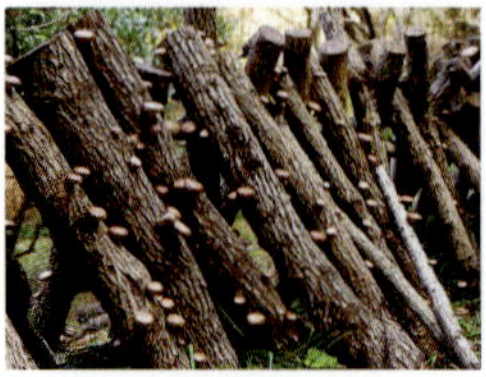

原木しいたけ栽培で
生のしいたけを食卓に

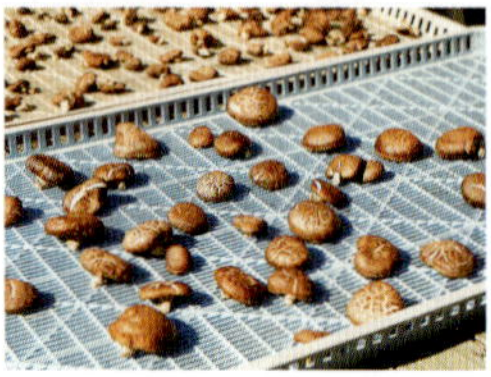

天日でじっくり干して、
干ししいたけに

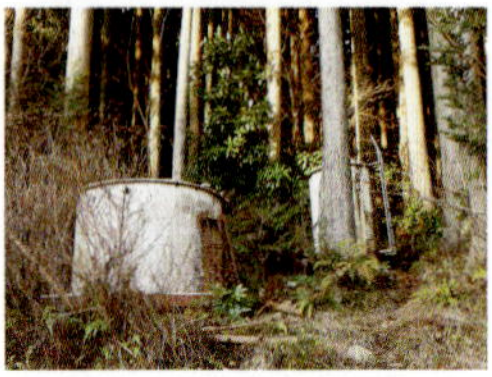

食養の源、岩間から自然に
湧き出る水をタンクで管理

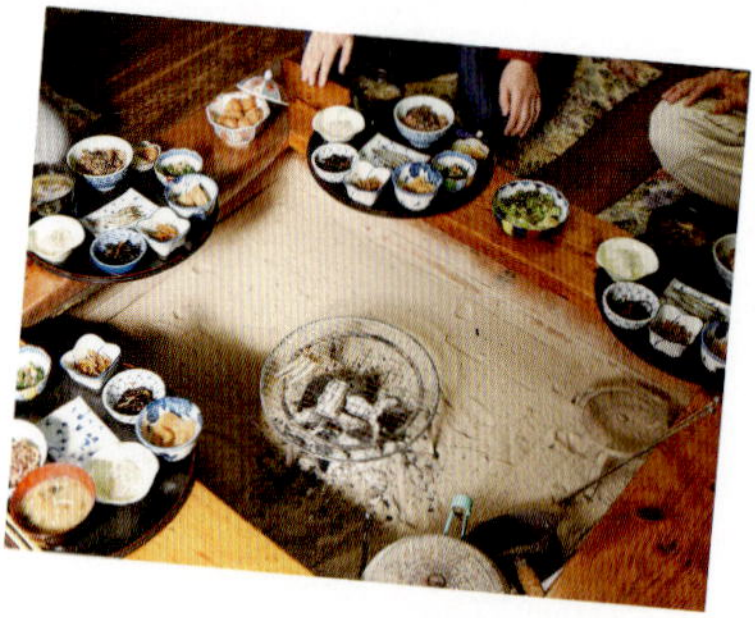

いろりを囲んでいただく食養ごはん

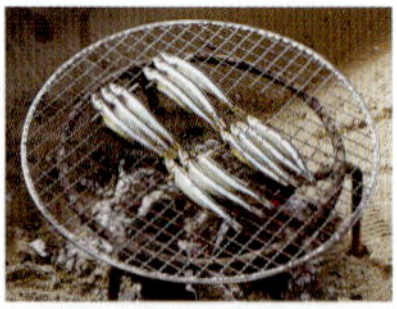

きびなごやしいたけなど、
いろりの炭で焼いていただく

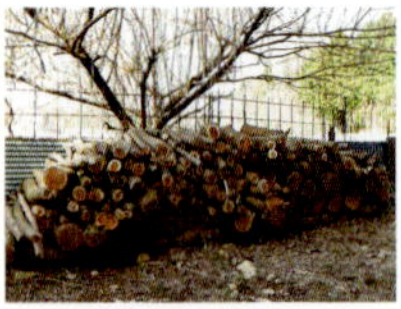

味噌造りの大豆煮に
欠かせない薪

第4章

「驚くほど体が変わる ふるさと村の食養生活」現代実践編

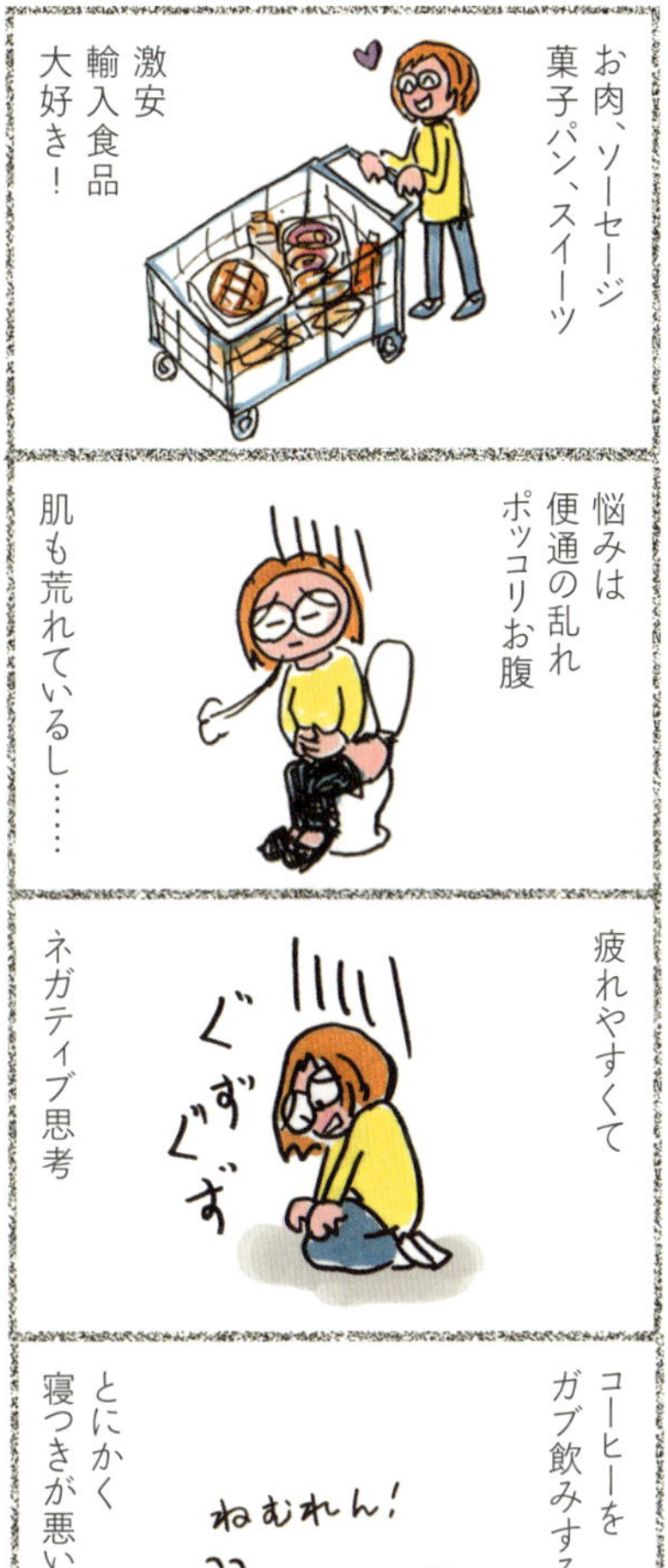
お肉、ソーセージ
菓子パン、スイーツ
激安
輸入食品
大好き！
悩みは
便通の乱れ
ポッコリお腹
肌も荒れているし……
疲れやすくて
ぐずぐず
ネガティブ思考
コーヒーを
ガブ飲みするから？
ねむれん！
とにかく
寝つきが悪い

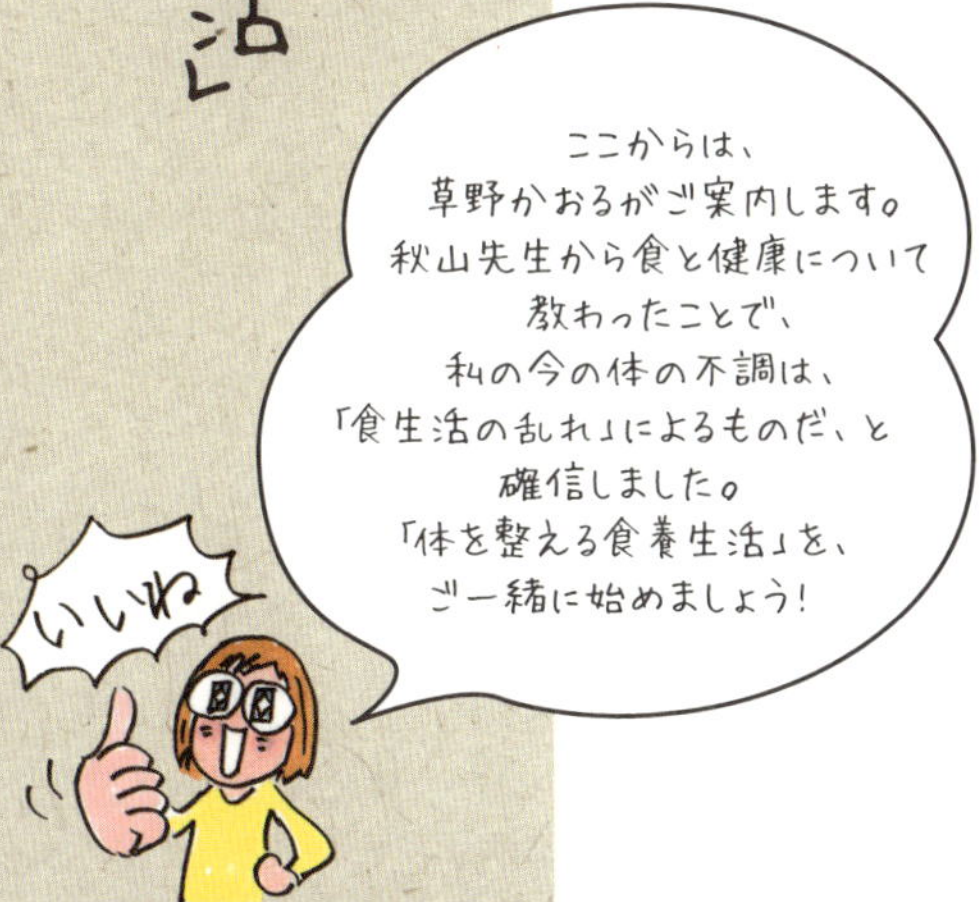
ここからは、
草野かおるがご案内します。
秋山先生から食と健康について
教わったことで、
私の今の体の不調は、
「食生活の乱れ」によるものだ、と
確信しました。
「体を整える食養生活」を、
ご一緒に始めましょう！
いいね

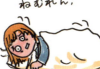

Before

「ふるさと村の食養生活」を
実践したら、

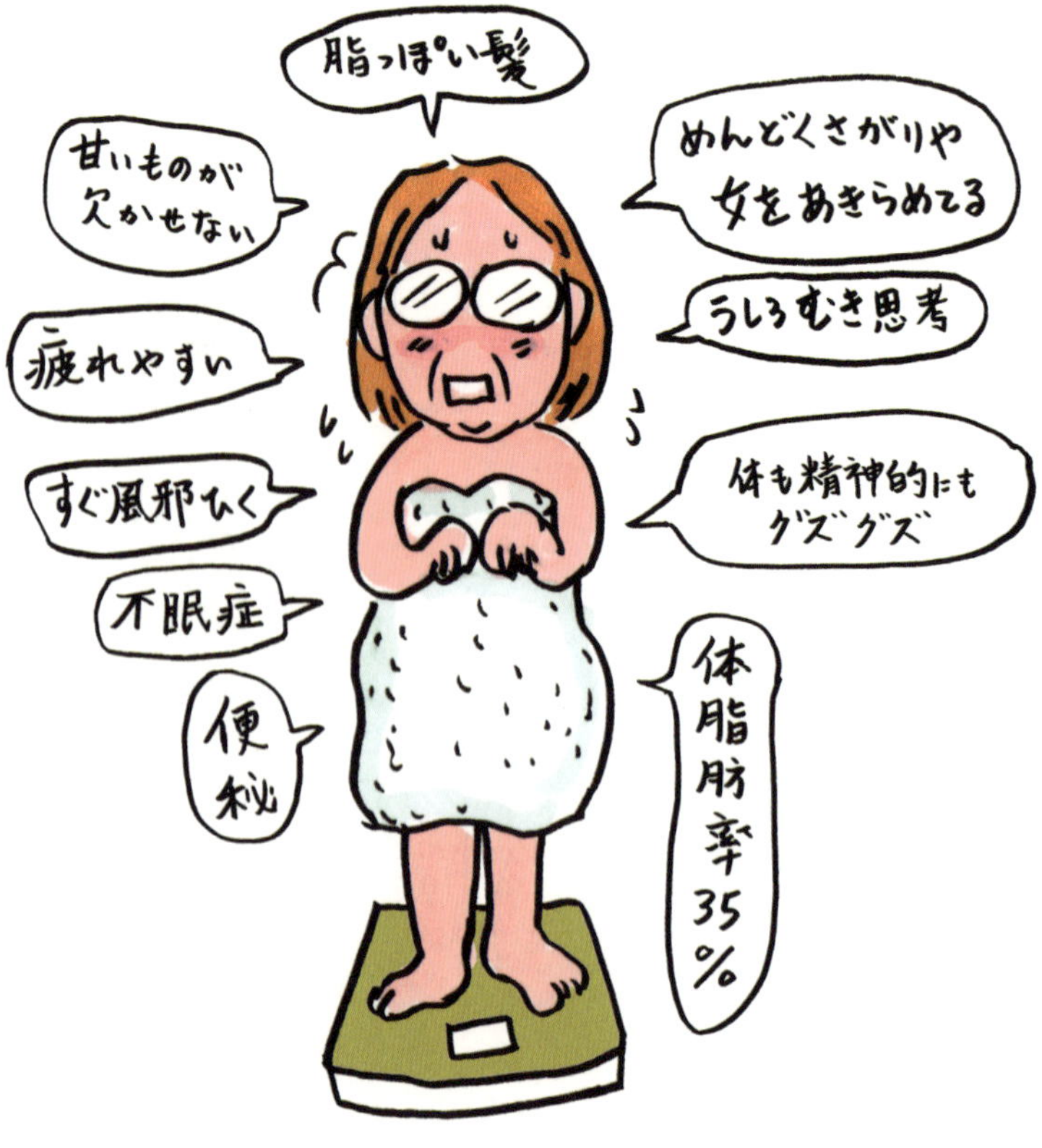
脂っぽい髪
甘いものが
欠かせない
めんどくさがりや
女をあきらめてる
うしろむき思考
疲れやすい
すぐ風邪ひく
体も精神的にも
グズグズ
不眠症
便秘
体脂肪率35%

After

こんなに体が変わりました！
（ついでにやせました！）

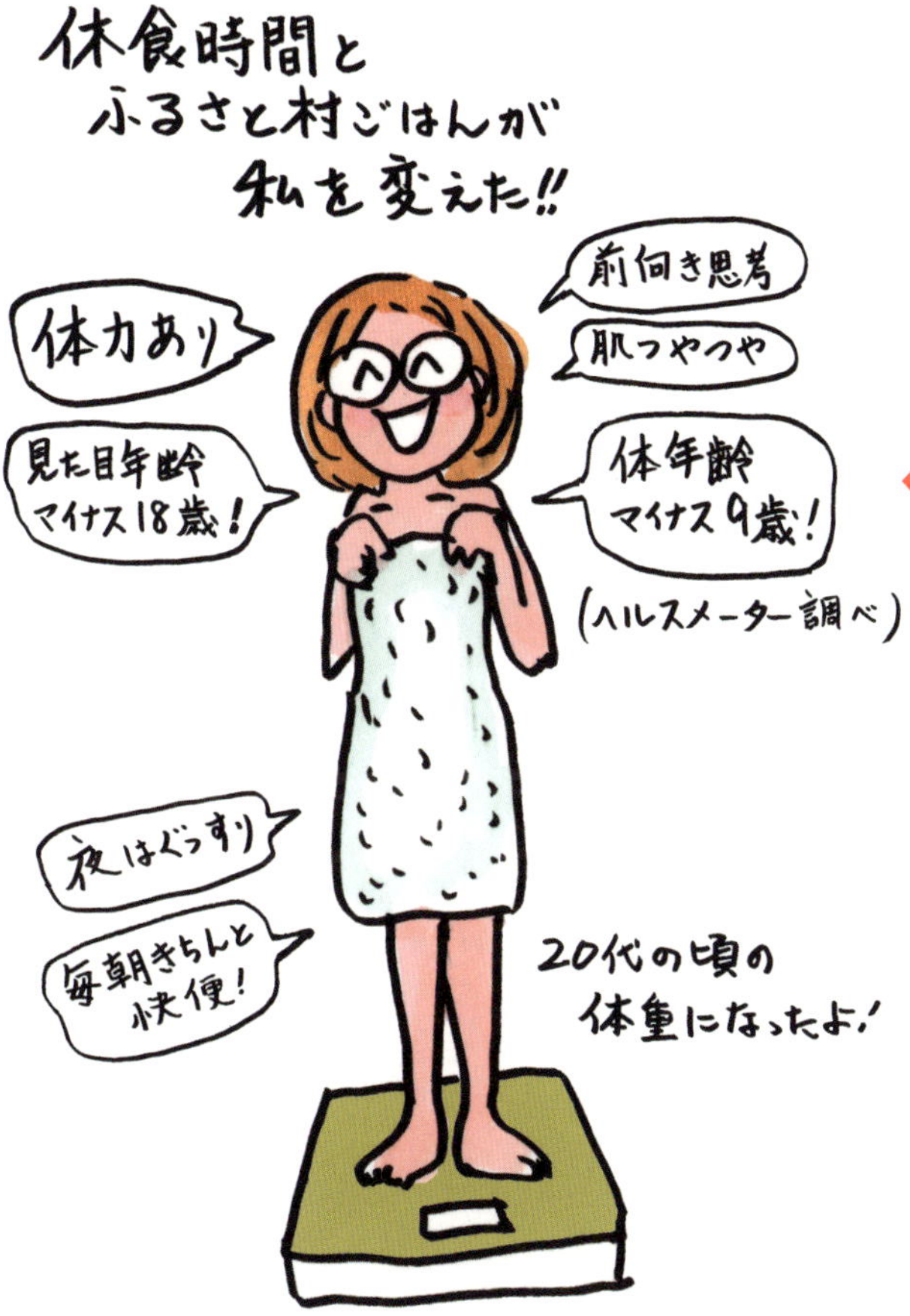
休食時間と
ふるさと村ごはんが
私を変えた!!
体力あり
前向き思考
肌つやつや
見た目年齢
マイナス18歳！
体年齢
マイナス9歳！
（ヘルスメーター調べ）
夜はぐっすり
毎朝きちんと
快便！
20代の頃の
体重になったよ！

37

マイペースに「食養生活」をスタートしてみませんか？

自分の体を、今こそ見直してみませんか？

こんにちは、草野かおるです。ここからは私がご案内いたします。

今まで、「ダイエット」や「美肌効果」、「海外で流行している」などといった情報を聞けば、すぐにそれに飛びつくくせに、その食べ物が、どのように作られ、運ばれ、加工されたかは気にもしていなかった私は、秋山先生から食と健康について教えてもらったことで、今の自分の体の不調は「食べ物が原因」だと確信。自分と家族の食事スタイルや酵素の力をあらためて見直し、医者や不調と無縁の体になるべく、「食養生活」をスタートしました。

ふるさと村で食べた玄米菜食の食事をお手本に「あずき入り玄米ご飯」を始めとする「食養ごはん」を自ら作り、食べることで、体の毒が出されていくように感じ、頭もスッキリしていきました。

ただ難しいのは、毎日、毎食続けること。自分一人ならまだしも、家族と暮らしていると、さらに難しい……。では、どうすればいいのでしょうか。

仙人の里
～ふるさと村の生活～

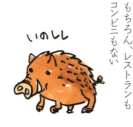

インターネットも携帯も
つながらない

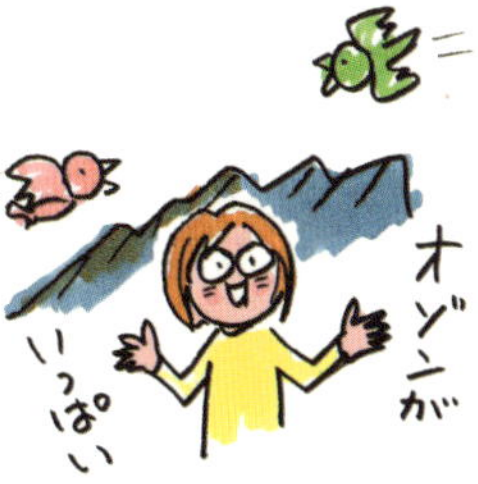
オゾンがいっぱい

もちろん、レストランも
コンビニもない

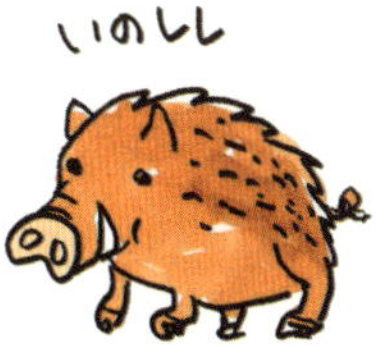
いのしし

山のふもとに配達された
新聞を取りに
往復40分の道

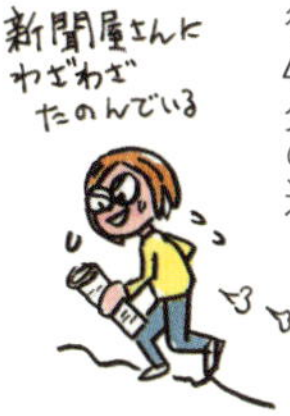
新聞屋さんにわざわざたのんでいる

1日2食のご飯は
無農薬のあずき玄米

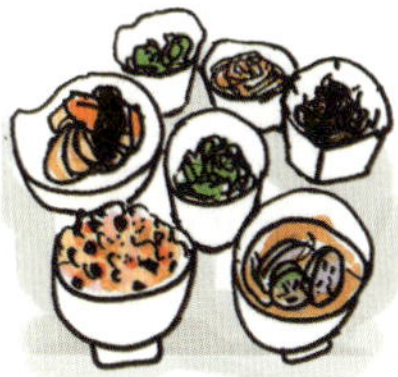

夜10時には
就寝

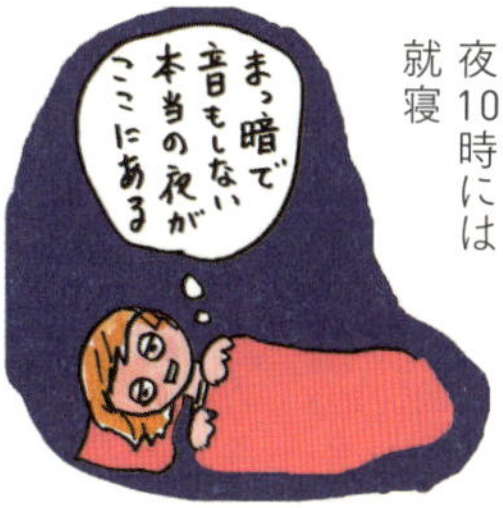
まっ暗で音もしない本当の夜がここにある

誘惑でいっぱい
～街の生活～

朝起きてから
寝るまでの間、
常に何か
目に入ってしまう
生活

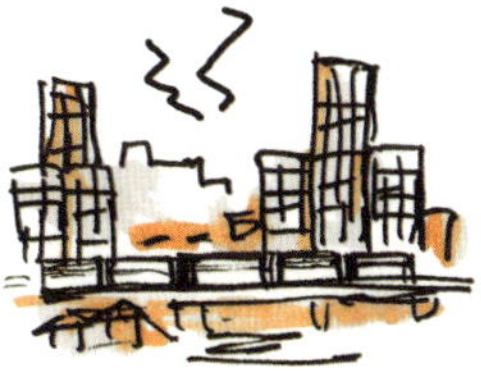

その結果、
明らかに
食べ過ぎに

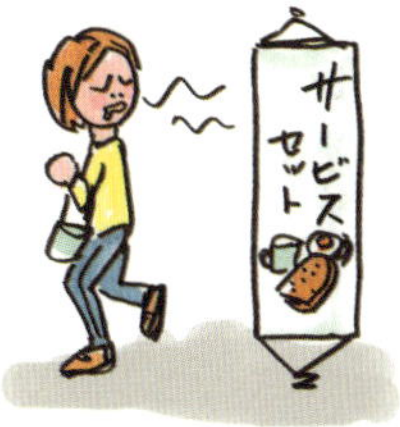
サービスセット

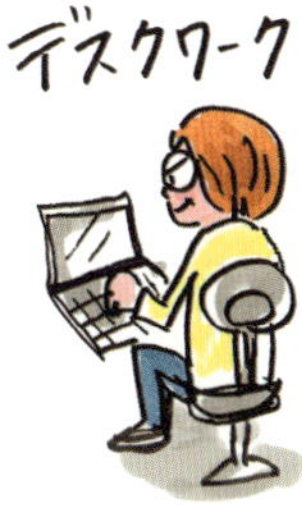
デスクワーク

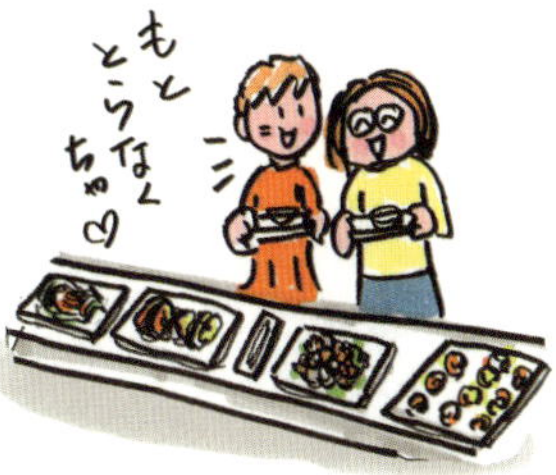
もとらなくちゃ♡

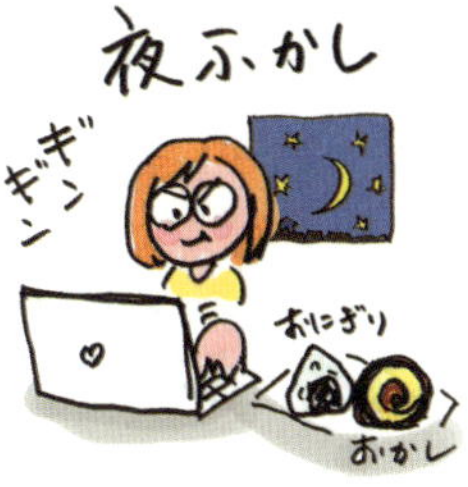
夜ふかし
ギンギン
おにぎり
おかし

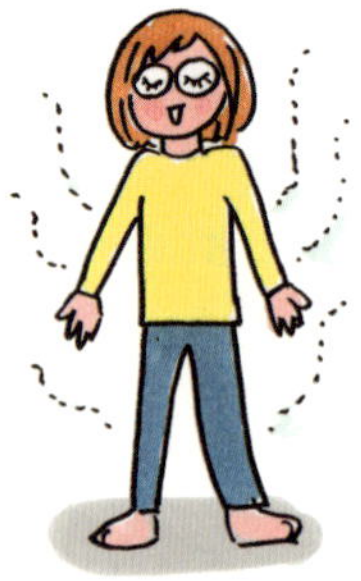

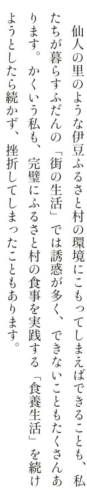

できる範囲で、自分なりに続けること

仙人の里のような伊豆ふるさと村の環境にこもってしまえばできることも、私たちが暮らすふだんの「街の生活」では誘惑が多く、できないこともたくさんあります。かくいう私も、完璧にふるさと村の食事を実践する「食養生活」を続けようとしたら続かず、挫折してしまったこともあります。

ここからお伝えしたいのは、食養生活は、できる人はとことんやればいいし、できない人はできる範囲でやればいい、ということです。

環境も生活も寝る時間も、なかなか変えられないものです。

時間がなければ手抜きもアリ。

頑張りすぎて続かないより、頑張りすぎないで続けるほうがずっといいのです。

ただ、料理は自分や家族のために作ることが大切です。食べ物はやがて、自分の血や肉に変わるということ、そして、体にいい食べ物も悪い食べ物もわかった今、気楽に始めましょう。意志が中途半端な私も、まずはできる範囲で「セミふるさと村ライフ」を始めました。

日本の伝統食は
90年代、欧米で
細い体型を維持しつつ
体力が求められるスーパーモデル
バレリーナなどが実践したことで
注目されました

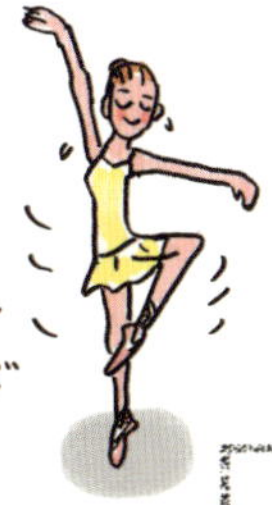

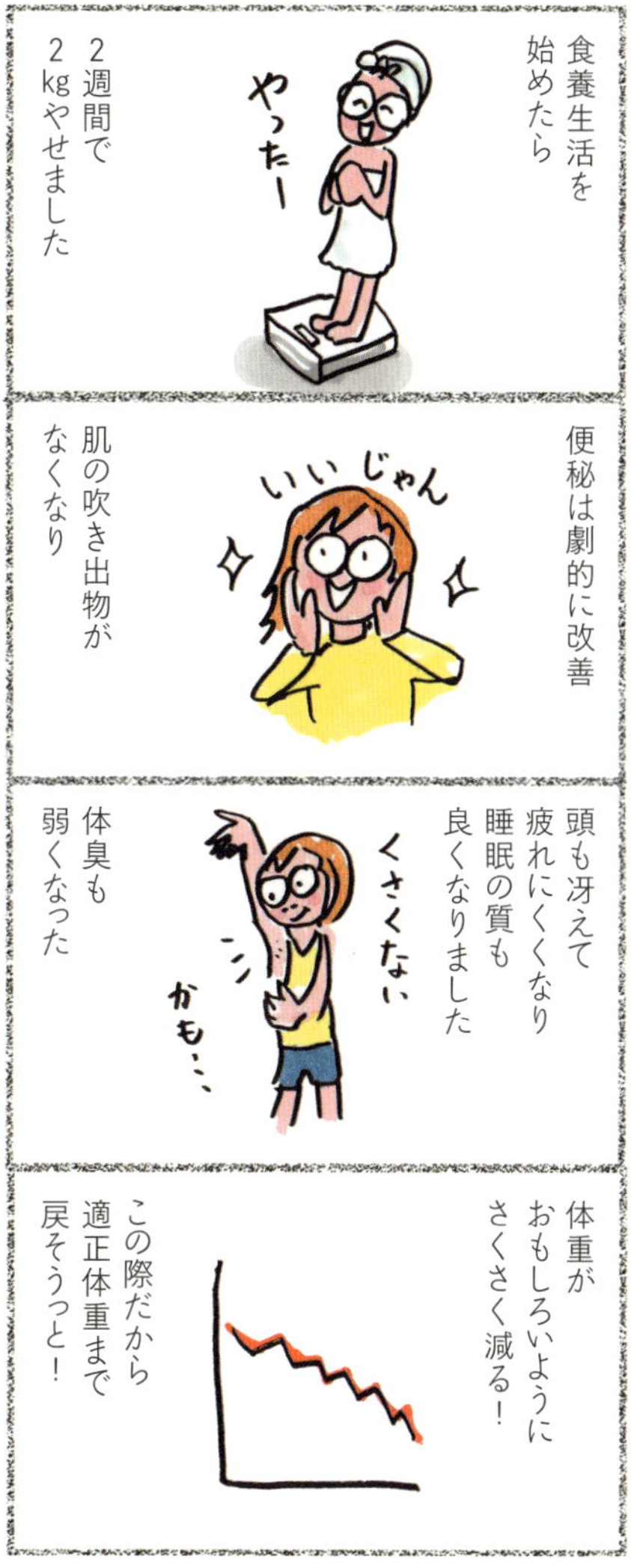
食養生活を始めたら
やったー
2週間で2kgやせました
便秘は劇的に改善
いいじゃん
肌の吹き出物がなくなり
頭も冴えて疲れにくくなり睡眠の質も良くなりました
くさくない
かも…
体臭も弱くなった
体重がおもしろいようにさくさく減る!
この際だから適正体重まで戻そうっと!

食事を変えただけで、驚くほど体が変わった!

秋山先生に教わって食養生活を開始してから、3日目にして体に変化が表れ始めました。イライラがなくなり、よく噛むことでどか食いすることもなくなりました。朝は快便、夜もよく眠れるようになりました。何よりダイエット効果があったことも、嬉しいことのひとつです。

ふるさと村の食事内容は、ほかならぬ日本の伝統食が基本の食事ですが、その底力を再認識しました。

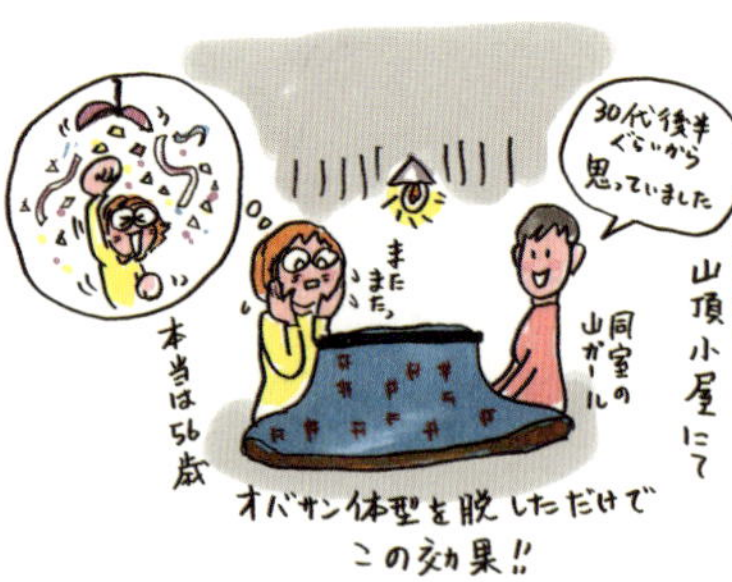
30代後半ぐらいから思っていました
雲取山の山頂小屋にて
同室の山ガール
またまた
本当は56歳
オバサン体型を脱しただけでこの効果!!

「コンビニごはん」と「食養ごはん」はこんなに違う

体の違いは趣味で山を登ったときにもまざまざと実感しました。

「甘いモノが疲れを癒やす」「塩分は控える」「おやつはお菓子」「しっかり食べないと力が出ない」などといった今までやっていたことが、かえってバテやすい、体力のない体をつくるということを学んだ私は、出発前の食事を整え、食養の基本に沿った山行きのためのお弁当を用意しました。

するとどうでしょう。コンビニで食料を調達していたときとは目に見えて体の感覚が違ったのです。

ジャンクフードから遠ざかり、「砂糖は摂らない」「塩分は適度に摂る」「1日1回は空腹を体感する」「食養の基本の食事メニューをよく噛んで食べる」を実践したおかげで、以前とは、別人のようにシャキシャキと山を登ることができました。

臨機応変に、食事の内容、取り方、習慣を変えただけで、「疲れ知らずの丈夫な日本人の体」に近づくことができたのです。

以前の山登りでは……

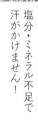

「食養弁当」で山登りでは……

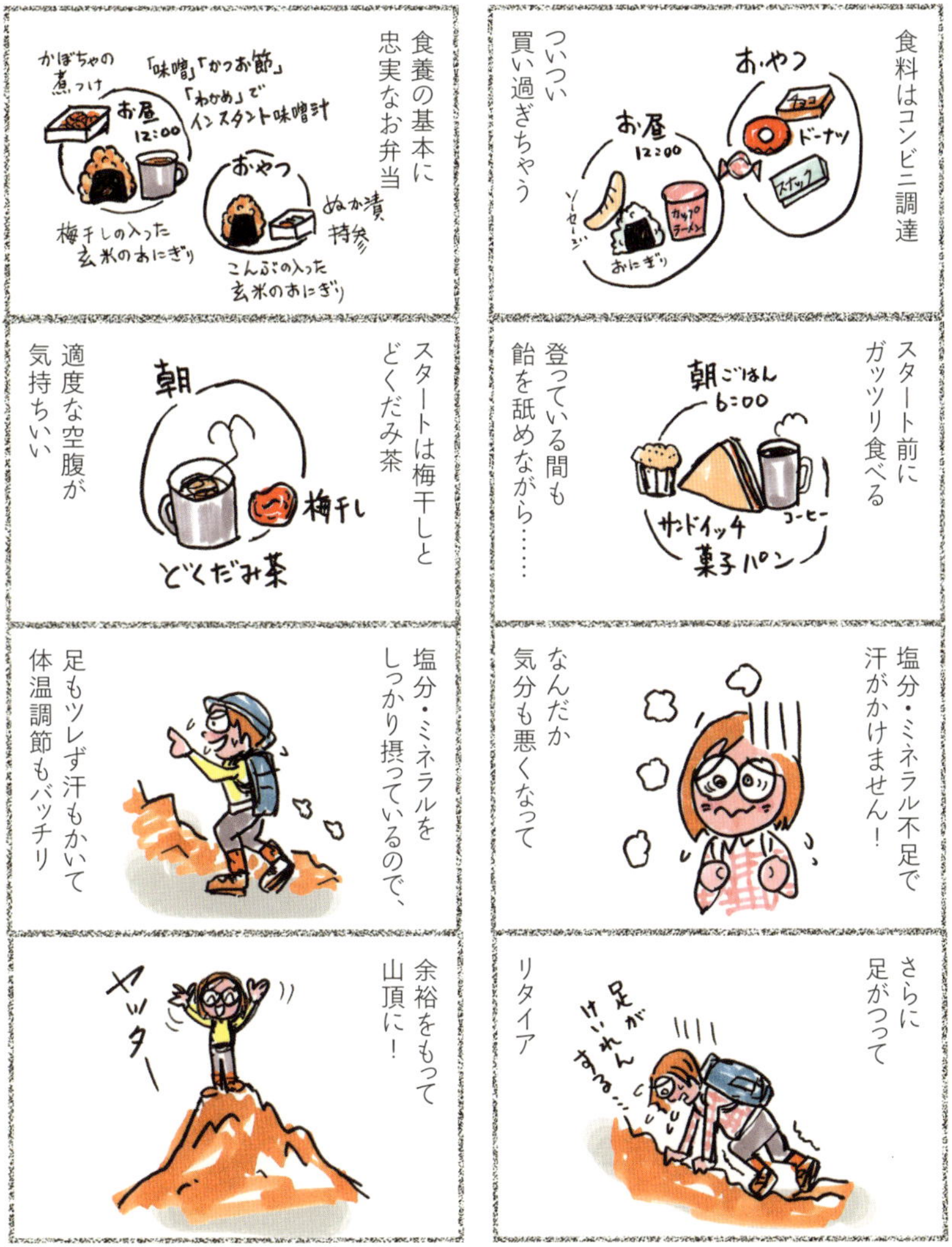

38

いつでも、どこでも、今日からできる ふるさと村流「食養生活」六か条

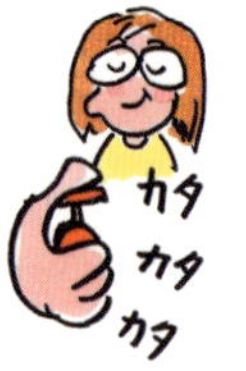

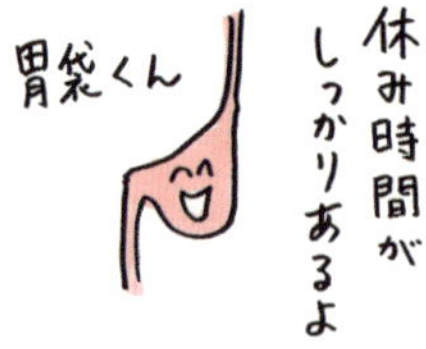

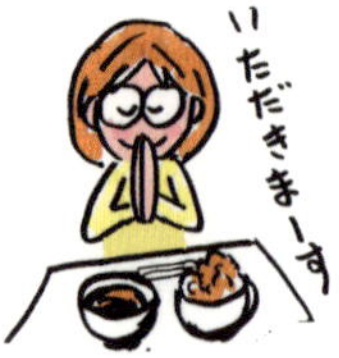

一「ひとくち30回以上」噛む

いつもより3倍噛むつもりで、素材そのものの味を味わいましょう。よく噛むことで、体じゅうに、さまざまな素晴らしい効果が表れます（できる人は70回挑戦！）。

二「15時間以上の休食時間」を作る

睡眠時間も入れて15時間以上内臓や胃を休ませます。ただし、飲み物は摂ってもOK。できれば、カフェインの少ない「番茶」や「ほうじ茶」「野草茶」がおすすめです。梅干しにお湯を注いだ湯も◎。1日1回はしっかり「空腹」を体験すること。空腹は内臓の力を蘇らせます！

三「食養ごはん」を1日1回は食べる

玄米菜食を基本に緑黄色野菜、根菜類、海藻類を積極的に摂りましょう。週に1〜2回はまるごと食べられる魚介類や大豆食品、キノコ類を。玄米が苦手な人は「五分づき米」でもOK。おかずの味付けは、シンプルに。

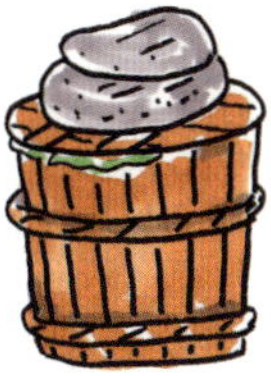

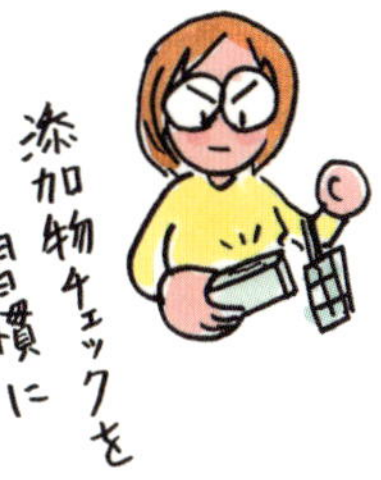

添加物チェックを習慣に

四「ぬか漬け、味噌汁、納豆などの発酵食品」を食べる

天然出汁に、たっぷりの具を入れて味噌汁を作りましょう。旬の野菜、わかめ、豆腐など、何でも合います。ぬか漬けは、気軽に好きな野菜を漬けてみてください。大きめの保存容器に入れて冷蔵庫に入れておけば、ゆっくり漬かります。

五「添加物」「白砂糖」の入った食品を避ける

食品を購入するときは、パッケージをひっくり返して、どんな原材料が使われているか、必ず確認しましょう。市販の食品は「砂糖」「食品添加物」が必ずと言っていいほど入っています。お菓子だけでなく、菓子パン、スポーツドリンクや清涼飲料水、インスタント食品類、お惣菜にも大量に入っています。

六 こだわり過ぎない

1日のうち1回は「食養ごはん」なら、1回は「イマドキのごはん」でもヨシとしましょう。挫折するくらいなら、ゆるっとマイルドにいったほうがよいのです。時と場合によっては、ファストフードも、ラーメンやステーキも何でもアリにしましょう。――とはいっても、不思議と食べたいとは思わなくなるんですよね。

39

ひとくち30回以上嚙む

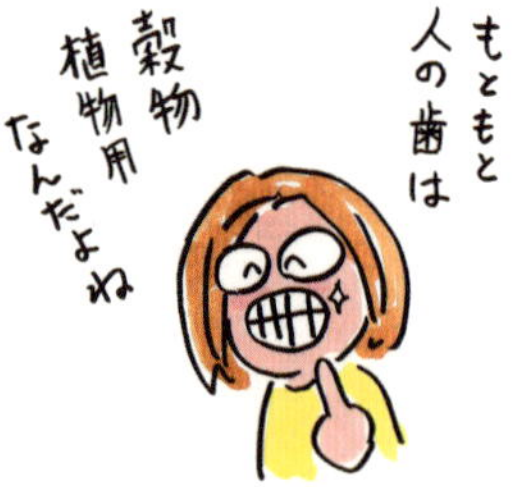
もともと
人の歯は
穀物
植物用
なんだよね

よく嚙んでる？　意識してみましょう

ふるさと村で秋山先生と一緒にごはんをいただいていたときのこと。あまりの美味しさに、バクバク食べていたら、「食べるのが早いね」と、先生から〝イエローカード〟を出されてしまいました。

　そういえば、いつも食事は10分くらいですませ、あまり嚙んでいなかった私……。というより、「しっかり嚙む」なんて、意識したこともありませんでした。

　そこで、「咀嚼《そしゃく》する回数」を、カウンターを使って数えてみることに。

　「咀嚼」の働きは、単に食べ物を粉砕し、飲み込みやすくするだけではありません。まず、よく嚙むと時間がかかるので、お腹が膨らみます。口の中を刺激することにより、各臓器の消化液の分泌を促進します。さらに、口の中のお掃除にもなるので、歯を丈夫にします。脳内の血液量を増加させ、大脳の働きを活発にし、精神を安定させ、覚醒効果やリラックス効果まであります。

　また、よく嚙むことで顎《あご》の筋肉を使うため、顎が引き締まり、顔のラインがすつきりするという小顔効果もあるのだとか。「咀嚼」には、食事を美味しく食べられるうえに、こんなにたくさんの効果があったなんて！

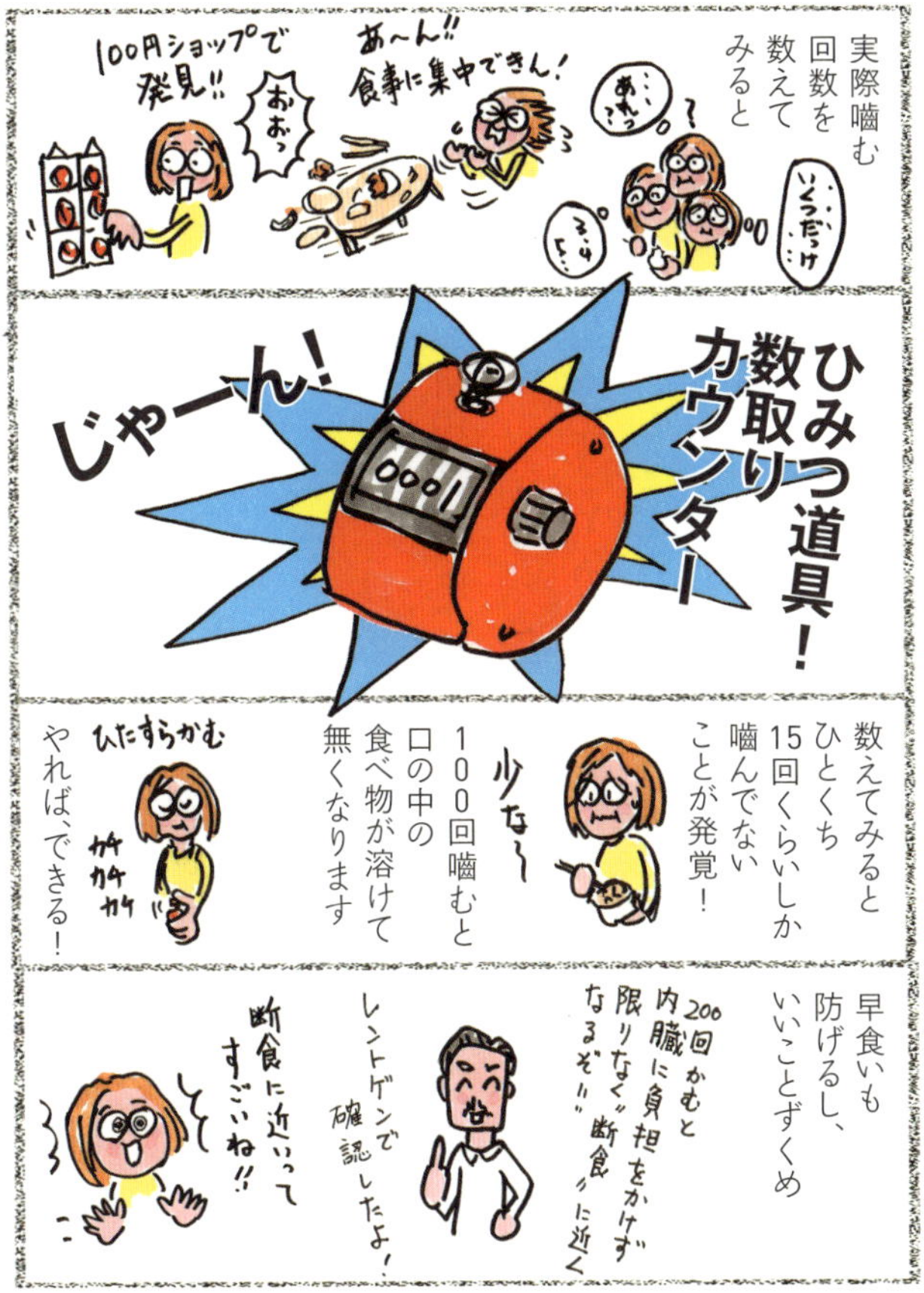

実際噛む回数を数えてみると
いくつだっけ…
あれっ…？
あ～ん!! 食事に集中できん！
おおっ
100円ショップで発見!!
ひみつ道具！ 数取りカウンター
じゃーん！
0001
数えてみるとひとくち15回くらいしか噛んでないことが発覚！
少な～
100回噛むと口の中の食べ物が溶けて無くなります
ひたすらかむ
カケカケカケ
やれば、できる！
早食いも防げるし、いいことずくめ
200回かむと内臓に負担をかけず限りなく"断食"に近くなるぞ!!
レントゲンで確認したよ！
断食に近いってすごいね!!

40

1日1回、胃袋を休める「休食時間」をとる

食欲がないということは体が欲してないということ

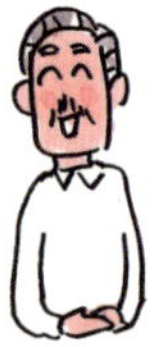

しっかり空腹になってから食べるといい

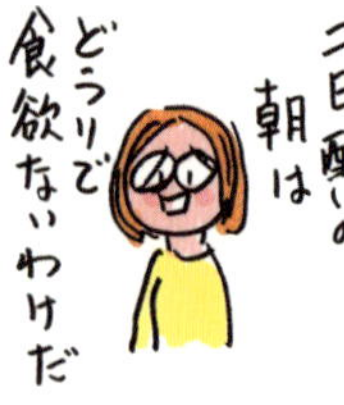
二日酔いの朝は
どうりで食欲ないわけだ

今まで何回無理して朝ごはん食べていたか

「必ず1日3食」は本当に自分に合っている!?

ふるさと村では、朝10時に朝食、夕方6時に夕食で、夕食と翌日の朝食の間には16時間の絶食時間があります。ふるさと村の環境であれば、この絶食時間は、まったく無理なく実行できるのですが、実際の「街の生活」では、16時間空けるのが、なかなか難しいものです。

夜更かしせずさっさと寝ればいいのに、「仕事の締め切りが……」「ドラマが気になる……」「ちょっと一杯」などと言い訳しては、なにかしら食べてしまい、日付が変わってからの就寝。さらに、たいして食欲もないのに、今までの習慣で朝食をとっていました。

気がつけば、絶食時間は16時間どころか、その半分以下です。秋山先生からも、私のふだんの生活では、胃袋が休まる時間が短すぎることを指摘されました。

まずは、私のふだんの生活で実践しやすい「休食時間」を確保してみることにしました。

もしかして……3食食べ過ぎでは!?

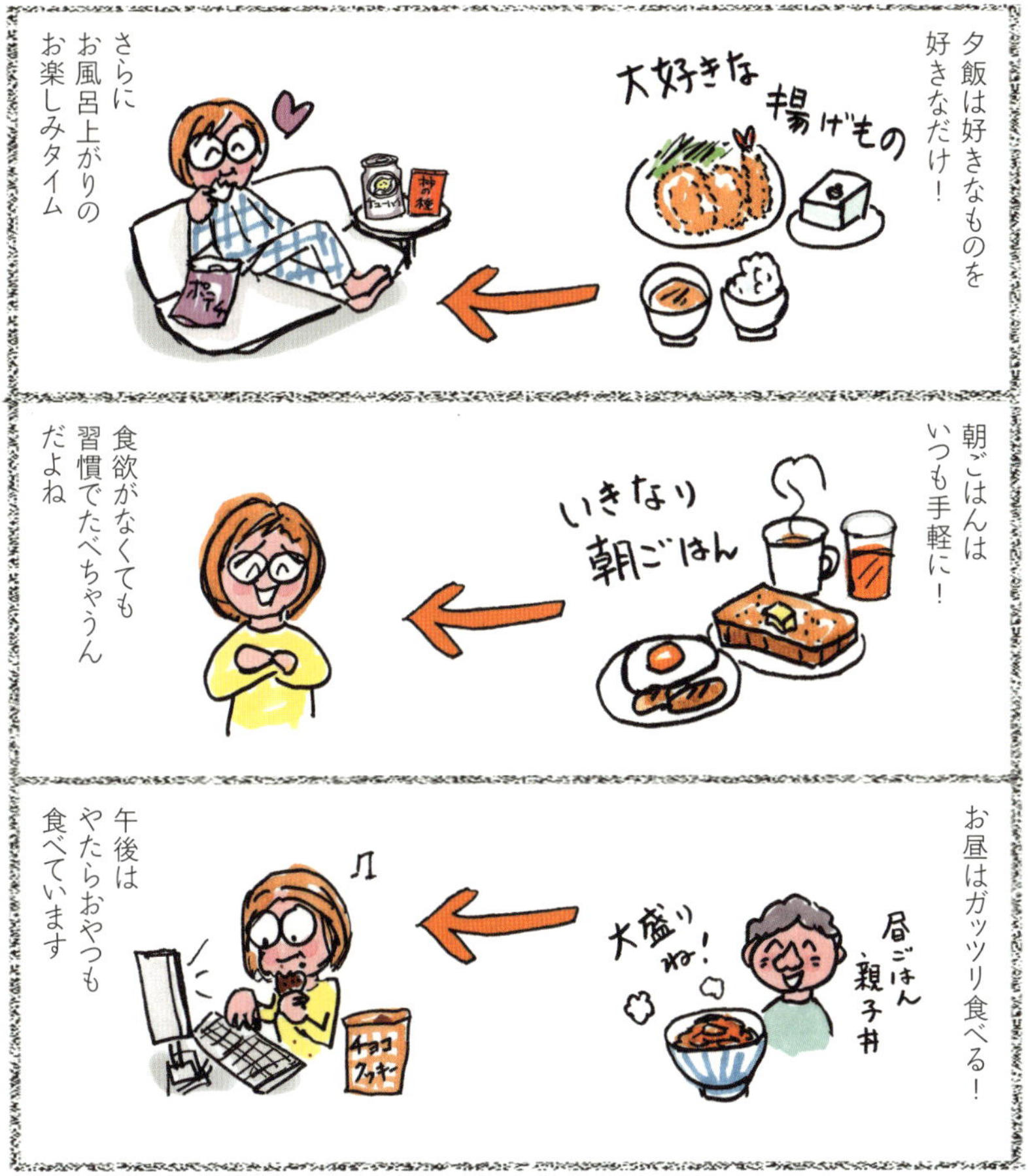

夕飯は好きなものを好きなだけ！
大好きな揚げもの
さらにお風呂上がりのお楽しみタイム
ポテチ
朝ごはんはいつも手軽に！
いきなり朝ごはん
食欲がなくても習慣でたべちゃうんだよね
お昼はガッツリ食べる！
昼ごはん 親子丼
大盛りね！
午後はやたらおやつも食べています
チョコクッキー

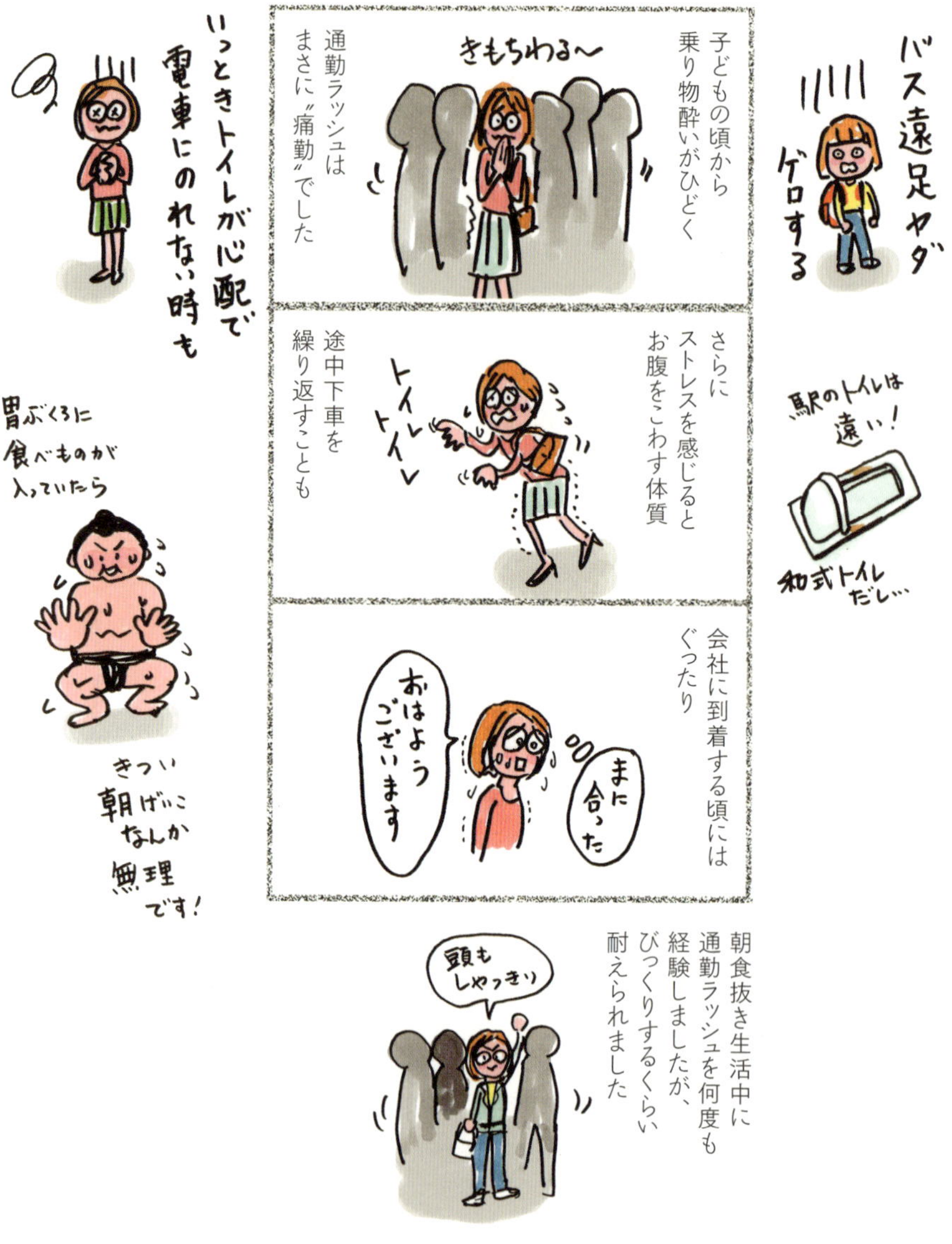
バス遠足ヤダ
ゲロする
子どもの頃から乗り物酔いがひどく
きもちわる〜
通勤ラッシュはまさに〝痛勤〟でした
駅のトイレは遠い!
和式トイレだし…
さらにストレスを感じるとお腹をこわす体質
トイレトイレ
途中下車を繰り返すことも
会社に到着する頃にはぐったり
まに合った
おはようございます
いっときトイレが心配で電車にのれない時も
胃ぶくろに食べものが入っていたら
きつい朝げいこなんか無理です!
朝食抜き生活中に通勤ラッシュを何度も経験しましたが、びっくりするくらい耐えられました
頭もしゃっきり

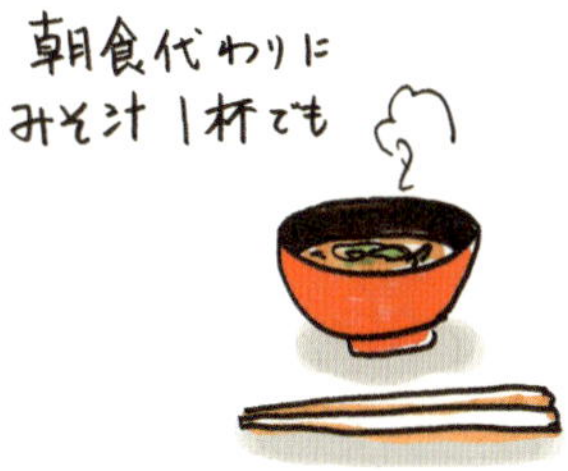
朝食代わりに
みそ汁1杯でも

通勤がつらくない！「休食時間」の効果を実感

「前の晩の最後の食事から、15時間以上は間を空ける」を実践すると、私の場合は自然に朝食抜きになりました。

この朝の空腹時間を設けることで、思わぬ効果を実感しました。

最初は、満員電車に朝食抜きで乗ることが心配でしたが、予想に反して、頭もスッキリ、足元にも力が入りました。

少なくとも私の場合は、無理に朝食を食べるよりも空腹のほうが満員列車に耐えることができ、気分が悪くなることもありませんでした。

習慣化した朝食の代わりにおすすめなのが、「朝食は味噌汁1杯だけ」から始めることです。あるいは、秋山先生のように、梅干しを入れたお湯を飲み、梅干しを食べるのもおすすめです。

体に入った食べ物は、咀嚼され、胃で消化され、小腸でさらに消化・吸収され、一部は大腸で吸収され、便になります。

そこまでの時間は、食べ物や人によっても異なりますが、30時間から、長いときにはなんと120時間もかかるといわれています。食べ物を消化するのは、大変なんですね。

食後に眠くなることがあるのも、体内のエネルギーというエネルギーをすべて、体が食べ物を処理することに集中させてしまうからです。

病気やけがをしたら食欲がなくなるのは、エネルギーを体の回復のために確保するためです。こういうときは、エネルギーを消化にまわしてなんていられないというわけですね（42ページ参照）。

「胃袋クンの休み時間」をとりましょう。

「休食時間を15時間以上とる」と決めると、自然と1日2食になります。

まずは自分の体の声に耳をすませてみることです。

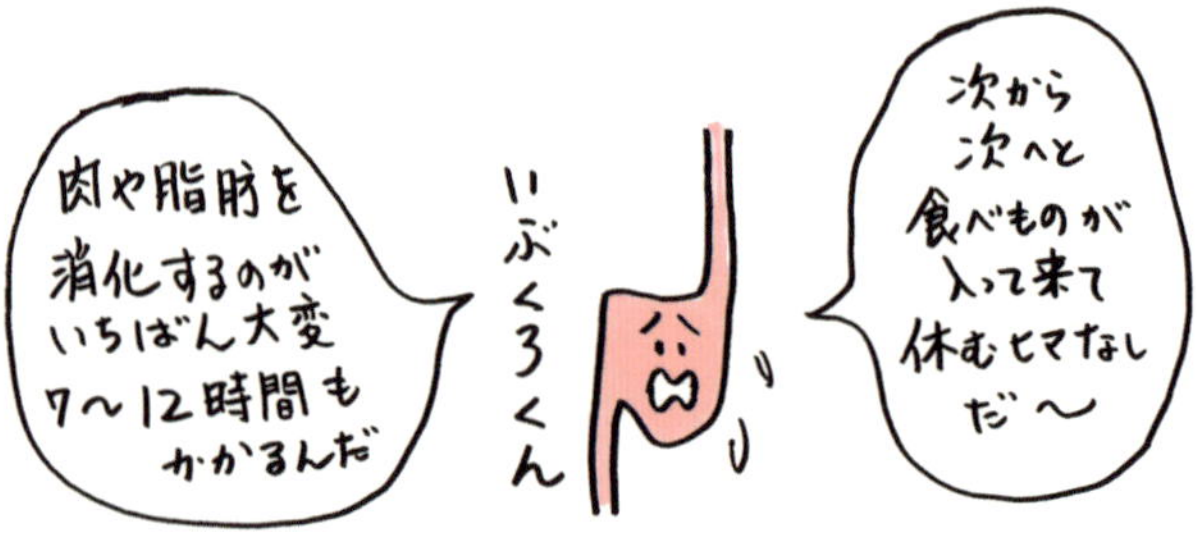
次から
次へと
食べものが
入って来て
休むヒマなし
だ〜
いぶくろくん
肉や脂肪を
消化するのが
いちばん大変
7〜12時間も
かかるんだ

自分の体に合う「休食時間」って……？

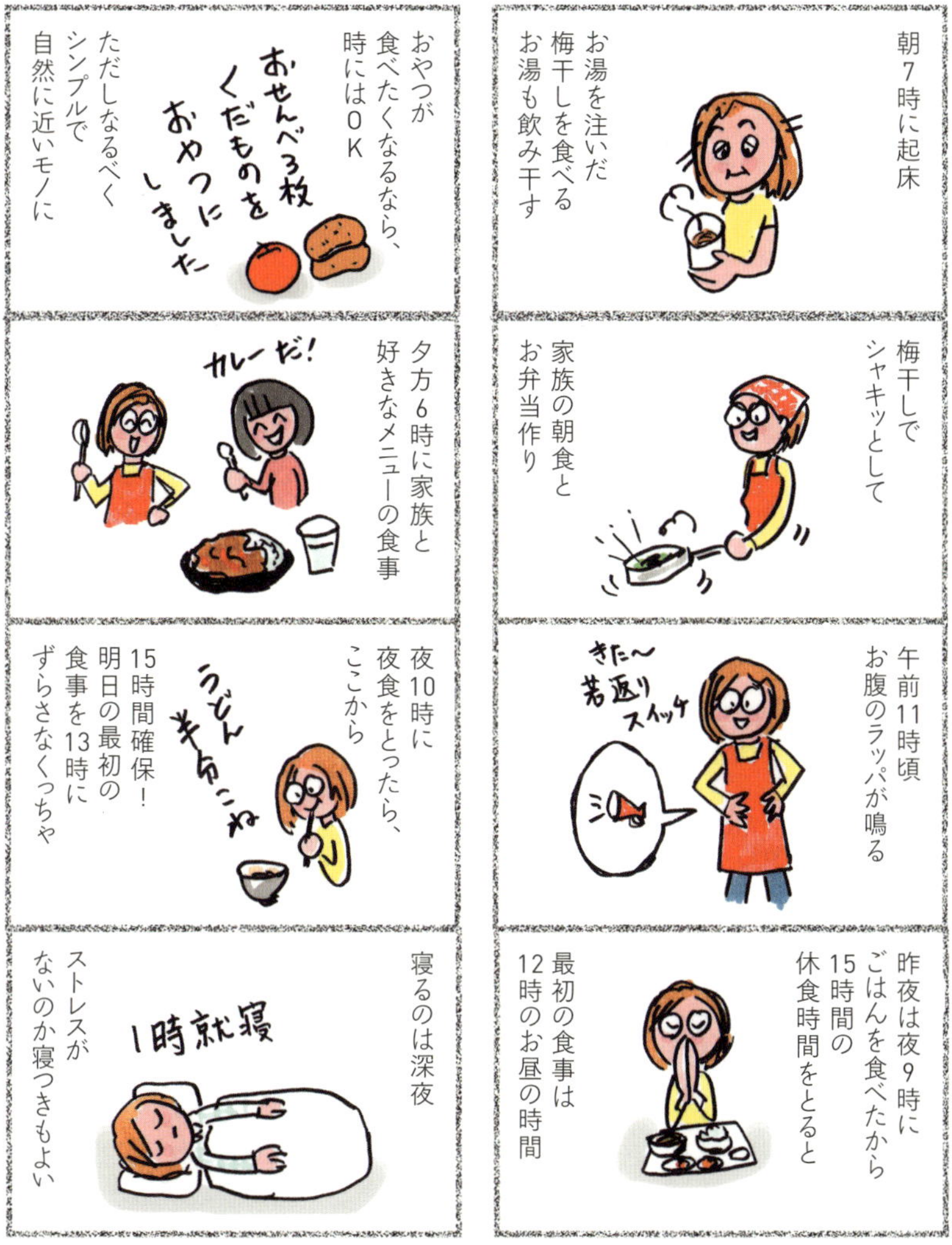
朝7時に起床
お湯を注いだ
梅干しを食べる
お湯も飲み干す
梅干しで
シャキッとして
家族の朝食と
お弁当作り
午前11時頃
お腹のラッパが鳴る
きた〜
若返り
スイッチ
昨夜は夜9時に
ごはんを食べたから
15時間の
休食時間をとると
最初の食事は
12時のお昼の時間
おやつが
食べたくなるなら、
時にはOK
おせんべ3枚
くだものを
おやつに
しました
ただしなるべく
シンプルで
自然に近いモノに
夕方6時に家族と
好きなメニューの食事
カレーだ！
夜10時に
夜食をとったら、
ここから
うどん
半分こね
15時間確保！
明日の最初の
食事を13時に
ずらさなくっちゃ
寝るのは深夜
1時就寝
ストレスが
ないのか寝つきもよい

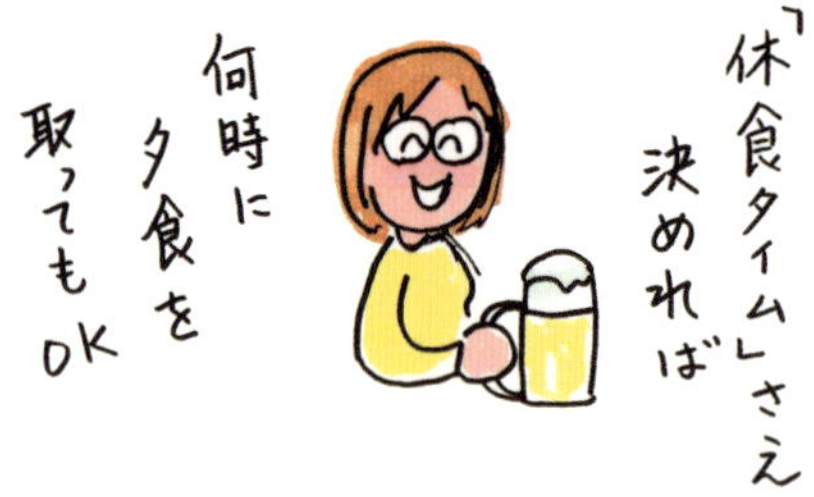
「休食タイム」さえ決めれば
何時に夕食を取ってもOK

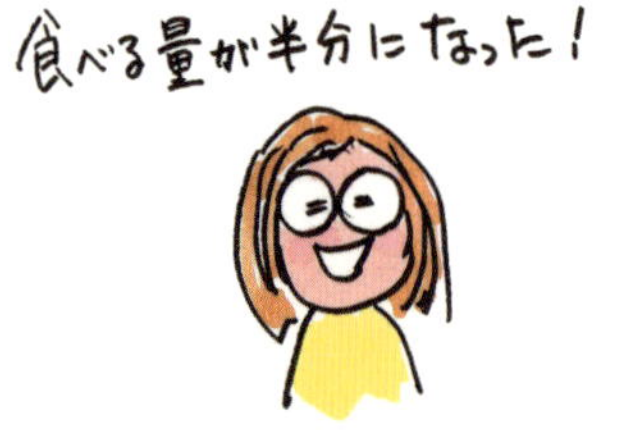
食べる量が半分になった！

時にはゆるく、臨機応変に、自分の生活ペースに合わせましょう

休食時間をとることは、そんなに難しいことではありません。

自分の好きな生活スタイルに合わせて「いつ食事をするのか」を決めればいいのです。

宵っ張りな私がどうしてもやめられなかったのが、「夜食」の習慣でした。この深夜の空腹に耐えられないというのが、今までダイエット失敗の第一の原因になっていました。

特にビールを飲むと、食べずにはいられない……。

そこで、夜食の時間を中心に、「休食時間」を1日に1回、しっかり設ける作戦に出たのです。

1日1回の「15時間の休食時間」を確保するようにすれば、遅い夜食も、好きな夕飯メニューも、食べてもいいというわけです！

夜11時に夜食をとったら、翌日の午後2時までが「休食時間」です。暴飲暴食はいけませんが、1日の食事のうち1回は、玄米菜食の食養ごはんにこだわらず、カレーライスや、お寿司もありにし、白いご飯の美味しさを再確認しました。

また、お茶などの飲み物は、「休食時間」でも飲んでいいことにしていますが、脂肪や果糖が含まれている飲み物である「牛乳」「ジュース」「スープ」は、とらないようにしました。

休食時間明けの食事は本当に美味しい！

ただし、あせって勢い良く食べてしまわないように、30回以上噛むことが大切です。

41

いつでもすぐ食べられるように「玄米貯金」を

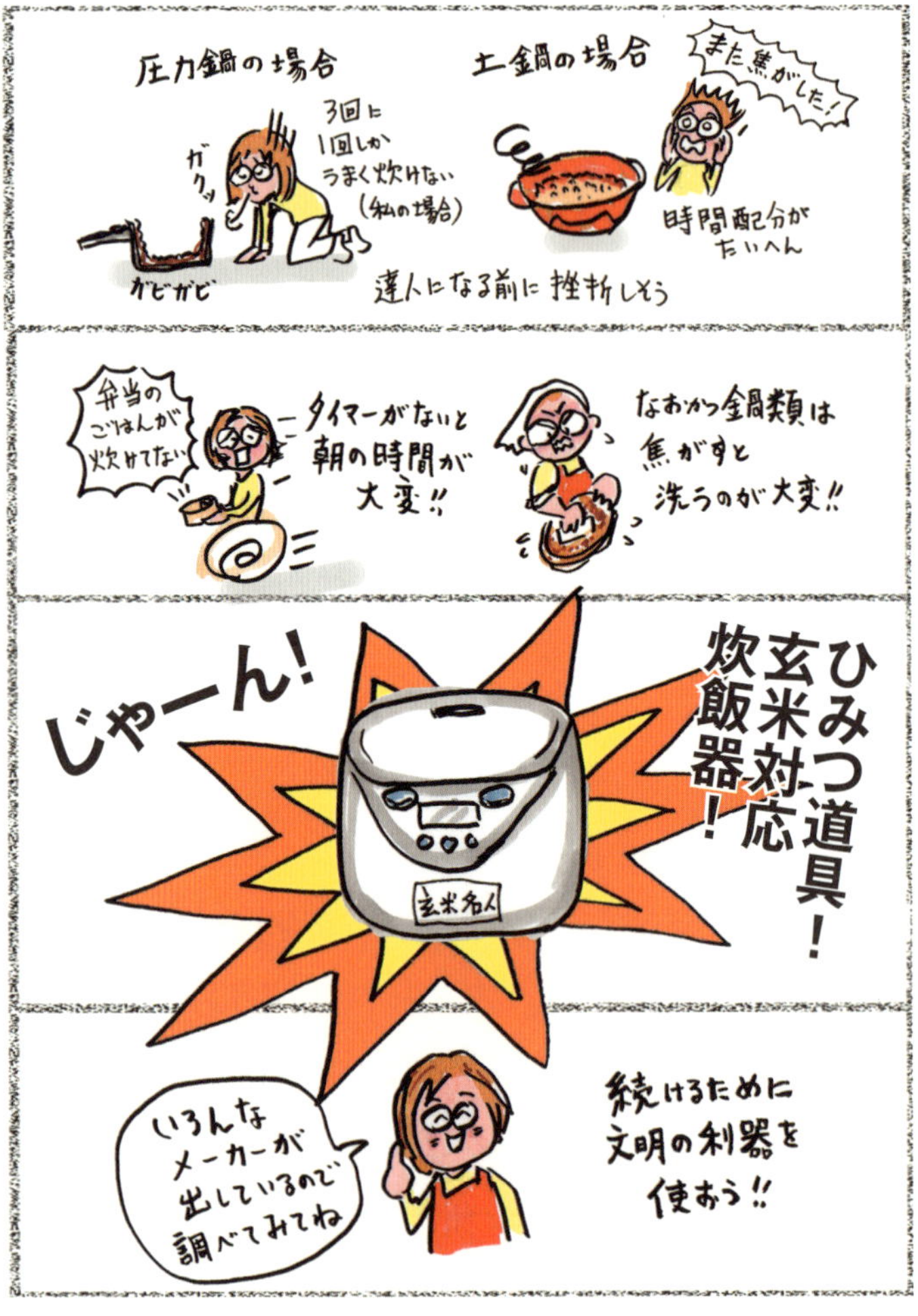

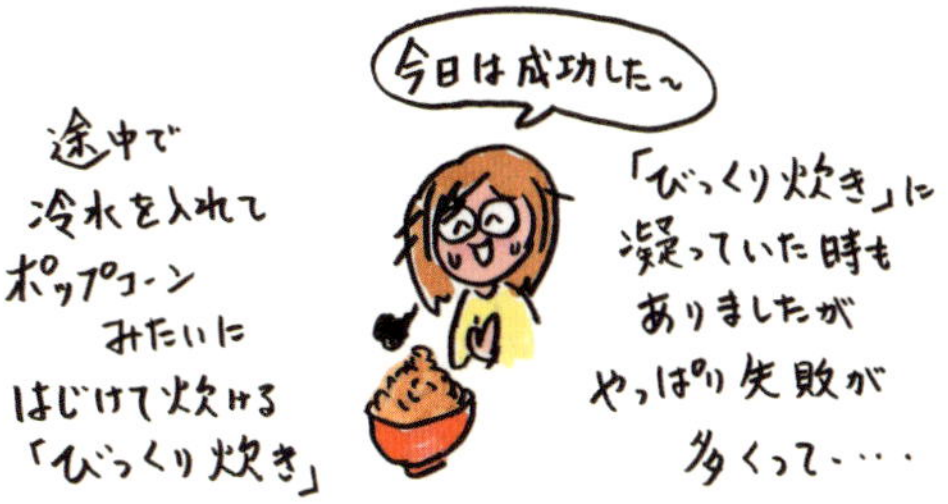
今日は成功した〜
途中で
冷水を入れて
ポップコーン
みたいに
はじけて炊ける
「びっくり炊き」
「びっくり炊き」に
凝っていた時も
ありましたが
やっぱり失敗が
多くって・・・・

玄米も炊ける炊飯器でラクチン食養生活をスタート

食養ごはんの実践に欠かせないのが玄米です。もちろん、食養ではよく噛むことのほうが重要なので、白米でもいいのですが、玄米の栄養素や効能を考えれば、ぜひ取り入れてみたいところです。

玄米の炊き方はいろいろあります。64ページでご紹介したように、ふるさと村では内釜式圧力鍋を使って、もっちりとしたあずき玄米ごはんを炊いています。私も同じお鍋を手に入れて実践しています。

ただし、現代生活では時間がないときもあります。火加減を見ているときに限って電話がかかってきたり、宅配便屋さんが来たりするものです。

長年炊飯器で「スイッチオン」するだけでごはんを炊いていた私にとって、量や時間を計ったり、火加減に気をつけるという作業は、時にハードルが高いことがよくわかりました。

けれども、玄米を炊くことができる炊飯器なら、そんな心配もいりません。**「玄米モード」を押せば、終わり。**玄米粥も炊けます。便利な予約炊飯もできます。

今は、時間がある時は「内釜式圧力鍋」、忙しい時は「炊飯器」と、2種類を使い分けています。

〈こんなにある！　玄米の楽しみ方〉

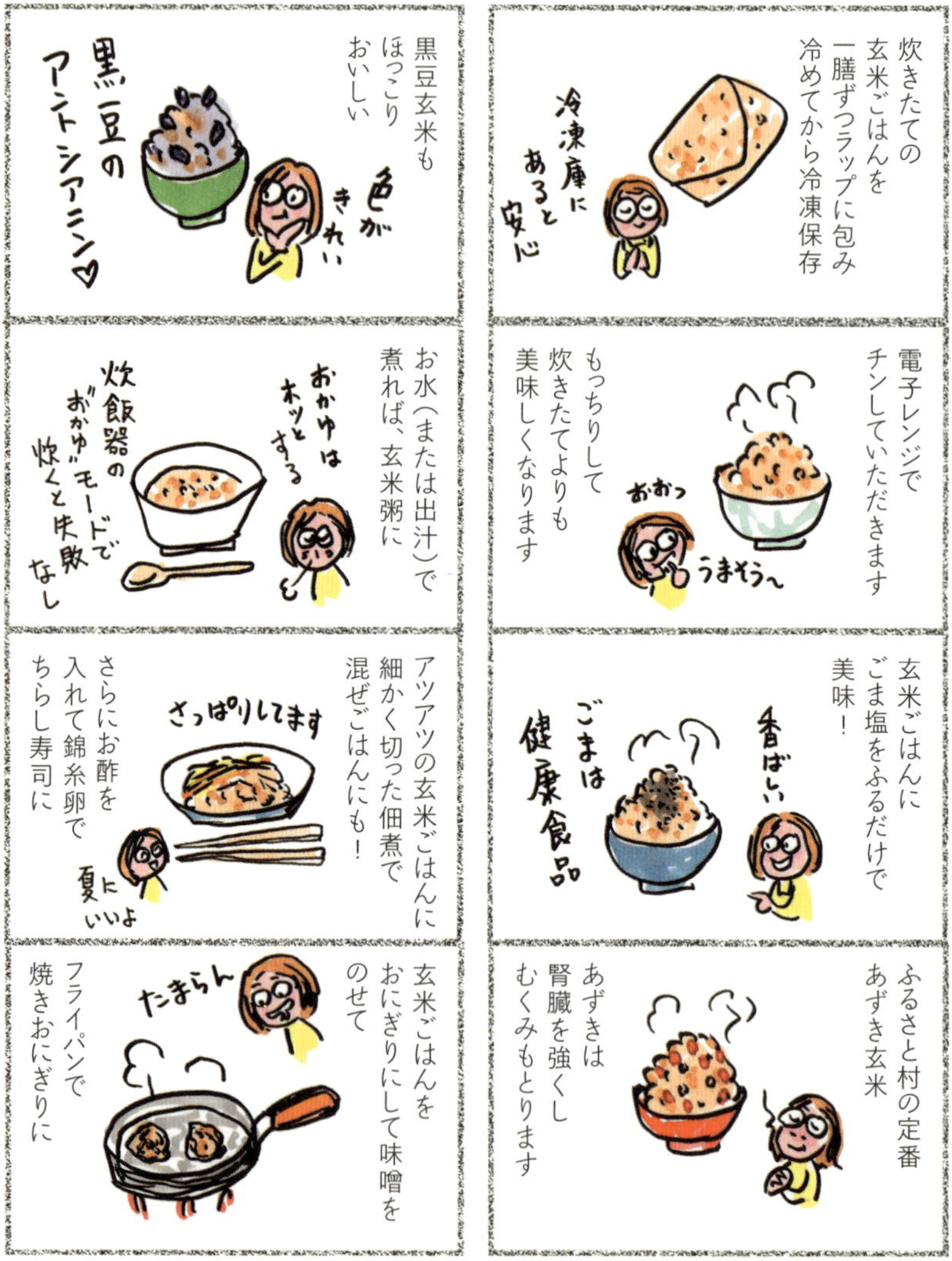
炊きたての玄米ごはんを一膳ずつラップに包み冷めてから冷凍保存
冷凍庫にあると安心
電子レンジでチンしていただきます
もっちりして炊きたてよりも美味しくなります
おおっ
うまそう〜
玄米ごはんにごま塩をふるだけで美味！
香ばしい
ごまは健康食品
ふるさと村の定番あずき玄米
あずきは腎臓を強くしむくみもとります
黒豆玄米もほっこりおいしい
色がきれい
黒豆のアントシアニン♡
お水（または出汁）で煮れば、玄米粥に
おかゆはホッとする
炊飯器の"おかゆ"モードで炊くと失敗なし
アツアツの玄米ごはんに細かく切った佃煮で混ぜごはんにも！
さらにお酢を入れて錦糸卵でちらし寿司に
さっぱりしてます
夏にいいよ
玄米ごはんをおにぎりにして味噌をのせて
フライパンで焼きおにぎりに
たまらん

炊くたびにちょっとしたストレスがかかる玄米ごはんは、ある程度まとめて作って、冷凍して常備しておくと便利です。炊きたてでアツアツの段階で、ラップで湯気も一緒に包むようにまとめます。

炊飯器で炊いたばかりの玄米ごはんは、玄米特有のプチプチした食感ですが、冷凍保存した玄米ごはんを電子レンジで加熱すると、もっちりした食感になり、これもまた美味しいものです。

今日からできるラクチンな方法を見つけてくださいね。

42

正しい調味料や食材は便利に手に入る時代 常備菜やお弁当で家事を楽しく！

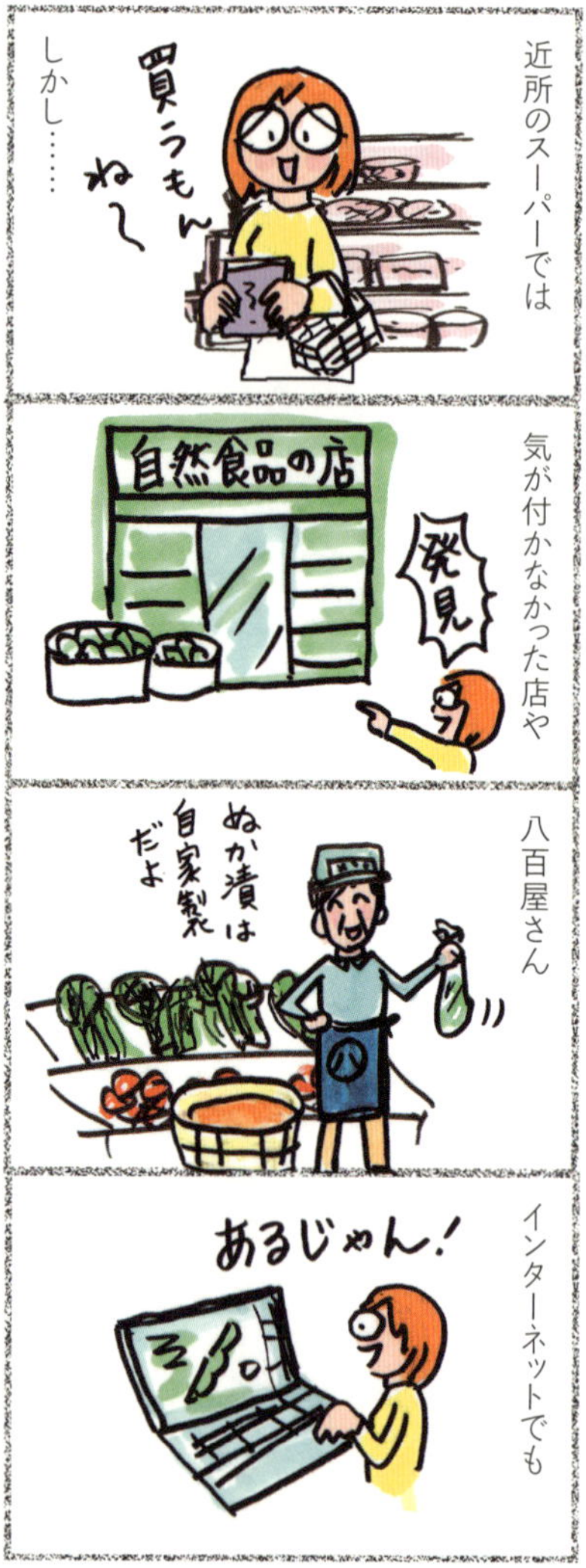
近所のスーパーでは
買うもんね〜
しかし……
気が付かなかった店や
自然食品の店
発見
八百屋さん
ぬか漬は自家製だよ
インターネットでも
あるじゃん！

じつは「食養ごはん」は家事がラクになる！

第1〜3章までにご紹介した秋山先生のふるさと村の食養を参考に、1日1回の「食養ごはん」を実践しています。

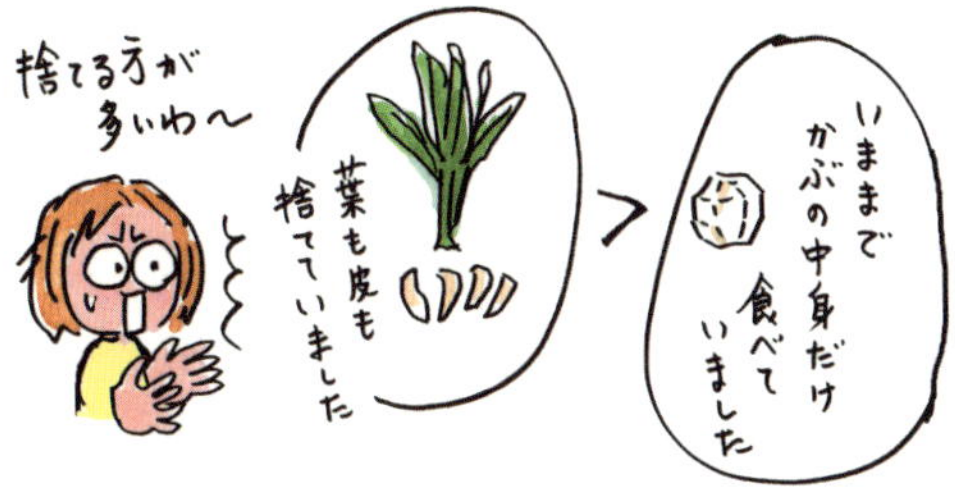

基本は「玄米ごはん」と「お漬け物」「味噌汁」に、野菜のおかず。

食材の調理方法は、主に「ゆでる」「煮る」「焼く」「炒める」。味付けはしょう油が中心です。砂糖を使わないので、素材の味を十分に引き出すことができます。「かつお節」や「お酢」があれば、それだけでもいい味が出るものだということもわかりました。最初は物足りなくても、よく噛むことで、だんだんとその味わい深さもわかるようになります。

大根、にんじん、かぶ、ごぼうなど皮をむかなくてもよい野菜は、皮付きのままで調理し、必要以上にアクを抜かないので、料理の手間も省けます。

旬の野菜や海藻を使うほとんどのおかず「きんぴらごぼう」や「ひじきの煮物」、「切り干し大根」などは常備菜になりますから、今までよりずっとラクになりました。これまでいかに無駄に加工食品をとっていたか、今さらながら思い知らされています。

基本の食事のための安全な調味料や発酵食品、野菜や魚は、ふだん行くようなスーパーではなかなか手に入らないものも多く、最初は困っていたのですが、それも一時的なこと。日本全国、伝統的な製法で調味料や発酵食品を作っている良心的なメーカーはたくさんあります。**今はインターネットやデパートでも便利なお取り寄せができますし、クチコミや成分表を調べることも可能です。**

ぬか漬けや梅干しは、できれば自家製にチャレンジしたいところですが、昔か

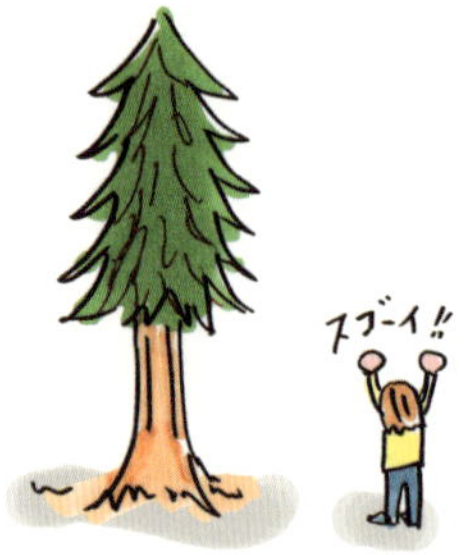

樹齢200年の
秋田杉が
お弁当箱になる

ら自家製のお漬け物を売っている八百屋さんなどで手に入れることも可能です。自然とスーパーに買い物に行くことが減り、たまに近所の八百屋さんや魚屋さんに行く程度にまで日常生活が変わりました。

保存と美味しさを兼ねる「曲げわっぱ弁当箱」を活用

食養ごはんのおかずも玄米も、茶色っぽくてしぶ〜い感じで、こういってはなんですが、見た目がとても〝地味〟です。けれども、昔ながらの木のお弁当箱に入れると、とたんに健康的で、高級に見えるお弁当になるんです。

特におすすめは、「曲げわっぱ」の弁当箱。曲げわっぱは、スギやヒノキなどの薄く削り取った木板を曲げ、合わせ目を樺《かば》・桜の皮などでとじて作った容器です。歴史は古く、平安時代から米びつや弁当箱として使われてきました。

白木の曲げわっぱは、ごはんの水分をほどよく吸収し、天然杉のほんのりとした香りが食欲をそそり、冷めても美味しくいただくことができます。**また、杉の殺菌効果で中身が傷みにくく、ごはんを詰めてから常温で一昼夜ももつほどです。使い込んでいくうちに経年変化していい味を出してくれるので、手入れ次第で、何十年ももちます。**

なお、曲げわっぱの弁当箱は必ず国産品を買いましょう。類似品で格安の中国製などもありますが、これは本来の効果を発揮しない似て非なる物です。

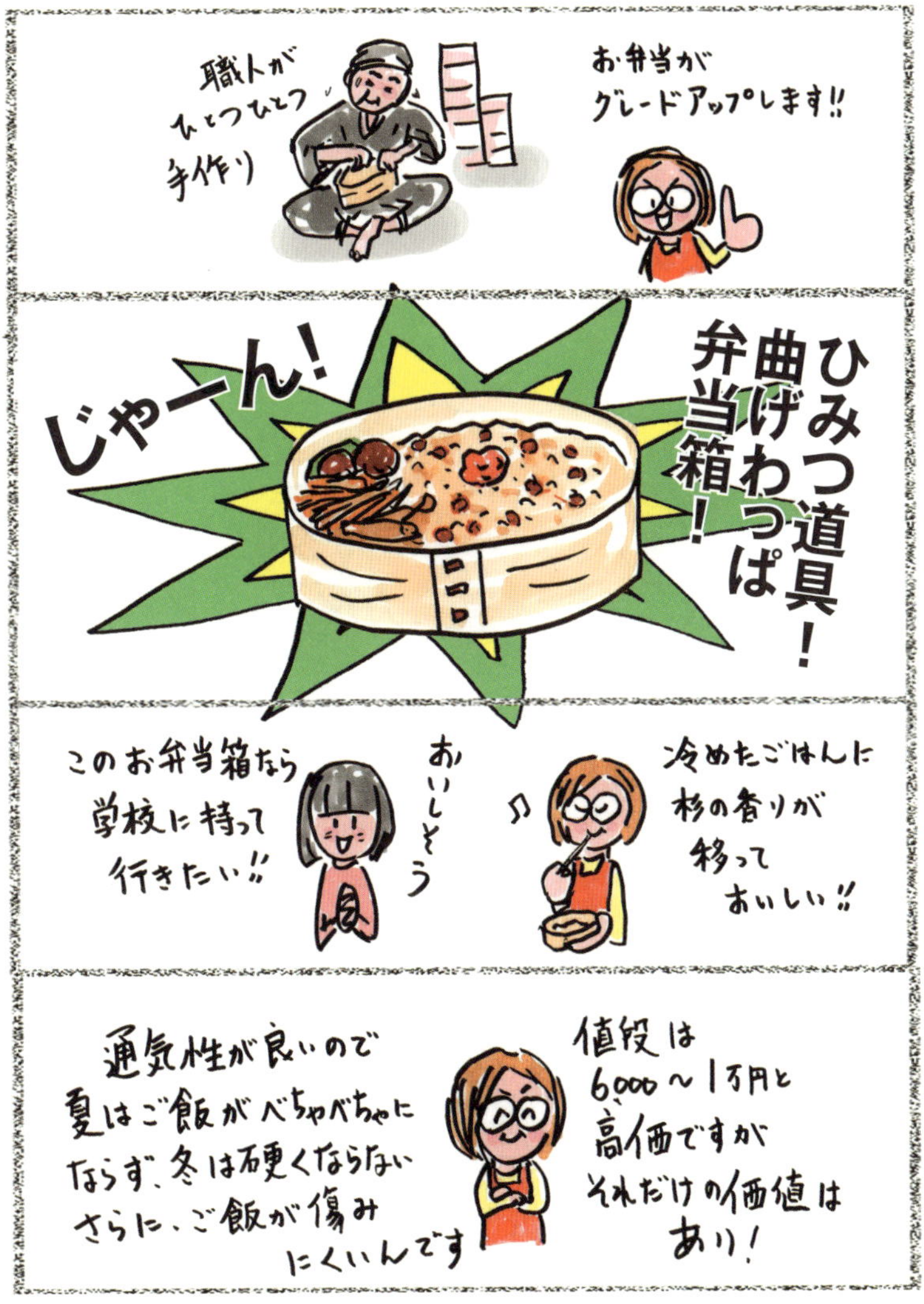
お弁当がグレードアップします!!

職人がひとつひとつ手作り
ひみつ道具!曲げわっぱ弁当箱!

じゃーん!

冷めたごはんに杉の香りが移っておいしい!!

おいしそう
このお弁当箱なら学校に持って行きたい!!

値段は6000～1万円と高価ですがそれだけの価値はあり!

通気性が良いので夏はご飯がべちゃべちゃにならず、冬は硬くならないさらに、ご飯が傷みにくいんです

43

突然完璧を目指さず、力を抜くことが続けるコツ

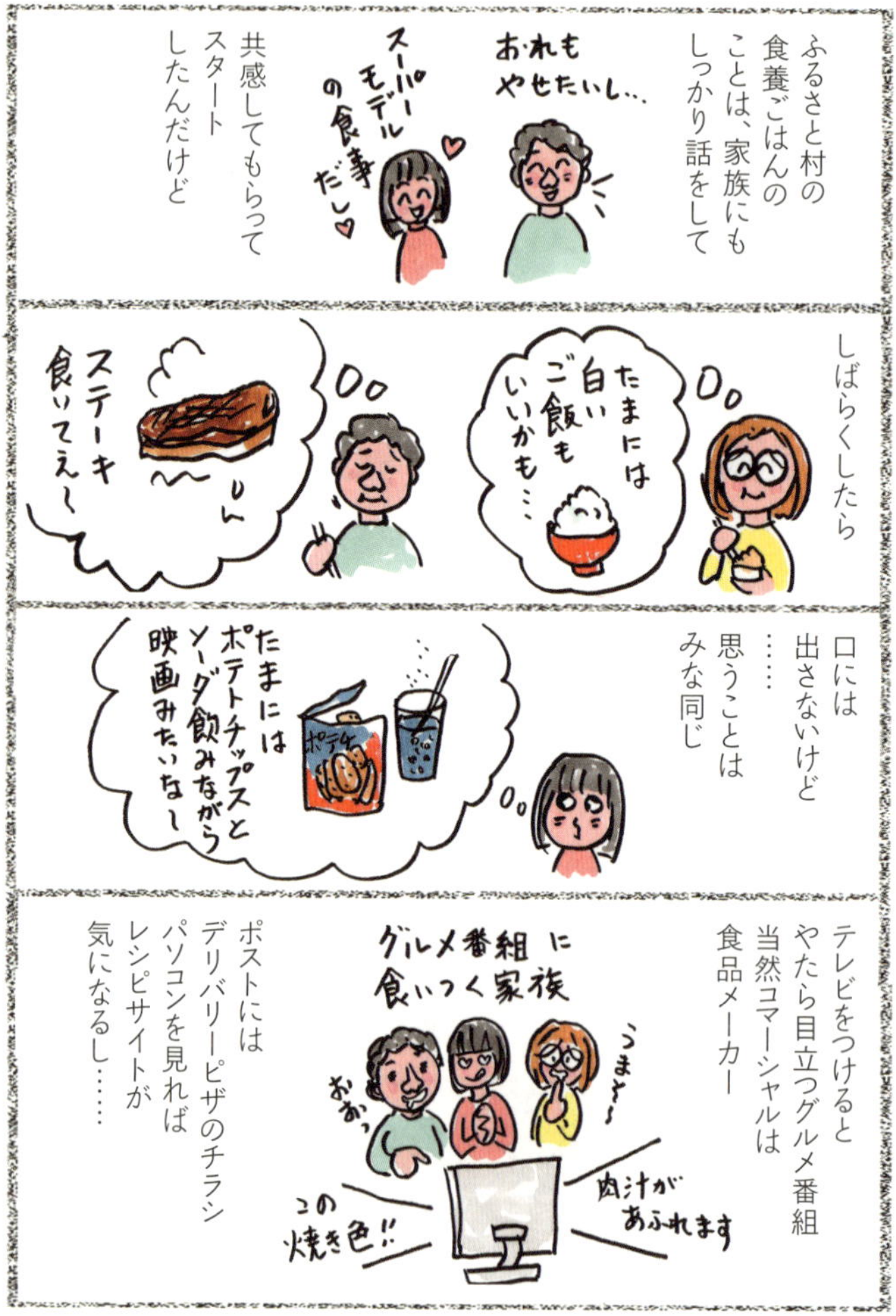
ふるさと村の食養ごはんのことは、家族にもしっかり話をして
おれもやせたいし…
スーパーモデルの食事だし
共感してもらってスタートしたんだけど
しばらくしたら
たまには白いご飯もいいかも…
ステーキ食いてぇ～
口には出さないけど……思うことはみな同じ
たまにはポテトチップスとソーダ飲みながら映画みたいなし
テレビをつけるとやたら目立つグルメ番組当然コマーシャルは食品メーカー
グルメ番組に食いつく家族
うまそ～
おおっ
肉汁があふれます
この焼き色!!
ポストにはデリバリーピザのチラシパソコンを見ればレシピサイトが気になるし……

家族を巻き込むと、思わぬ抵抗にあうことも！

家族と暮らしているなら、できればみんな一緒に食養生活を実践したいものです。自分ひとりだけ別の食事を作るのは不経済ですし、何より家族全員で健康を目指したいですよね。

ただし、今までの食生活をいきなり変えてしまうと、途中で息切れがして、家族から反旗を翻されることもあります。また、自分自身も反動で挫折してしまうことも……。健康を目指しているとはいえ、毎日の「食」に楽しさがなくなっていくからです。

だからこそ、210ページで紹介した「1日1回の食養ごはん」「休食時間15時間をあける」で臨機応変に続けることが、コツになります。

かくいう私も、最初からストイックに食養生活に徹し、家族を巻き込んだことで、一度失敗をしました。

最初は、ぬか漬けや玄米ごはんが「おいしい」と、家族にも好評でした。世界のセレブたちが、じつは日本の伝統食を実践しているという事実も、説得力があります。このまま、ずっと3食食養ごはんを続けていたら、炊事もラクだし、スリムな健康家族になれるんじゃないかなと、期待していました。

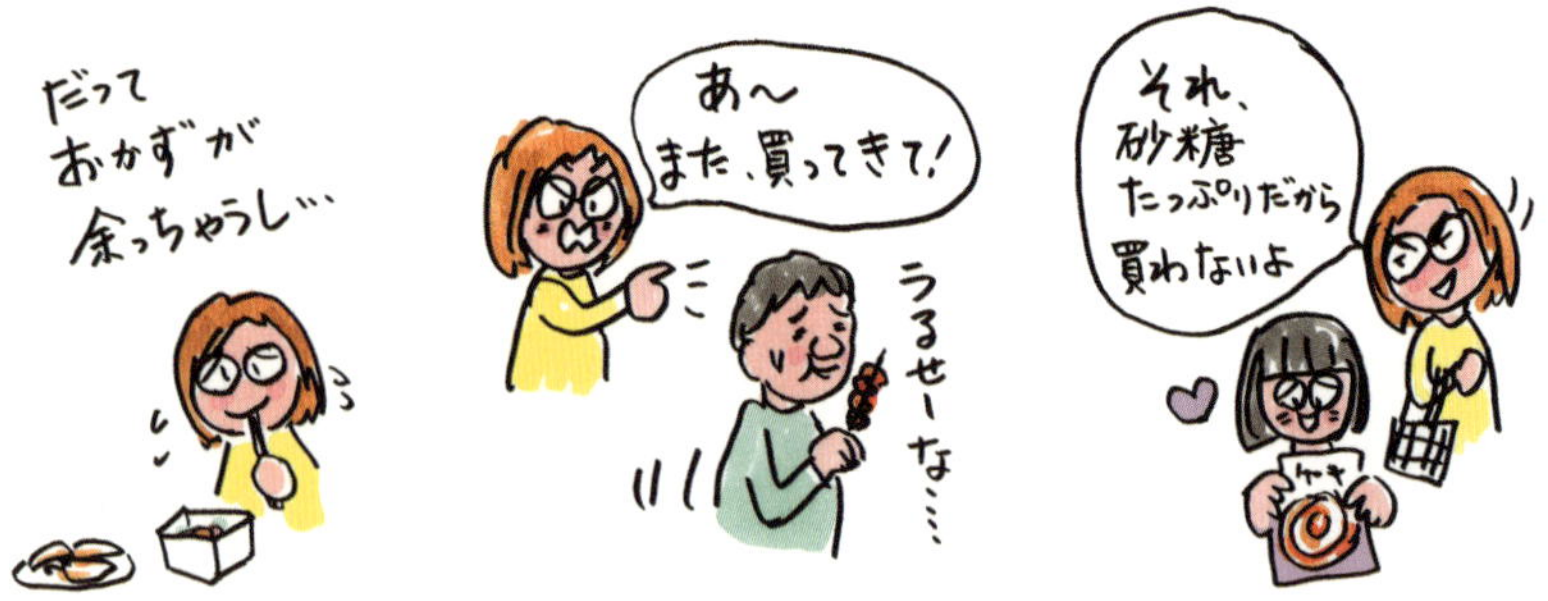
それ、砂糖たっぷりだから買わないよ
あ〜また、買ってきて!
うるせーな……
だっておかずが余っちゃうし…

ところが、しばらくすると、家族からは、「なんか他にオカズないの?」「お肉を食べたいね」などと、以前の食事に戻りたいというリクエストが来るようになってしまいました。私自身、「たまには白米も食べたいな」と思うことも（でも、私のほうは家族の要求を無視した都合上、自分の要求もがまん、がまん）。

そして、食養生活開始から3週間近くになると、さすがにおかずが毎日似たようなものになっていきます。なんとか工夫してメニューを増やしてみても、どうしても、マンネリな味付けに。

「体にいいことはわかっているんだけど、飽きた」といわれると、つらいものです。夫はほぼ毎日、勝手にお惣菜を買ってくるし、娘は知らないうちにジャンクフードを食べているし……。

そうすると、私も「そんな、加工品ばっか食べてるからニキビが出るんだよ」「菓子パンばっか食べてると、糖尿病になるよ」などと、イヤミを口にしてしまいます。

家族全員納得のうえで実行に移した食養生活でしたが、結局家族は、開始3週目を目前に脱落。

それに流されて、私も「食養、ちょっとお休みしよう」と油断しました。

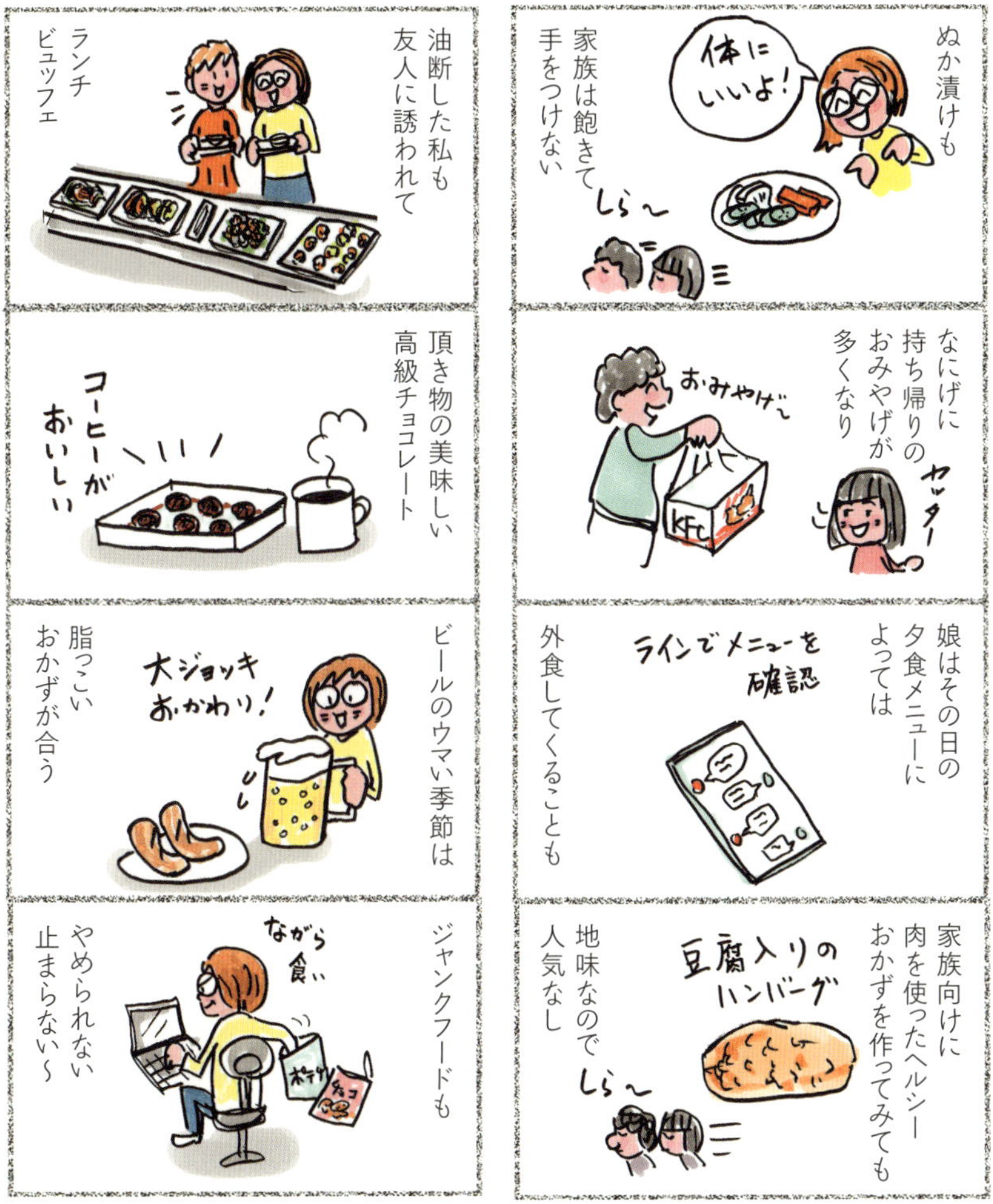
ぬか漬けも
体にいいよ!
家族は飽きて手をつけない
しら〜
なにげに持ち帰りのおみやげが多くなり
おみやげ〜
KFC
ヤッター
娘はその日の夕食メニューによっては
ラインでメニューを確認
外食してくることも
家族向けに肉を使ったヘルシーおかずを作ってみても
豆腐入りのハンバーグ
地味なので人気なし
しら〜
油断した私も友人に誘われて
ランチビュッフェ
頂き物の美味しい高級チョコレート
コーヒーがおいしい
ビールのウマい季節は
大ジョッキおかわり!
脂っこいおかずが合う
ジャンクフードも
ながら食い
やめられない止まらない〜

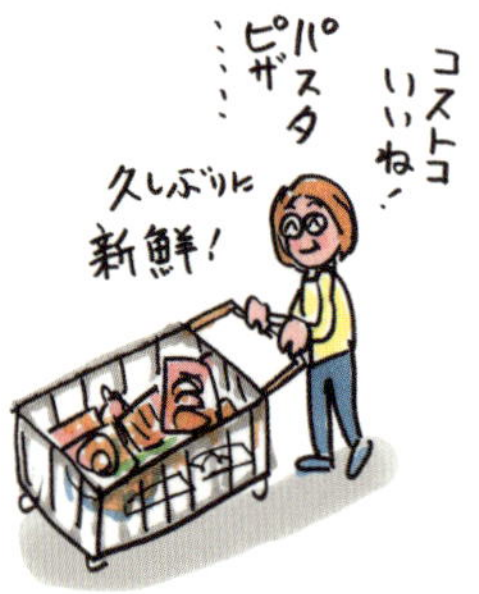
コストコいいね！
パスタ
ピザ
……
久しぶりに新鮮！

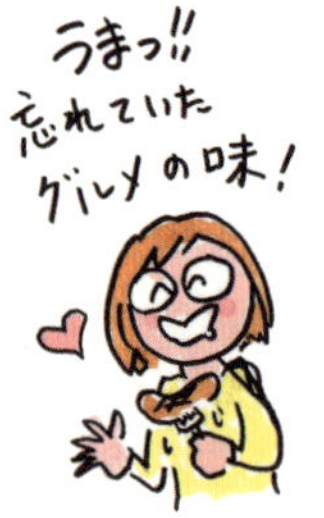
うまっ!!
忘れていたグルメの味！

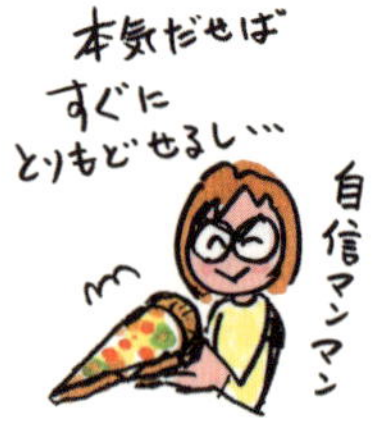
本気だせば
すぐに
とりもどせるし…
自信マンマン

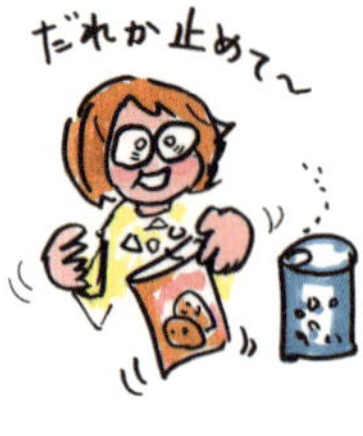
だれか止めて〜

襲ってくるジャンクフードの誘惑に打ち勝つ

家族の反対により油断してからは、あっという間に「いつものごはんの日々」に逆戻り。食卓にも、なにごともなかったかのように、以前の食事メニューが並びました。家族もこれ幸いと、何も言いません。

久しぶりに食べた「スナック菓子」が、ものすごく「味が濃くて脂っこいもの」に感じ、驚いたものの、それでも手が出るのはやめられない……。

ところで、お菓子をいつも常備、ラーメンはスープまで飲み干す、ランチはいつもハンバーガー……こんな人は「マイルドドラッグ中毒」の疑いあり、と言われています。

精製された砂糖・塩分・脂質などには「中毒性」があり、生活習慣病を招く原因になるとされています。

世界的に年々増え続ける生活習慣病患者。厚生労働省の統計によると、40〜74歳の日本人男性の2人に1人、女性は5人に1人が生活習慣病、もしくはその疑いありだそうです。

「食べ過ぎ」「肥満」「砂糖の摂り過ぎ」は悪いとわかっていても、「やめられない、止まらない」は、もはやキケンドラッグといえるかもしれないということを、私自身、身をもって感じたのでした。

第4章　驚くほど体が変わる「ふるさと村の食養生活」　現代実践編

44

さあ、体を変えましょう！

食養生活は、「ストレスフリー」の体質改善プログラム

これまでご紹介してきた秋山先生の提唱する食養生活を、無理なく、リバウンドなしで続けるために、Ｐ２００の六か条を基本に、楽しく続けてみましょう。調味料や無農薬野菜などを購入することで食費が高くなりそうな気がしますが、ハムやベーコンなどの肉の加工品、菓子パン、市販のお惣菜を買わなくなる分、かえって家計の節約にもなります。Ｐ２２８～の表でおさらいしながらぜひ実践してみてください。

私自身、この食養生活を実践し始めて、明らかに体が変わったことを実感しています。風邪を引きにくくなり、頭痛や便秘、不眠などの不調が改善しました。自然に体重が減っていき、なんと20代の頃の体重になりました。

なによりうれしいのは、体力がついてきたこと。以前は登山で「体力のなさ」や「足のこむら返り」に悩み、山頂をあきらめるなどしましたが、今は7時間もへばることなく登れます。さあ、食養生活で体を変えましょう！

あなたはどこを目指す?

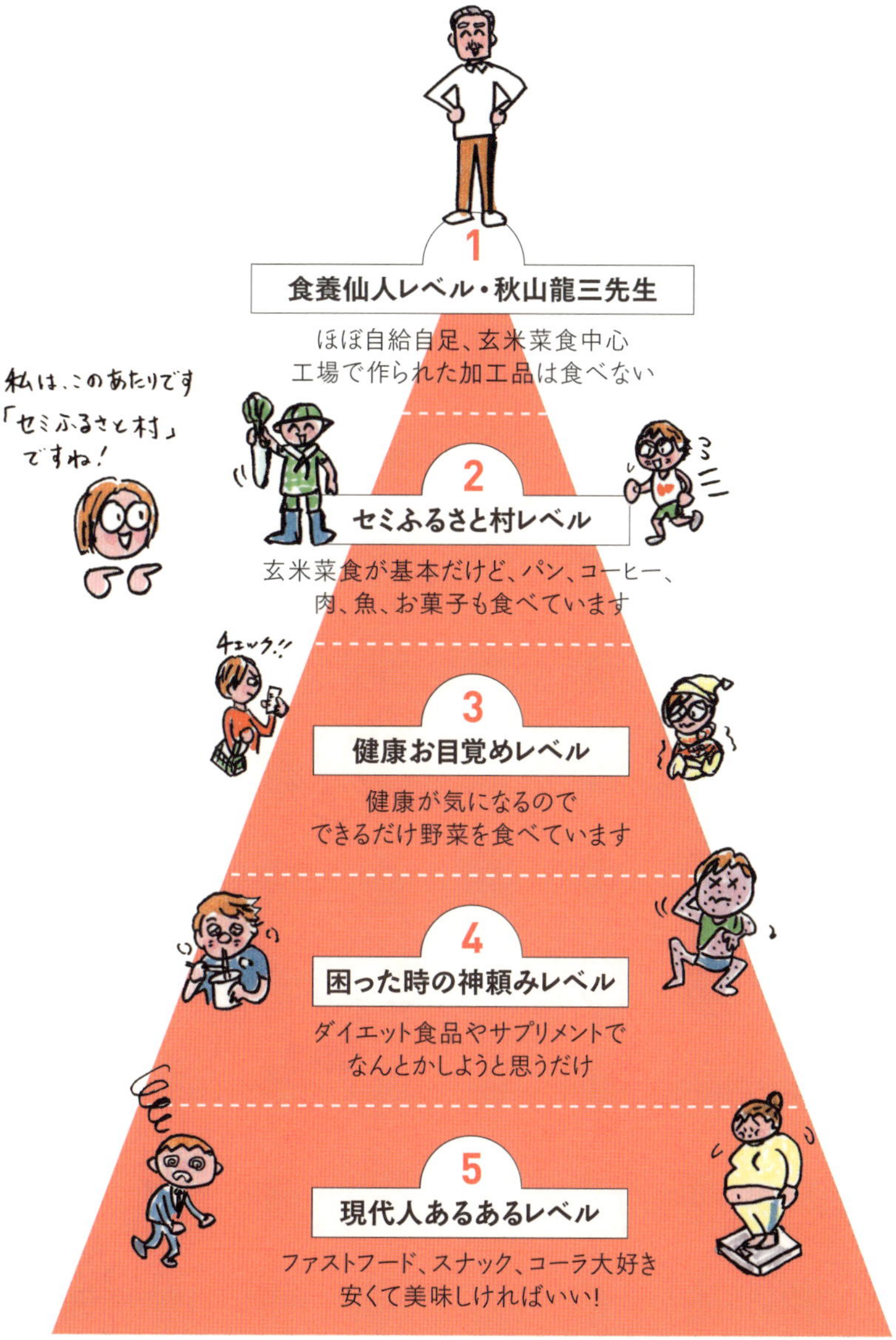
1
食養仙人レベル・秋山龍三先生
ほぼ自給自足、玄米菜食中心
工場で作られた加工品は食べない
私は、このあたりです
「セミふるさと村」
ですね!
2
セミふるさと村レベル
玄米菜食が基本だけど、パン、コーヒー、
肉、魚、お菓子も食べています
チェック!!
3
健康お目覚めレベル
健康が気になるので
できるだけ野菜を食べています
4
困った時の神頼みレベル
ダイエット食品やサプリメントで
なんとかしようと思うだけ
5
現代人あるあるレベル
ファストフード、スナック、コーラ大好き
安くて美味しければいい!

食材

	現代人あるある	セミふるさと村レベル	食養仙人レベル
ご飯 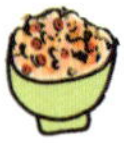	・パックご飯 ・白米	・玄米 ・雑穀米 ・白米	・自家製無農薬のあずき玄米
野菜 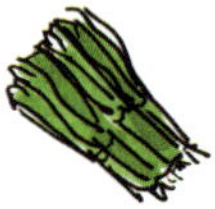	・季節、産地にこだわらず安くて食べたいものを食べる	・国産野菜中心 ・旬の野菜を皮ごと葉ごと食べる	・無農薬、旬の自家製野菜を皮ごと葉ごと食べる
卵 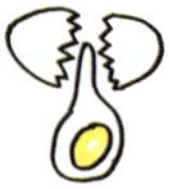	・特売の卵	・信頼する銘柄の平飼い鶏の卵 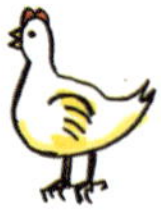	・ふるさと村の平飼い鶏の有精卵
肉類 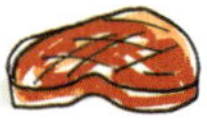	・安くて美味しければなんでもOK ・外国産加工品、市販惣菜も利用	・国産の畜産品が中心 ・肉の加工品は食べない 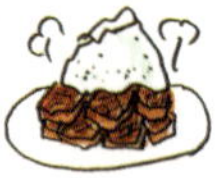	・基本食べない
魚介類 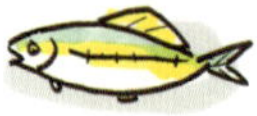	・お刺身や切り身が中心 ・高級魚(養殖)が好き	・鮭、イワシ、しらす、サバなどの庶民的な魚	・まるごと食べられる小魚、貝 ・干物や地元で揚がった魚が中心 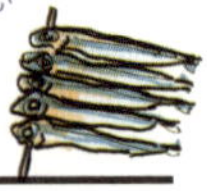

食材

	現代人あるある	セミふるさと村レベル	食養仙人レベル
水 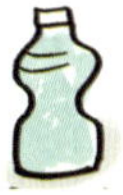	・水道の水	・浄水器の水 ・時々水をお取り寄せ	・天然の湧き水を1トンのろ過器に通した水
お茶 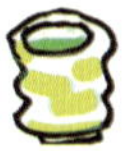	・ペットボトル緑茶 ・高級茶 ・粉末の緑茶 ・外国産の麦を使った麦茶	・急須でいれたほうじ茶 ・国産麦の麦茶 ・野草茶	・ドクダミ茶やビワ茶などの自家製の野草茶
梅干し漬け物 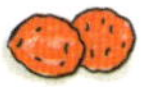	・添加物いっぱいの「漬け物モドキ」 ・梅本来のクエン酸が抜けている「調味梅」	・自家製の梅干し ・自家製のぬか漬け（あるいは本来の製法で作られた市販の「梅干し」と「ぬか漬け」）	・有機農法の完熟梅で作った自家製梅干し ・自家製のぬか漬け、たくあん
干ししいたけ 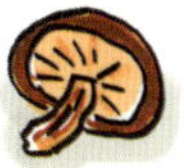	・外国産の干ししいたけ	・日本産の干ししいたけ（機械乾燥のものは使う前に天日干し）	・自家製の、天日干し、ビタミンいっぱいの干ししいたけ
パン、粉物類 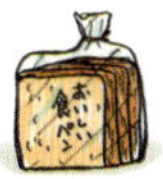	・一週間たってもカビも生えずやわらかい大手メーカーのパン	・全粒粉のパン ・天然酵母のパン ・ライ麦パン	・基本パンは食べない

調味料

	現代人あるある	セミふるさと村レベル	食養仙人レベル
塩 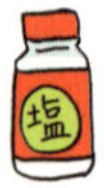	・化学塩（さらさらとしたナトリウム塩）	・塩田の塩（海水を天日干しして作った精製されていない塩）	・塩田の塩（海水を天日干しして作った精製されていない塩）
味噌 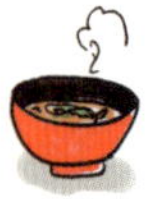	・だし入りの特価品の味噌 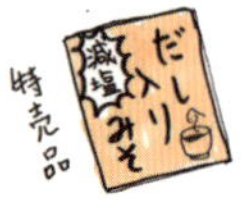	・国産大豆を使った手造り熟成味噌 ・速醸味噌でも無添加の生味噌	・国産大豆を使った手造り熟成味噌
しょう油 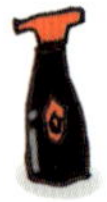	・特売のしょう油（油を絞った絞りかすの脱脂加工大豆が原料の醤油）	・古式しょう油（国産丸大豆、天然発酵・熟成の酵母が生きている昔ながらのもの）	・古式しょう油（国産丸大豆、天然発酵・熟成の酵母が生きている昔ながらのもの）
料理酒 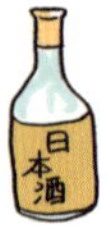	・料理酒（塩や酢を加えてある安いもの）	・日本酒（塩を加えてない酒）	・美味しい上等な日本酒
みりん 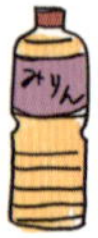	・みりん風調味料（甘味料を加えて造る、みりんではない調味料）	・本みりん ・発酵調味料	・熟成本格みりん 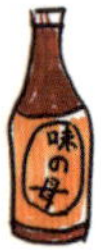

調味料

	現代人あるある	セミふるさと村レベル	食養仙人レベル
砂糖 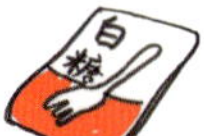 	・ダイエット用砂糖 ・上白糖	・黒砂糖 ・はちみつ ・メープルシロップ	・基本使わない ・使う場合は黒砂糖
食用油 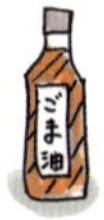 	・サラダ油 ・原料が何かわからない油	・菜種油 ・ごま油 ・原料の名称を冠した単体の油	・古式の玉締めしぼり黒ごま油
出汁 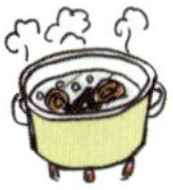	・だしの素 ・スープの素 ・化学調味料	・出汁パック ・昆布、かつお節干ししいたけ	・昆布と干ししいたけ 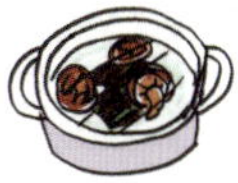
お酢 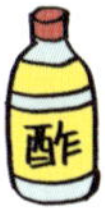 	・醸造用アルコールで造られた「酢」 ・小麦、とうもろこし等の穀物が原料の「穀物酢」 ・酢酸が原料の合成酢	・米100%原料、醸造の「純米酢」 ・その他天然の「醸造酢」	・柿100%の天然発酵の「柿酢」 ・梅エキスと塩のみの「梅酢」 ・無農薬レモンの汁
麺つゆなど 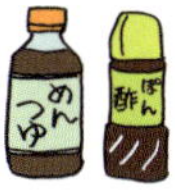 	・市販の麺つゆ ・市販のポン酢（砂糖がたっぷり）	・自家製の麺つゆ ・自家製のポン酢（時々、市販品のもの）	・昆布としいたけ出汁の自家製の麺つゆ ・季節に実る柑橘類を使った自家製ポン酢

日々の生活・習慣

	現代人あるある	セミふるさと村レベル	食養仙人レベル
朝の習慣 	・砂糖がたくさん入った乳製品、紅茶、コーヒー	・梅干し(本物)を熱湯に入れたもの(梅も食べる)	・自家製のドクダミ茶に自家製の梅干しを入れたもの
昼の習慣 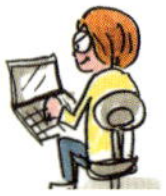	・仕事の合間にコーヒー、ジュース ・間食に菓子	・番茶、野草茶、時々コーヒー ・季節の果物を食べる	・自家製のドクダミ茶 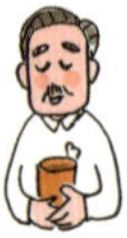
夜の習慣 	・栄養ドリンクや多種多様なお酒を常用(糖分とカフェイン過剰摂取)	・生姜湯による冷え性対策 ・楽しみとしてのお酒(特定の銘柄のみ)	・楽しみとしてのお酒(特定の銘柄のみ)
運動習慣 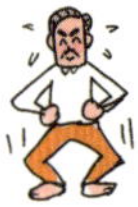	・ジムで運動 ・運動しない	・1時間のウォーキング 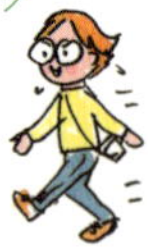	・山道を40分のウォーキング
健康食品 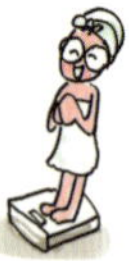	・サプリや健康ドリンク(2年周期でマイブームがやってくる)	・砂糖、添加物の入った加工食品はほどほどに	・砂糖、添加物の入った加工食品は食べない

日々の生活・習慣

	現代人あるある	セミふるさと村レベル	食養仙人レベル
調理方法 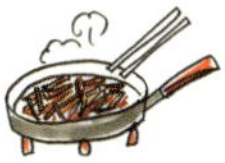	・和・洋・中・エスニックなどなんでも ・焼き物、煮込み、炒めもの、揚げ物、なんでも	・食養料理(時々洋食) ・焼き物、煮物、炒めもの	・完全食養料理 ・炭火焼、煮物、炒め煮
食事の回数 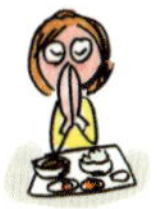	・1日3食 (時間が来たら空腹でなくても食事) ・間食、甘いものは別腹	・食間を15時間以上空けた1日2食	・10時と18時の1日2食
便秘対策 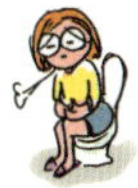	・野菜不足で便秘 (便秘薬に頼っている)	・便秘になったらスプーン1杯の「ごま油」を飲む	・玄米、漬け物、根菜、海藻の食事で便秘とは無縁
買い物 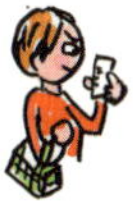	・賞味期限は気にする ・体にいいと宣伝されていると、それを鵜呑みにして買ってしまう	・必ず、裏返して原料、添加物を確認する ・なるべく添加物のない加工品を選ぶ	・加工品は基本食べない (必要な場合は、信頼できるメーカーのみ使用)
付き合い 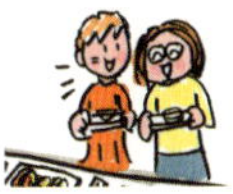	・付き合いの食事会、宴会は大いに楽しむ (元を取るために、目一杯食べる)	・付き合いの食事会、宴会は大いに楽しむ (ただし腹八分目を心がける)	・食べたくない料理は食べない (時にはお酒を大いに飲み、歓談を楽しむ)

おわりに

本書では、現代の日本人が迫られている食べ物と食生活、そして私・秋山龍三が、85歳の今日まで実践してきた、現代の栄養理論を離れた独自の玄米菜食による「食養」についてお伝えしてきました。

今から150年ほど前の明治時代、国費でドイツに派遣された若者たちが西洋の医学知識と技術を持ち帰り、それが現代医学の始まりとされています。それと時期を同じくし、ドイツから「栄養理論」が直輸入され、現代に及んでいます。さらに第二次世界大戦後にはアメリカの文化が流れ込み、肉類を中心とする欧米食が急速に普及しました。

そういった歴史の流れから、いまや日本は「日本にいながらにして世界中の料理が食べられる」と言われるようになり、アメリカやヨーロッパなどの先進国の料理が普遍化され、栄養のとらえ方は無国籍化しました。言い換えれば、いまの日本においては、国際的な栄養に対する認識を基本とするとらえ方が浸透しているということです。

現代栄養理論とは、簡単に言えば、物質の成分をそのまま体内に取り入れて換算するという考え方です。

それに対し、生命の神秘的な営みや酵素の働きによって、体内に取り込んだ物質が新しい物質に変換、あるいは生成される仕組みであるというのが、本書でお伝えしてきた「食養」という考え方です。

食事と健康の関係の研究に取り組むなかで、私も若いころから、ひたむきに現代の栄養理論を学んできました。世の中の経過からも、私の食養の理論が通用する社会ではなく、人様の耳目に触れて受け入れてもらうには、現代栄養についての知識を蓄える以外になかったからです。

私はこの本を通じて、栄養学と食養のどちらが正か誤かという議論を持ち出したいのではありません。

ただ、明確に指摘できることは、動物は自然の環境の中で健康と生命を維持するために、自然界の理法にしたがってエサを得ているのに対し、文明に囲まれた私たち人類（先進国の一部）のみが、20世紀の後半から健康と生命を無視し、美食に重きを置いた独自の食事文化を創り出したという弊害です。

人間のみが、食材の工業食品化、調味料と調理の乱用等による食性の破壊を招いている現況を、私は社会病理ととらえています。

病理・病因不明の病気が激増の一途をたどり、長いこと死亡原因の1位が悪性腫瘍（ガン）と言われる恐ろしい時代です。

私の記憶が確かであれば、一昨年まで治療法が確立されず治りにくい奇病が厚生労働省によって難病指定され、治療費の補助まで配慮していた病種が50余種ありました。それが、昨年の九月と今年の三月の見直し審議の結果、３００余種に激増しました。

しかし、現代に生きる多くの人たちは、この危機的な状況に目を向けず、「どっちの店がうまい、いやあっちの店は美味だ」などと食べ歩きに余念がありません。命を支える食事があまりにも無残な扱いを受けている現状を、私は怒りや嘆きを超えて、悲しみの感情に堪えています。

私の師である沼田勇博士は、「病気の根源はすべて血液の汚れであり、水と空気を含めて食べ物には十分留意するように」と50年以上前から力説されていました。

私の生命観、処世観、人生観、死生観まで含めて、それらを決める基本となる背骨は、自然崇拝・自然回帰にあります。

病気と疾患者の発生に歯止めをかけるには、食べ物の自然回帰以外にはありません。

日本人の健康をどこまでも阻害し、病気、病人が増え続けている事実を踏まえて、今こそご自身とご家族の食生活を総点検して、健康の維持と生命の自己防衛に覚醒していただきたいのです。

本書が、食べ物と食事について自ら判断し、行動していただくきっかけとなることが私の願いのすべてです。

最後に、構文と描画に労を尽くされた草野かおるさんに謝意を表し、文章の推敲、編集に多大なご尽力をいただいた大山聡子氏にお礼を申し上げます。

平成二十八年　五月　　秋山龍三

ふるさと村・自然食養学会ホームページ
http://izu-furusatomura.jimdo.com
（ふるさと村に直接訪問されることはご遠慮ください。
秋山龍三先生へのお問い合わせは、
必ずふるさと村のメールまたはファックスにてお願いいたします）

ディスカヴァーの**実用書**

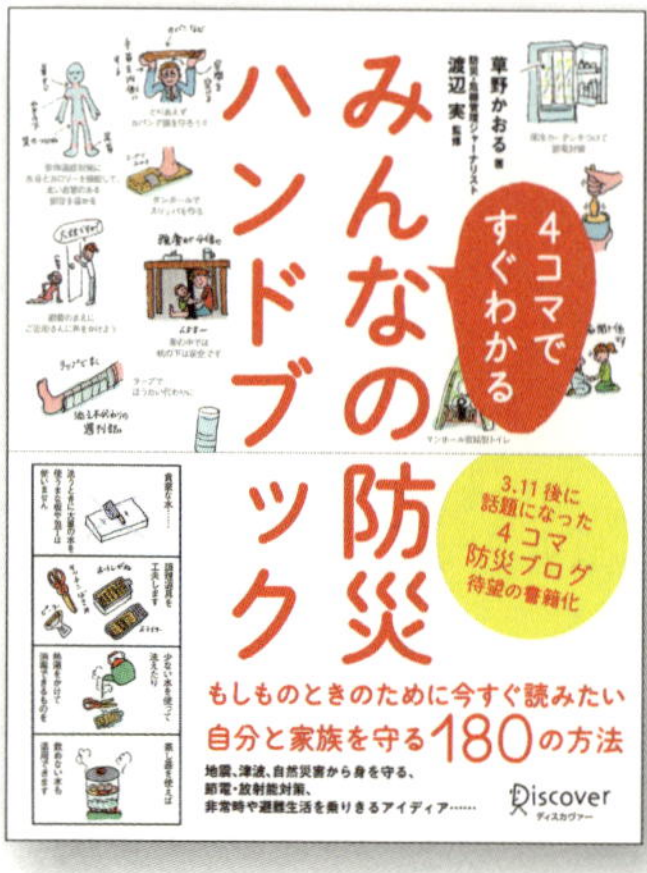

4コマですぐわかる

みんなの防災ハンドブック

草野かおる［著］　渡辺実［監修］

本体価格1200円

3.11 東日本大震災後に話題になった4コマ防災ブログ、待望の書籍化！地震、津波、自然災害からの身の守り方、節電・放射能対策、非常時や避難生活を乗りきるアイディア…もしものときのために今すぐ読みたい自分と家族を守る180の方法をかわいい4コママンガで紹介する読んで楽しい防災の本。

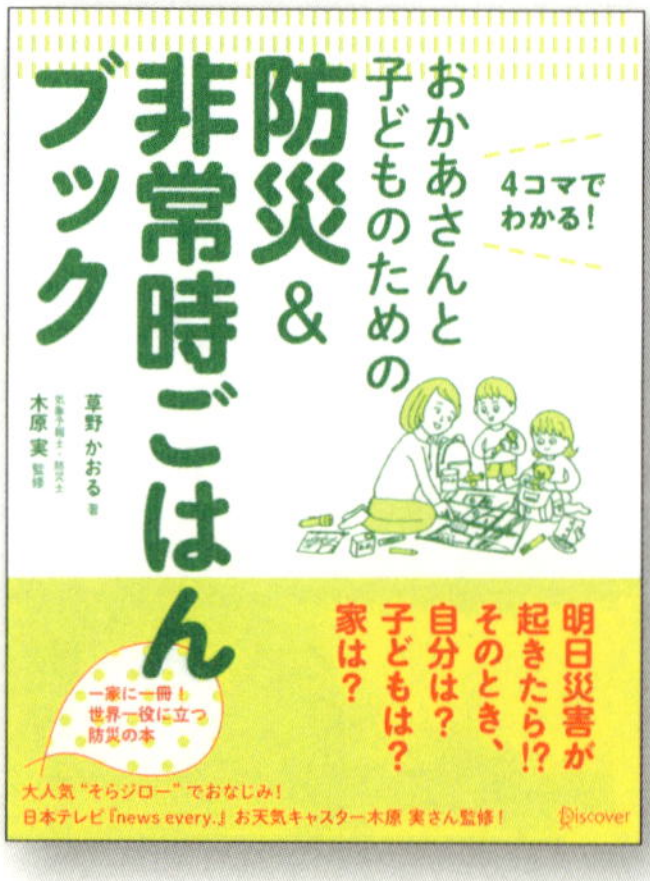

おかあさんと子どものための

防災&非常時ごはんブック

草野かおる［著］　木原実［監修］

本体価格1300円

子どもも家族の安全も、「おかあさん」の防災力にかかっています！本書の前半では状況別、災害別に、命を守るための行動や備えについて。後半では、非常時に役に立つ、目からウロコの調理法や備蓄法、レシピを、4コママンガでふんだんに紹介。いざというときに備えて、ふだんから、子どもと楽しくチャレンジしてみましょう。

ディスカヴァーの実用書

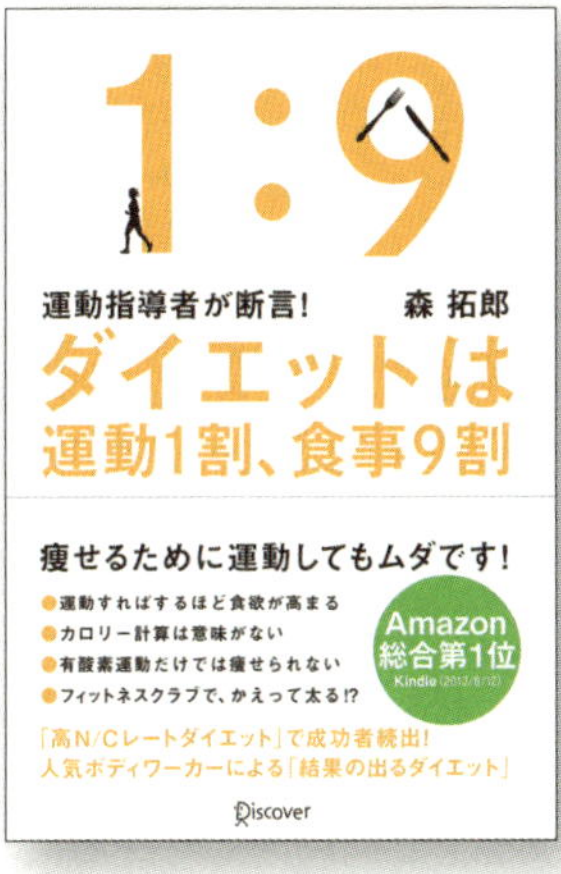

運動指導者が断言!

ダイエットは運動1割、食事9割［決定版］

森拓郎［著］

本体価格1300円

運動すればするほど食欲が高まる、カロリー計算は意味がない、有酸素運動だけでは痩せられない、フィットネスクラブで、かえって太る!? —「高N/Cレートダイエット」で成功者続出! 人気ボディワーカーによる「結果の出るダイエット」。

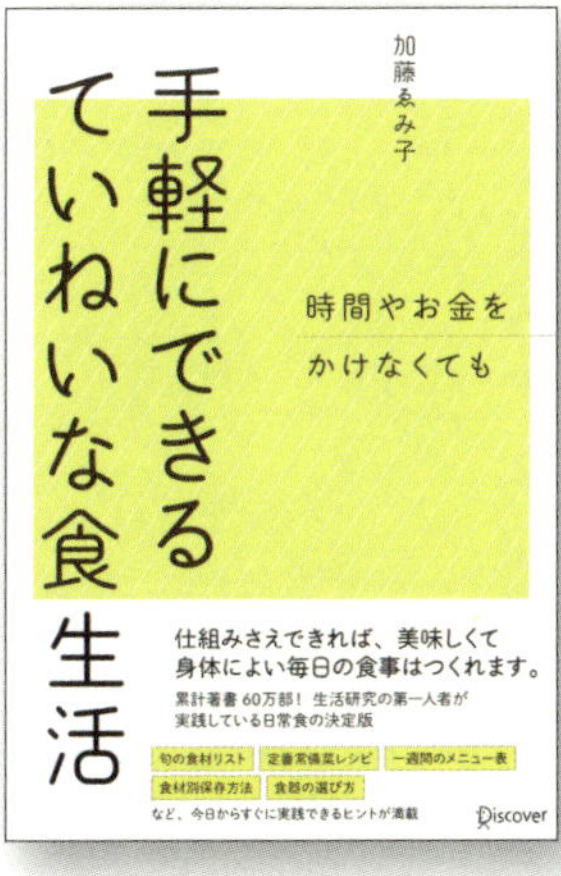

時間やお金をかけなくても

手軽にできるていねいな食生活

加藤ゑみ子［著］

本体価格1300円

仕組みさえできれば、美味しくて身体によい毎日の食事はつくれる。旬の食材リスト、定番常備菜レシピ、一週間のメニュー表、食材別保存方法、食器の選び方など、今日からすぐに実践できるヒントが満載。生活研究の第一人者が実践している日常食の決定版。

「食事」を正せば、病気、不調知らずのからだになれる

ふるさと村のからだを整える「食養術」

発行日　2016年 5 月15日　第 1 刷
　　　　2020年 5 月20日　第13刷

Author　秋山龍三　草野かおる

Illustrator　草野かおる
Photographer　鈴木静華
Book Designer　新井大輔
Publication　株式会社ディスカヴァー・トゥエンティワン
〒102-0093　東京都千代田区平河町2-16-1 平河町森タワー11F
TEL 03-3237-8321（代表）　FAX 03-3237-8323　http://www.d21.co.jp

Publisher　谷口奈緒美
Editor　大山聡子

Publishing Company
蛯原昇　千葉正幸　梅本翔太　古矢薫　青木翔平　志摩麻衣　大竹朝子
小木曽礼丈　小田孝文　小山怜那　川島理　川本寛子　木下智尋　越野志絵良
佐竹祐哉　佐藤淳基　佐藤昌幸　竹内大貴　滝口景太郎　直林実咲　野村美空
橋本莉奈　原典宏　廣内悠理　三角真穂　宮田有利子　渡辺基志　井澤徳子
俵敬子　藤井かおり　藤井多穂子　町田加奈子

Digital Commerce Company
谷口奈緒美　飯田智樹　安永智洋　岡本典子　早水真吾　磯部隆　伊東佑真
王廳　倉田華　小石亜季　榊原僚　佐々木玲奈　佐藤サラ圭　庄司知世
杉田彰子　高橋雛乃　辰巳佳衣　谷中卓　中島俊平　西川なつか　野﨑竜海
野中保奈美　林拓馬　林秀樹　牧野類　松石悠　三谷祐一　三輪真也
元木優子　安永姫菜　中澤泰宏

Business Solution Company
蛯原昇　志摩晃司　野村美紀　藤田浩芳　南健一

Business Platform Group
大星多聞　小関勝則　堀部直人　小田木もも　斎藤悠人　山中麻吏　福田章平
伊藤香　葛目美枝子　鈴木洋子

Company Design Group
松原史与志　井筒浩　井上竜之介　岡村浩明　奥田千晶　田中亜紀　福永友紀
山田諭志　池田望　石光まゆ子　石橋佐知子　齋藤朋子　丸山香織　宮崎陽子

校閲・編集協力　堀口真理
DTP　朝日メディアインターナショナル株式会社
Proofreader　鷗来堂
Printing　株式会社シナノ

ISBN978-4-7993-1863-8　©Ryuzo Akiyama,Kaoru Kusano 2016,Printed in Japan.